Bert Hellinger

Mein Leben. Mein Werk.

Bert Hellinger

mit Hanne-Lore Heilmann

Mein Leben. Mein Werk.

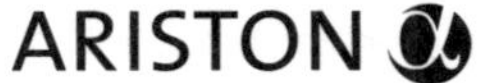

Bibliografische Information der Deutschen Bibliothek
Die Deutsche Bibliothek verzeichnet diese Publikation in der Deutschen Nationalbibliografie; detaillierte bibliografische Daten sind im Internet unter http://dnb.de abrufbar.

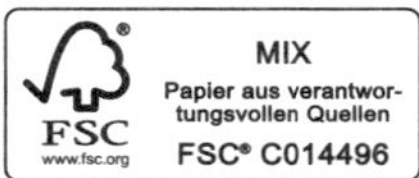

Verlagsgruppe Random House FSC® N001967

Redaktion: Dr. Diane Zilliges

Umschlaggestaltung: Hauptmann und Kompanie, Zürich
unter Verwendung eines Fotos von Olff Appold
Fotos: Privatarchiv Hellinger
Satz: Satzwerk Huber, Germering
Druck und Bindung: GGP Media GmbH, Pößneck
Printed in Germany

ISBN: 978-3-424-20195-6

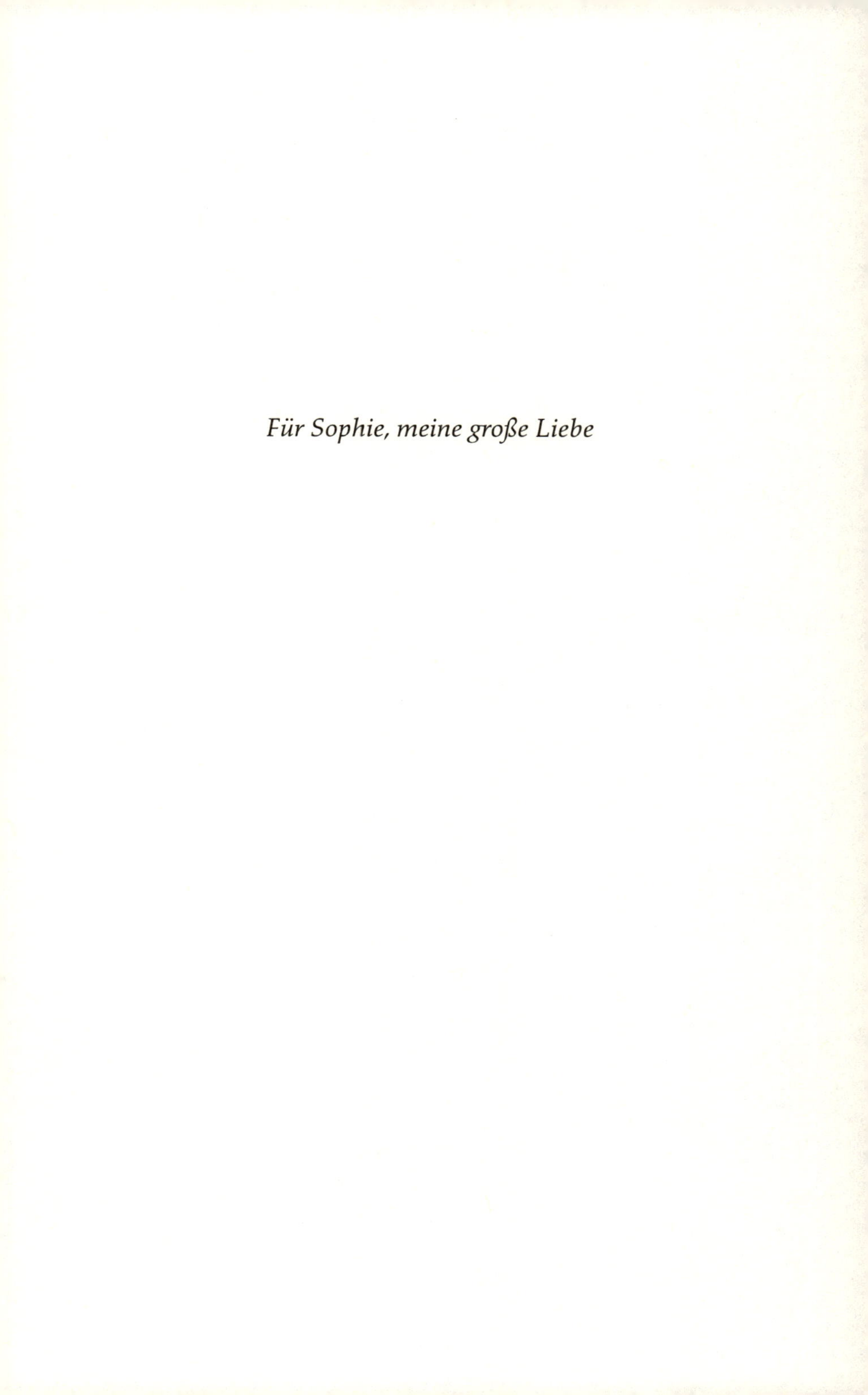

Für Sophie, meine große Liebe

Urworte, orphisch

Wie an dem Tag, der dich der Welt verliehen,
Die Sonne stand zum Gruße der Planeten,
Bist alsobald und fort und fort gediehen
Nach dem Gesetz, wonach du angetreten.
So musst du sein, dir kannst du nicht entfliehen,
So sagten schon Sibyllen, so Propheten;
Und keine Zeit und keine Macht zerstückelt
Geprägte Form, die lebend sich entwickelt.

Johann Wolfgang von Goethe

Inhalt

Vorwort von Bert Hellinger

Wer wie ich auf fast einhundert Jahre Lebenszeit zurückblickt, hat eigentlich viel zu erzählen. Schon lange bat mich deshalb meine Frau Sophie, meine Autobiografie zu verfassen. Doch ich weigerte mich standhaft. Meiner Ansicht nach fand man das, was ich zu sagen habe, in den über hundert Büchern, die ich geschrieben habe. Denn mein Lebensweg war mit dem Ende des Dritten Reiches nicht mehr von äußeren Umständen, sondern von meinen Erkenntnissen und Gedanken bestimmt. Denen folgte ich unbeirrt und teilte sie in vielfältiger Weise mit.

Da ich weder Rockstar noch Hollywood-Schauspieler bin, die ja gerne Privates öffentlich verhandeln, sah ich keine Veranlassung, mehr von mir zu berichten. Dennoch nährten manche Ereignisse in meinem Leben Gerüchte und Spekulationen. Ein ehemaliger Priester, der sich mit fast achtzig Jahren von seiner Frau scheiden lässt, um eine wesentlich jüngere zu heiraten, wird mit der neuen Partnerin schnell Objekt von Mutmaßungen. Weder meine Frau Sophie noch ich nahmen jemals dazu Stellung. Ebenso wenig wehrte ich Angriffe auf meine Person ab. Ich konzentrierte mich stattdessen auf meine Arbeit. Denn meiner Überzeugung nach setzt sich das, was wirkt, durch. Und so geschah es auch.

Was nun brachte mich dazu, meine Meinung zu ändern und doch meine Autobiografie zu schreiben? In erster Linie war es der Blick auf mein Alter und die damit verbundenen notwendigen Schritte. 2018 habe ich meine sämtlichen beruflichen Aktivitäten wie die Hellingerschulen und den Verlag Hellinger Publications meiner Frau Sophie übertragen. Seit bereits fast zwanzig Jahren habe ich mit ihr zusammen das Familienstellen weiterentwickelt und weltweit Seminare gegeben.

Doch es stellt sich die Frage, wie lange ich dazu noch in der Lage sein werde. Zwar erfreue ich mich guter Gesundheit, doch spüre ich, wie die Jahre ihren Tribut fordern. Die Kraft lässt nach, Körper und Geist fordern vermehrt Erholungsphasen. Das stimmt mich nicht traurig, denn ich denke, dass ich nach den vielen Jahrzehnten intensiven Arbeitens auch etwas mehr Ruhe verdient habe. Bereits in diesem Jahr habe ich deshalb meine Reisetätigkeit eingeschränkt, immer öfter überlasse ich Sophie auch das alleinige Leiten von Seminaren. Inzwischen geht sie voran, und ich folge ihr – auch in der weiteren Entwicklung des Familienstellens. Die Wege, die sie dabei einschlägt, die Erkenntnisse, denen sie folgt, erfüllen mich mit Bewunderung und Freude.

Mit der Übernahme aller meiner beruflichen Aktivitäten hat meine Frau eine große Bürde auf sich genommen. Sie fordert von ihr viel – nicht nur Zeit, sondern auch Energie und Inspiration. Ihre Bereitschaft, sich auf all das einzulassen, ist ein Zeichen ihrer Liebe zu mir und ihrer Identifizierung mit dem Familienstellen. Wer so eine Partnerin in seinem Leben finden durfte, hat das Glück erfahren.

Doch darf ich meiner Frau auch aufbürden, später – wenn ich nicht mehr bin, und das kann jeden Tag passieren – für mich zu sprechen? Fragen, die mit meiner Person zusammenhängen, für mich zu beantworten? Sozusagen das für mich zu erledigen, wozu ich keine Lust hatte? Dazu habe ich kein Recht. Und selbst wenn sie das alles für mich übernehmen würde, wäre sie dann glaubwürdig? Würde man ihr nicht Parteilichkeit unterstellen und sie damit zusätzlichen Schwierigkeiten aussetzen? Es ist deshalb an der Zeit, mich selbst zu erklären und damit Klarheit in verschiedenen Bereichen zu schaffen.

Gleichzeitig war mir bewusst, dass ich für ein derart umfangreiches Werk wie meine Autobiografie auf Unterstützung angewiesen sein würde. In meinem Alter ist es einem kaum noch möglich, Wochen am Computer zu sitzen, um das Erlebte zu Papier zu bringen. Hier kam mir ein glücklicher Zufall zu Hilfe, wobei ich nicht an Zufälle glaube, sondern es eher mit dem von Carl Gustav Jung verwendeten Begriffen der Synchronizität oder Koinzidenz halte.

Nachdem meine Frau Sophie und ich uns seit einiger Zeit mit dem Thema der Autobiografie befasst hatten, erhielten wir eines Abends einen Anruf von unserer engen Freundin Christina Niederkofler, Leiterin der Hellingerschule in Italien. Sie war mit der langjährigen Journalistin und Buchautorin Hanne-Lore Heilmann befreundet, die innerhalb ihrer Ausbildung zur Familienaufstellerin mehrere Seminare in Italien absolviert hatte. Hanne-Lore Heilmann hatte sich an jenem Tag an Christina Niederkofler mit der Idee gewandt, eine Hellinger-Biografie zu schreiben, und um die Vermittlung eines Treffens mit meiner Frau und mir gebeten. Bereits am nächsten Tag reiste Christina Niederkofler bei uns an, um das Thema näher zu besprechen. Schon vier Tage später kam Hanne-Lore Heilmann für zwei Wochen zu uns. Wir schlugen ihr vor, an meiner geplanten Autobiografie mitzuarbeiten. Eine Idee, der sie sofort zustimmte.

Bereits wenige Tage später stieß auch mein enger Freund Dr. Rüdiger Rogoll, Neurologe, Psychiater, Psychotherapeut und ehemals einer der bekanntesten Transaktionsanalytiker Europas, für mehrere Tage zu uns. Wenn man auf ein so langes Leben wie ich zurückblickt, haben sich manche Erinnerungen in verschlossene Hinterzimmer des Gedächtnisses zurückgezogen. Hinzu kam, dass mein Blick und meine Ausrichtung immer nach vorn gingen. Um meine Erinnerungen zu erreichen, braucht man einen besonderen Schlüssel. Den besaß mein Freund Rüdiger Rogoll. Er kannte mich seit den 1970er-Jahren und hatte viele Ereignisse mit mir geteilt. So schloss er zahlreiche meiner Gedächtniszimmer mit dem Satz auf: »Weißt du noch damals, als du …« Und plötzlich war die Erinnerung wieder da. Vor allem aber begleitete mich meine Frau Sophie auf dieser Reise in die Vergangenheit.

In den kommenden Monaten war Hanne-Lore Heilmann häufig bei meiner Frau und mir zu Gast, um mir beim Zusammentragen der Teile meines Lebens behilflich zu sein. Immer stieß auch Rüdiger Rogoll dazu. Und so wurde in dieser Vierergruppe meine Lebensgeschichte Stück für Stück aufgerollt. Alle verband dabei nicht nur ein gemeinsames Ziel, sondern auch gegenseitige Achtung, Respekt und Zuneigung. Ein schöneres Arbeiten kann man sich nicht wünschen.

So hoffe ich, dass die Harmonie, die das Entstehen dieses Buches begleitete, auch auf den Leser wirken und er durch meine Autobiografie den Weg zu einem erfüllteren und glücklicheren Leben finden möge.

Vorwort von Hanne-Lore Heilmann

Vor rund fünfzehn Jahren erzählte mir mein guter Freund Holger Richter, langjähriger Programmdirektor von RTL-Radio in Luxemburg, von seinen Erfahrungen mit Familienaufstellungen von Bert Hellinger. Das, was ich hörte, faszinierte mich so sehr, dass ich selbst ein Seminar besuchte. Auch ich hatte – wie wohl jeder – ein Problem in meinem Leben, das ich mit einer Familienaufstellung hoffte zu lösen. Was ich bei dem Seminar erlebte, beeindruckte mich tief. Noch mehr: Es ließ mich nicht mehr los. Ich begann, mich mit der Methode Hellingers intensiver zu beschäftigen, und schrieb mich schließlich als Studentin bei der Hellingerschule ein, um das Aufstellen selbst zu erlernen.

Heute kann ich mit voller Überzeugung sagen: Nichts hat mein Leben so verändert wie die Erkenntnisse von Bert Hellinger. Für mich gibt es deshalb ein Leben vor Hellinger und ein Leben nach Hellinger. Viele meiner Entscheidungen wurden von seinem Gedankengut beeinflusst. Und was vielleicht noch wichtiger ist: Dank seiner Erkenntnisse über die Ordnungen des Lebens ist mein Verständnis für andere Menschen gewachsen. Was mich früher gegen jemanden aufgebracht hatte, vermag ich heute in einem anderen Licht zu sehen. So verdanke ich Bert Hellinger nicht nur ein größeres Wissen über die menschliche Seele, sondern auch einen Zuwachs an innerem Frieden.

Während meiner Ausbildung zur Familienaufstellerin lernte ich bei Seminaren im Südtiroler Brixen Christina Niederkofler, Leiterin der Hellingerschule in Italien, kennen. Seitdem verbindet uns eine enge Freundschaft. Sie war es auch, die den Kontakt zu Bert und Sophie Hellinger herstellte, aus dem die Idee zu dieser Autobiografie erwuchs.

Dass mir die Möglichkeit gegeben wurde, an Bert Hellingers Autobiografie mitzuwirken, erfüllt mich mit tiefer Dankbarkeit. Vor allem aber möchte ich meine Mitarbeit als eine Verneigung vor dem Lebenswerk Bert Hellingers verstanden wissen.

In den vergangenen zwei Jahren habe ich viel Zeit mit Bert und Sophie Hellinger in ihrem Haus im Berchtesgadener Land verbringen und in ihnen zwei außergewöhnliche Menschen kennenlernen dürfen. Nie zuvor bin ich einer so gütigen Person wie Bert Hellinger begegnet. Stark hat mich auch seine Frau Sophie beeindruckt, die mit einer nicht endenden Energie ihr Leben dem Familienstellen widmet und es mit ihren eigenen Erkenntnissen inzwischen in neue Dimensionen geführt hat.

Viele intensive und schöne Momente durfte ich im Hause Hellinger erleben. Besonders ist mir ein Sommerabend in Erinnerung geblieben, als wir auf ihrer Terrasse mit Blick auf den Watzmann saßen, jenem Schicksalsberg, der schon über hundert Todesopfer gefordert hat. Bert Hellinger stimmte das Abendlied »Der Mond ist aufgegangen« von Matthias Claudius an. Er kannte alle Strophen auswendig:

»Der Mond ist aufgegangen,
die goldnen Sternlein prangen
am Himmel hell und klar.
Der Wald steht schwarz und schweiget,
und aus den Wiesen steiget
der weiße Nebel wunderbar.
Wie ist die Welt so stille
und in der Dämmrung Hülle
so traulich und so hold
als eine stille Kammer,
wo ihr des Tages Jammer
verschlafen und vergessen sollt.

Seht ihr den Mond dort stehen?
Er ist nur halb zu sehen
und ist doch rund und schön.
So sind wohl manche Sachen,
die wir getrost belachen,
weil unsre Augen sie nicht sehn.

Wir stolzen Menschenkinder
sind eitel arme Sünder
und wissen gar nicht viel.
Wir spinnen Luftgespinste
und suchen viele Künste
und kommen weiter von dem Ziel.

Gott, lass dein Heil uns schauen,
auf nicht Vergänglichs trauen,
nicht Eitelkeit uns freun;
lass uns einfältig werden

und vor dir hier auf Erden
wie Kinder fromm und fröhlich sein.
Wollst endlich sonder Grämen
aus dieser Welt uns nehmen
durch einen sanften Tod;
und wenn du uns genommen,
lass uns in' Himmel kommen,
du unser Herr und unser Gott.«

In die letzte Strophe stimmte Sophie Hellinger leise mit ein, und so sangen sie gemeinsam in der Abenddämmerung:

»So legt euch denn, ihr Brüder,
in Gottes Namen nieder;
kalt ist der Abendhauch.
Verschon uns, Gott, mit Strafen
und lass uns ruhig schlafen.
Und unsern kranken Nachbarn auch!«

Nach einem Moment des Schweigens sagte Bert Hellinger: »Das war ein voller Tag.«

Das sagte er am Ende jedes Tages.

Einmal, als Sophie Hellinger mich in Salzburg vom Flughafen abgeholt hatte, sagte sie auf der Fahrt zu ihrem Haus zu mir: »Hier ist jetzt deine zweite Heimat.« Das hat mich sehr berührt.

Danke, Sophie.
Danke, Bert Hellinger.

Mit meiner Autobiografie begebe ich mich auf eine Reise. Auf eine Reise in die Vergangenheit, die mich in die Gegenwart führt. Der Mann trifft das Kind, das Alter die Jugend, das nahende Ende den Anfang. Ich durchschreite mein Leben, das sich zu einem Kreis schließen wird, dem jetzt ein letztes Stück noch fehlt. Das ist die Zukunft, von der mir nur noch wenig bleibt. Ich schaue auf sie ohne Wehmut. Denn viel Zeit wurde mir geschenkt. Eine reiche Zeit, die zu gestalten mir gestattet wurde, während sie mich prägte. Mit all den Ereignissen und Menschen, mit all den Erkenntnissen und Gedanken. So schau ich heute voller Dankbarkeit und Demut auf diese Zeit. Sie hat es gut mit mir gemeint.

Kindheit und Jugend

Ich wurde am 16. Dezember 1925 als zweites Kind meiner Eltern Albert und Anna bei Neumond in dem beschaulichen Ort Leimen nahe Heidelberg geboren. Meine Eltern gaben mir den Namen Anton. Obwohl ich nicht viel von Astrologie verstehe, scheint sie mit ihren – womöglich zufälligen – Vorhersagen in Verbindung mit meinem Geburtsdatum doch recht behalten zu haben: Neumondgeborene, so wird behauptet, tendieren dazu, die Welt mit ihren Idealen und ihrem persönlichen Charakter zu prägen. Dem im Sternzeichen des Schützen Geborenen schließlich wird nachgesagt, dass er sich nicht unterordnen will, immer er selbst bleibt, andere mitzureißen vermag, sie aber auch fordert. Dabei tritt er bedingungslos für das ein, was er für wahr und richtig hält.

Was ich für wahr und richtig halte, habe ich mein Leben lang geäußert. Oft entgegen den Warnungen vor den Konsequenzen. Diese zu tragen war ich immer bereit. Nicht bereit war ich, mich zu beugen, nur bereit, mich zu fügen. Wer sich beugt, verliert seine Größe und Würde. So beugte ich mich schon als Jugendlicher nicht dem grausamen System der Nationalsozialisten und wurde als potenzieller Volksschädling zum Abschuss freigegeben. Aber ich fügte mich den Gesetzen der katholischen Kirche, denn sie waren im Einklang mit meinem Gewissen. Als ich mich ihnen nicht mehr fügen konnte, legte ich gegen alle Widerstände mein Priesteramt nieder. Ebenso habe ich mich auch nie um die Meinungen anderer gekümmert, denn das sind festgefahrene, vorurteilsbehaftete Denkmuster, die nach Bestätigung gieren. Manche haben mich später aus ihrer Meinung heraus angegriffen, ohne dass ich mich davon in meinem Weg beirren ließ. Dem besseren Argument dagegen war ich immer aufgeschlossen.

Wenn ich auf meine Kindheit blickte, war ich lange zwiegespalten. Wie andere auch habe ich mich in Abhängigkeit von meinen jeweiligen neuen Lebensumständen bis ins hohe Alter hinein immer wieder in neuer Form dem Verhältnis zu meinen Eltern gestellt. Nur so gelang es mir, das Ausmaß ihrer Liebe zu begreifen.

In der Mitte meines Lebens war ich meinen Eltern in Dankbarkeit und Demut zugewandt. Jeder glaubt ja dann, dass zum Beispiel das Verhältnis zur Mutter in Ordnung sei. Wenn man aber tiefer geht, erkennt man, dass diese pure Ansicht nicht reicht. Es geht nicht darum, dass man nur denkt oder meint, mit der Mutter im Einklang zu sein, sondern dass man dies voller Überzeugung ganz intensiv innerlich fühlt. Je mehr man sich solchen Situationen stellt, zum Beispiel, was man mit der Mutter durchlebt hat, umso öfter kommen Erinnerungen an frühere Verletzungen hoch, die noch nicht geheilt sind. Erst wenn diese vergessen sind, erst wenn man sich – selbst wenn man es wollte – nicht mehr an sie erinnert, kann von Heilung gesprochen werden.

Ich bin der festen Überzeugung, dass jeder solche Vorgänge bei sich beobachten kann. Ebenso bin ich mir sicher, dass man durch verschiedene Aufstellungen mit der Mutter in Resonanz treten kann und auf diese Weise verdrängte Situationen, die einem nicht mehr bewusst sind, ans Licht kommen. Ein altes Ereignis wird gleichsam angestoßen und in seinen Folgen gelöst. Das ist ein lebenslanger Prozess. Denn jeder Schritt hat seinen eigenen, vom jeweils veränderten Verhältnis zur Mutter bestimmten Ausgangspunkt. Gerade so, wie man nie in dasselbe Wasser eines Flusses steigen kann.

Die ersten Jahre meines Lebens bis zur Einschulung verbrachte ich in dem nur viertausend Seelen zählenden Ort Leimen, dem Geburtsort meiner Eltern. Mein Vater, ein Ingenieur, war wie bereits auch mein Großvater mütterlicherseits, der schwere körperliche Arbeit geleistet hatte, in der dortigen Zementfabrik beschäftigt, der heutigen Heidelberg Cement AG.

Die Familie lebte in einer Arbeitersiedlung, damals Arbeiterkolonie genannt, die – ähnlich wie die bekannten Krupp-Siedlungen in Essen – ab 1900 aus dem Privatvermögen des Firmenpatriarchen Friedrich Schott errichtet worden waren. Er selbst nannte dieses Bauprojekt »Wohnhäuser für brave und verdiente Arbeiter«. Jede Familie hatte von der Fabrik außerdem ein Stück Land bekommen, auf dem Obst und Gemüse zur Eigenversorgung angebaut wurde. Mein Großvater hielt auch Hühner und ein Schwein. Es war sozusagen der Übergang vom bäuerlichen zum industriellen Zeitalter. Von morgens bis abends bestimmte die Arbeit in der Fabrik und anschließend weiter auf den Feldern den Tag.

Als ich geboren wurde, war mein Großvater bereits pensioniert. Aber dadurch, dass ich vor der Einschulung längere Zeit bei meinen Großeltern lebte, wuchs ich in dieses Milieu, dieses Leben der einfachen Menschen hinein. Für uns Kinder, und davon gab es viele, war es eine Idylle. Uns stand eine Wiese und ein mit Schatten spendenden Bäumen bepflanzter Platz zum Spielen zur Verfügung. Und wir konnten auf ganz selbstverständliche Weise bei den verschiedenen Familien ein und aus gehen, als ob wir dazugehörten. Es war fast wie in einer Großfamilie.

Das Leben dieser Menschen hatte etwas besonders Herzliches, Gerades. Das hat mich für mein ganzes Leben geprägt. Bis heute ist Leimen vom Gefühl her Heimat für mich. Noch heute habe ich das monotone Brummen der Seilbahn und das leise Klackern ihrer zweihundertfünfundsechzig gemächlich schaukelnden grünen Loren beim Lauf über die Stützen im Ohr, die den hochprozentigen Kalkstein aus den sechs Kilometer entfernten Steinbrüchen über die Dächer Leimens in das Zementwerk transportierten.

Ich hatte immer ein Herz für das Einfache, das Schlichte. Selbst in Zeiten des Wohlstandes konnten die Verlockungen des Geldes keinen Reiz auf mich ausüben. Eine geradezu ländliche Bodenständigkeit und ausdauerndes, diszipliniertes Arbeiten bestimmten mein Leben. Nicht die feine Küche, sondern eine gute Kartoffel oder ein von meiner kräuterkundigen Frau Sophie zubereitetes Essen machen mich glücklich. Statt einer neuen Limousine steht ein zwanzig Jahre alter Wagen in unserer Garage. Er verrichtet immer noch treu seine Dienste – warum einen neuen kaufen?

Mein Luxus ist ein schönes Heim mit Blick auf die imposante Kulisse des Watzmanns. Viele Bergsteiger haben an diesem Schicksalsberg ihr Leben gelassen. Bei uns gibt es Gästezimmer für Freunde und Verwandte, die uns oft besuchen und mit denen wir in der Küche oder auf der Veranda an schlichten Holztischen speisen. Oft begleiten sie Sophie und mich beim täglichen Nachmittagsspaziergang entlang eines nahe gelegenen Baches. Er spendet uns Kraft und innere Ruhe. Die Freude an der Natur, die harmonische und inspirierende Gemeinschaft mit anderen Menschen entziehen sich der Macht des Geldes.

Als ich fünf Jahre alt war, siedelten meine Eltern mit meinem zwei Jahre älteren Bruder Robert und meiner zwei Jahre jüngeren Schwester Marianne nach Köln über. Doch mich ließen sie bis zur Einschulung bei meinen Großeltern zurück. Den wirklichen Grund dafür habe ich nie erfahren. Ich vermute, dass meine Eltern so den Großeltern den Abschied von der Familie etwas versüßen wollten. Obwohl ich gern bei ihnen lebte, empfand ich die Trennung von den Eltern dennoch als einen tiefen Einschnitt. Ich fühlte mich zurückgelassen und auch zurückgesetzt, da Robert in das neue Zuhause mitkommen durfte. Dass auch Marianne bei den Eltern bleiben durfte, zählte für mich nicht so sehr. Sie war schließlich die Kleine. Meinen Bruder sah ich da wohl eher als Konkurrenz.

Dadurch, dass ich bei meinen Großeltern bleiben musste, wurde vor allem mein Verhältnis zu meiner Mutter nachhaltig beschädigt. Diese Wirkung habe ich später oft innerhalb von Familienaufstellungen bei Klienten beobachtet, die Ähnliches erlebt hatten. Ich habe es die »frühe unterbrochene Hinbewegung zur Mutter« genannt.

Was bedeutet diese unterbrochene Hinbewegung zur Mutter für den Einzelnen? Das Leben kommt zuerst durch die Mutter zu uns. So wie wir unsere Mutter nehmen, nehmen wir unser Leben. Was immer wir an unserer Mutter auszusetzen haben, haben wir an unserem Leben auszusetzen. Wer sich von seiner Mutter abwendet, wendet sich vom Leben ab. Daher gelingt das Leben zuerst in unserer Beziehung zu unserer Mutter. Wer seine Mutter genommen hat, der strahlt, wird geliebt und zieht sofort andere an. Der Einklang mit der Mutter ist der Schlüssel zum Glück.

Dem Nehmen der Mutter steht bei vielen jedoch eine frühe Erfahrung entgegen. Sie erlebten bis zum fünften Lebensjahr, meist in der Zeit von drei bis vier Jahren, eine Trennung von der Mutter. Das ist beispielsweise der Fall, wenn ein Kind für eine bestimmte Zeit weggegeben wurde oder es krank war, ohne dass die Mutter es besuchen konnte, oder wenn die Mutter nach einer Krankheit zur Erholung wegmusste. Die Trennung wird vom Kind als ein großer Schmerz erlebt. »Wo ist sie denn? Bin ich verloren?«, fragt es sich innerlich. Das ist ein Trauma, denn die notwendige Hinbewegung ist nicht möglich.

Die Hilflosigkeit, ohne die Mutter zu sein, die Verzweiflung, nicht zu ihr gehen zu können, wo man sie doch so sehr braucht, führt bei dem Kind zu einer inneren Entscheidung.

Es hat plötzlich ein anderes inneres Bild von der Mutter, das mit Schmerz und mit einem Vorwurf verbunden ist. Oft verwandelt sich der Schmerz der Trennung auch in Wut oder in Verzweiflung. Es sagt dann zum Beispiel innerlich: »Ich gebe sie auf.« »Ich bleibe allein.« »Ich bleibe auf Abstand zu ihr.« »Ich wende mich von ihr ab.« »Ich ziehe mich zurück; niemand ist wirklich für mich da; ich stehe allein auf meinen Füßen.«

Das Kind verändert sich danach. Wenn die Mutter wiederkommt, schiebt das Kind aus Erinnerung an den Schmerz die Mutter weg und entzieht sich ihr. Es lässt sich zum Beispiel nicht mehr von ihr berühren, es verschließt sich vor ihr und vor ihrer Liebe. Wenn die Mutter versucht, dem Kind näher zu kommen und es in den Arm zu nehmen, weist es sie innerlich und oft auch äußerlich ab. Die Mutter meint dann vielleicht, etwas falsch gemacht zu haben, und zieht sich ebenfalls zurück. So kommen beide nicht mehr richtig zusammen.

Das wirkt sich auch im späteren Leben aus. Sogar als Erwachsener hat ein solches Kind oft Angst vor Nähe. Wann immer es auf jemanden zugeht, erinnert es den Schmerz von damals und unterbricht die Hinbewegung. Statt beispielsweise in der Paarbeziehung auf den anderen zuzugehen, wird darauf gewartet, dass dieser in diese Bewegung kommt. Doch die Nähe wird dann oft nur schwer ausgehalten. Statt den anderen glücklich willkommen zu heißen, wird er auf unterschiedliche Weise zurückgewiesen. Wer so traumatisiert ist, kann sich, obwohl er darunter leidet, nur zögernd öffnen, und das auch meist nur für kurze Zeit. Ähnlich ergeht es ihm sogar oft mit dem eigenen Kind.

Ein solches Trauma wird sowohl im Gefühl als auch in der Erinnerung gelöst, wenn man trotz aller Angst in die Trennungssituation zurückgeht und die unterbrochene Hinbewegung innerlich oder in einer Familienaufstellung nachholt. Trotz des aufsteigenden Schmerzes, trotz der Enttäuschung und der Wut von damals geht man in kleinen Schritten auf die Mutter zu – in Liebe. Bis man am Ende in ihre Arme fällt, von ihr umarmt und festgehalten wird und endlich wieder ganz mit ihr eins ist.

Ich selbst habe erst in der Mitte meines Lebens die Leistungen meiner Mutter in ihrer ganzen Fülle würdigen können. Das gelang mir in einer Therapie in Amerika. Der Therapeut hatte drei Quadrate auf den Boden gezeichnet. Danach musste ich mich in die Mitte jedes Quadrates stellen. Anschließend sollte ich sagen, in welchem ich mich am besten gefühlt hätte. Aber für mich waren alle gleich. Der Therapeut erklärte mir, dass ein Quadrat für die beste Mutter der Welt, eines für die schlechteste Mutter und das dritte für meine Mutter stehe. Da musste ich über mich selbst und über diese angenommenen Vorwürfe lachen. Plötzlich fühlte ich mich wie neugeboren, kraftvoll und stark. Mir wurde bewusst, dass mein Vorwurf gegen meine Mutter mich daran hinderte, zu ihr zu gehen. Dadurch, dass ich immer noch Erwartungen an sie hatte, war ich eigentlich ein Kind geblieben, war noch nicht richtig erwachsen geworden.

In Meditationen ging ich außerdem in die Zeit vor meinem Trauma zurück. Ich erinnerte die glücklichen Erfahrungen mit meiner Mutter, voller Vertrauen, von ihr gehalten, genährt mit einem Blick voller Liebe. Ich erinnerte scheinbare Kleinigkeiten, durch die ich mich selbstvergessen geborgen fühlte. Mit dem neuen Bild im Herzen schaute ich auf meine Mutter nach dem Trauma. Ich hielt dieses positive Bild fest und ließ es in meiner Seele über das andere, vorwurfbehaftete Bild hinaus weiten Raum gewinnen. Ich setzte mich über meinen früheren Entschluss hinweg und sagte zu meiner bereits verstorbenen Mutter: »Ich komme zurück zu dir.«

Damals erst begriff ich, dass meine Mutter immer für mich da war. Ohne zu klagen, hatte sie alles gemacht – gewaschen, gekocht, genäht, und sie hatte sogar in der Nazizeit für mich, den Regimegegner, wie eine Löwin gekämpft.

Obwohl ich die Bedeutung meiner Mutter für mich erkannt hatte, war ich noch immer nicht mit ihr in vollem Einklang. Vor allem jetzt, in meinem hohen Alter, überfiel mich immer wieder ein Gefühl der Traurigkeit und Verlorenheit, wenn ich daran dachte, dass mein Bruder wohl das Lieblingskind meiner Mutter gewesen ist. Es war an einem Samstag, wenige Wochen vor meinem zweiundneunzigsten Geburtstag, dass ich von diesem Gefühl erneut eingeholt wurde. Da sagte meine Frau Sophie zu mir: »Komm, lass uns das aufstellen.« Sie und eine Freundin, die gerade bei uns zu Besuch war, gingen als Stellvertreterinnen in die Aufstellung, ich wurde später mit hineingenommen. Die Wirklichkeit kam ans Licht, und ich spürte die große Liebe, die meine Mutter immer für mich empfunden hatte. Ja, diese Liebe war immer da, und auch meine Liebe zu ihr. Seitdem ist meine Seele von einem tiefen Frieden erfüllt.

Was zeigt uns das? Sogar mit fast hundert Jahren bleibt man immer noch das Kind; sogar bei einem fast Hundertjährigen entscheidet das Verhältnis zur Mutter über das Wohl und Wehe der Seele. So unfassbar groß ist die Bedeutung der Mutter für unser Leben.

Wo also beginnt unsere Freude an uns? Sie beginnt mit der Freude an unseren Eltern. Ich stelle mir vor, dass Gott auf unsere Eltern schaut, so wie er sie gemacht hat. Wie zeigt er seine Freude über sie? Mit welchem Götterfunkeln? Er findet sie sehr gut.
Erst wenn wir auch unsere Eltern gut finden, so wie sie sind, finden wir uns selbst gut, und mit uns alles andere auch. Hier finden wir die große Freude, eine Freude, die mitreißt. Von ihr mitgenommen reichen wir uns die Hände und tanzen den Tanz des Lebens. Diese Freude ist eine geistige Freude, eine umfassende Freude ohne Wenn und Aber. Sie ist reine Lebensfreude und reines Glück.

Kurz vor meiner Einschulung holten mich meine Eltern zu sich nach Köln. Das war natürlich eine große Veränderung – von der fast ländlichen Idylle ging es in die pulsierende Großstadt. Doch als Kind fügt man sich schnell neuen Umständen, man wird gleichsam in sie mitgenommen. Es bleibt einem ja auch nichts anderes übrig. Ist man bei den Eltern, bewegt man sich dabei in einem sicheren Feld. Das Neue wird dann weniger als bedrohlich, sondern als aufregende Bereicherung empfunden, der man sich neugierig zuwendet.

Als ich nach Köln kam, hatte die Stadt mit Konrad Adenauer als Oberbürgermeister einen beeindruckenden Aufschwung erlebt. Nach Abzug der englischen Besatzungstruppen hatte er dafür gesorgt, dass der Flughafen Butzweilerhof zu einem Verkehrsknotenpunkt im Westen ausgebaut wurde. Bereits 1928 gab es ständige Flugverbindungen nach Berlin, Paris, Amsterdam, Genf, London, Brüssel, Kopenhagen, Hamburg und München. 1929 war mit dem Bau der Autobahn Köln–Bonn begonnen worden, und 1930 kam sogar Henry Ford persönlich in die Stadt zur Grundsteinlegung des neuen Werkes der bis dahin in Berlin ansässigen Ford Motor Company AG. Fasziniert war ich vor allem von dem 1925 fertiggestellten Hansahochhaus in der Neustadt-Nord. Es hatte für die damalige Zeit unglaubliche siebzehn Geschosse und war mit einer Höhe von fünfundsechzig Metern sogar für kurze Zeit das höchste Haus Europas. Besonders freute ich mich, wenn meine Mutter mich in das Kaufhaus Tietz mitnahm. Dort wurde man mit der ersten Rolltreppe Deutschlands vollautomatisch in den nächsten Stock transportiert – für mich immer wieder ein Erlebnis.

Und dann war da natürlich der Kölner Dom. Dieser imposante gotische Sakralbau, der mit seiner weltweit größten, siebentausendeinhundert Quadratmeter messenden Doppelturmfassade die päpstliche Macht Roms und die Bedeutung des katholischen Glaubens in der Region repräsentierte. So beeindruckend und Ehrfurcht einflößend er sich im Herzen Kölns erhob, so vertraut und nah war er mir gleichzeitig. Denn bereits als Fünfjähriger hatte ich den Entschluss gefasst, Priester zu werden.

Diese Idee kam mir einfach so. Beeinflusst wurde sie anfangs sicher durch meinen Großvater. Täglich morgens um sechs Uhr besuchte er in der Zeit, als ich bei ihm lebte, mit mir die Frühmesse. Es beeindruckte mich sehr, welche tiefe Andacht und innere Ruhe die Eucharistiefeier bei ihm bewirkte. Wie schön müsste es doch sein, dachte ich wohl damals, wenn ich selbst als Priester am Altar stünde und eine derartige Wirkung bei den Gläubigen hervorrufen würde. Als Kind konnte ich natürlich noch nicht den wahren Umfang des Priesterberufs erkennen.

Doch auch später, etwa während der Pubertät, wurde mein Berufswunsch nie von einer anderen Vorstellung abgelöst. Meine Entscheidung muss auf der Ebene meiner Beziehung zu Gott gesehen werden, natürlich zu Gott in meiner damaligen Vorstellung. Durch mein Elternhaus befand ich mich in einem religiösen Feld. Insofern war meine Entscheidung nicht frei. Mein Vater und in ganz besonderer Weise meine Mutter waren fest in ihrem katholischen Glauben eingebunden. Meine Mutter war es auch, die mich in meinem Entschluss bestärkte. Der Priesterberuf war damals mit einer großen Reputation verbunden – nicht nur für denjenigen, der sich zu diesem Schritt berufen fühlte, sondern auch für seine gesamte Familie. Sie fühlte sich dadurch ebenfalls Gott näher. Gleichzeitig wurde das Ergreifen des Priesteramts durch ein Kind als eine Art Pfand gegenüber Gott gesehen, damit es der ganzen Familie gut gehe. Meine Frau Sophie allerdings glaubt, dass ich mich unbewusst meiner Mutter zu Gefallen für den Priesterberuf entschieden hatte. Vielleicht hat sie recht – wie in so vielen Dingen.

Mit dem für die damalige Zeit typischen braunen Lederranzen auf dem Rücken, darin Griffel und Schiefertafel mit an einem Band baumelndem Schwamm verstaut, ging es für mich in die Volksschule. Sie befand sich in dem Kölner Stadtteil Ehrenfeld, in dem das berühmte Duftwasser 4711 und das Parfüm »Tosca« für die »Frau ab fünfzig« von der Kölnisch-Wasser-Fabrik Ferd. Mülhens hergestellt wurde. Gepaukt wurde Sütterlinschrift, die in den 1920er-Jahren die deutsche Kurrentschrift abgelöst hatte. Unverändert galt das Motto aus der Kaiserzeit: »Hände falten, Schnabel halten, Kopf nicht stützen, Ohren spitzen.«

Die vierjährige Volksschulzeit war für mich eine Qual. Täglich prügelte mich mein Lehrer mit einem Holzstock. Wenn ich wegen der Schmerzen nicht ruhig auf meinem Stuhl sitzen konnte, ging es aufs Neue los. Aufstehen, nach vorn gehen, über die Bank legen und gezüchtigt werden. Warum der Lehrer es dermaßen auf mich abgesehen hatte, blieb mir ein Rätsel. Doch Lehrer wurden damals als solche Autoritätspersonen geachtet, dass es unvorstellbar war, sich zu beschweren. Das galt für die Eltern – und erst recht für die Schüler.

Auch zu Hause herrschte ein strenges Regiment. Dafür war vor allem mein Vater verantwortlich. Fleißig, immer viel arbeitend und diszipliniert ließ er mir nichts durchgehen. Regelmäßig schlug er mich mit einem Gummischlauch, eine schmerzhafte Züchtigung, die mich zusammen mit seiner Unnachgiebigkeit stark belastete.

Wie sehr ich unter der körperlichen Züchtigung in meiner Kindheit gelitten hatte, zeigte sich vor vierzehn Jahren in Mexiko. Ich besuchte dort einen Körpertherapeuten, der durch das Drücken bestimmter Körperstellen die schmerzhaften Ereignisse aus der Zeit von sechs bis zehn Jahren aktivieren konnte. Die dabei freigesetzten Energien wurden anschließend durch Ausstreichen abgeleitet und die Spannungen durch eine abschließende Massage aufgelöst. Die bei dieser

Behandlung erinnerten Schmerzen und inneren Verletzungen waren so stark, dass ich zwei Stunden ununterbrochen geweint hatte. Ich brauchte zwei Tage, um mich davon zu erholen und innerlich zu meiner Mutter zurückzufinden. Nie hätte ich gedacht, dass meine Kindheitserlebnisse solche Auswirkungen haben könnten.

Andererseits unterstützte und förderte mich mein Vater im Laufe der Jahre bei allem, was ich wollte. Ohne meine Mutter besuchte er mit mir die Oper, Konzerte und Museen, ging mit mir zum Schwimmen und auf Radtouren. Auch ermutigte und ermahnte er mich, intensiver Geige spielen zu üben. Insgeheim hoffte er, dass ich Musiker werden würde, um nicht so schwer arbeiten zu müssen wie mein Großvater und er. Meinem Priesterwunsch stand er skeptisch gegenüber, der entsprach eher der Intention meiner Mutter und ihrer Eltern. Dagegen war mein Vater, obwohl gläubig, von der Kirche nicht so angetan.

Jahrzehnte später, als ich mich bereits der Psychotherapie zugewandt hatte, kam ich mit Stanley Keleman zusammen, dem Begründer der Formativen Psychologie und Direktor des Center for Energetic Studies im kalifornischen Berkeley. In einem Gespräch klagte ich über die Strenge meines Vaters und die aus meiner Sicht dadurch bedingte schwere Kindheit. Stanley Keleman schaute mich an, lachte und sagte: »Aber du bist doch stark.« Da begriff ich, welche Kraft von meinem Vater auf mich übergegangen war und wie wichtig er durch seine Strenge für mich war. Von dem Moment an war ich ihm tief verbunden.

Wir erfahren uns betroffen, wenn uns eine Nachricht bis ins Herz getroffen hat. Betroffen fühlen wir uns auch, wenn wir erkennen, dass wir auf einem Weg waren, der uns eher von anderen weggeführt als zu ihnen hingeführt hat. Betroffen kehren wir um und zu ihnen zurück.

Natürlich haben unsere Eltern auch Unzulänglichkeiten und Schwächen. Manches haben sie aus unserer heutigen Sicht falsch gemacht. Nun stelle man sich vor, man hätte ideale Eltern gehabt, in jeder Hinsicht ideal, und alles wäre wunderbar gelaufen. Wie tüchtig wäre man für das Leben? Gerade die Fehler, die Herausforderungen, das, was uns auch manchmal mit großem Leid abverlangt wurde, geben uns eine besondere Kraft, wenn wir dem zustimmen.
Man kann das für sich einüben. Man schaut alles an, was in seiner Familie abgelaufen ist. Man sieht, was man ausklammern will, was man weghaben will und wie arm man wird, wenn man sich so verhält.
Jetzt geht man den umgekehrten Weg. Man schaut alles an, genauso wie es war, und sagt: »Ja. So war es. Ich stimme ihm zu, genauso wie es war. Jetzt mache ich etwas daraus. Ich lerne davon und gewinne Kraft.«
Jetzt kann man sich vorstellen, wie es ist, wenn jemand aus einer idealen Familie kommt. Kann er mit anderen mitfühlen? Kann er Barmherzigkeit fühlen? Oder ist er vom lebendigen Leben weitgehend abgeschnitten? Wenn man jetzt auf sich schaut und auf andere, die manches Schwere mitgemacht haben – wie anders können sie mit anderen mitfühlen und wie viel mehr Kraft haben sie, auch anderen beizustehen und andere zu lieben?

Der 30. Januar 1933. Der Tag, an dem Reichspräsident Paul von Hindenburg Hitler zum Reichskanzler ernannte. Es war ein nasskalter Tag in Köln mit Schneebuckeln auf den Bürgersteigen. Mittags um zwölf Uhr war die Nachricht im Radio verkündet worden. Extrablätter wurden verkauft, und Menschenmassen hatten sich auf dem Neumarkt versammelt. Am Abend kam mein Vater zur Tür herein und sagte zu meiner Mutter: »Hitler ist Reichskanzler.« Meine Eltern waren sehr bedrückt. Sie ahnten, dass jetzt der Weg in die NS-Diktatur frei sein würde. Ich war damals über die Reaktion meiner Eltern erstaunt und fragte, warum alle so euphorisch seien, nur sie nicht. Mein Vater antwortete: »Alle, die jetzt so euphorisch sind, werden zu spät erkennen, wie viel das, was auf uns zukommt, kosten wird. Ich habe Angst, wirklich Angst.«

Trotz des schlechten Abschneidens der NSDAP bei der Reichstagswahl am 6. November 1932 hatte sich die Hoffnung zerschlagen, dass der braune Spuk bald vorbei sein dürfte. Bereits am Abend zogen betrunkene SA-Leute grölend durch die Straßen Kölns und zwangen Passanten zum Hitlergruß. Am nächsten Tag gab es einen Marsch der braunen Horden von Deutz zum Rudolfplatz mit einer »deutschen Weihestunde« in den Messehallen. Das Geschehen wurde von den Kölnern eher teilnahmslos beobachtet und mit flapsigen Bemerkungen bedacht. Doch schon wenig später sollten sich viele für die Nationalsozialisten begeistern. Hunderte Kölner Kommunisten und Sozialdemokraten wurden in den folgenden Wochen von der SA verschleppt, misshandelt und umgebracht. Das alles mit Duldung und sogar unter Beteiligung der Polizei. Bereits am 1. April beauftragte außerdem der Personaldezernent der Stadt die Verwaltung, alle Juden zu melden, eine Anweisung, die sogar über die erst 1935 beschlossenen Nürnberger Rassegesetze hinausging.

Meine Eltern waren durch ihren tiefen Glauben gegen die Verführungen des Nationalsozialismus gefeit. Obwohl viel Druck auf ihn ausgeübt wurde, weigerte sich mein Vater während der gesamten NS-Zeit, der Partei beizutreten. Dazu gehörte größter Mut.

Ich erinnere mich an einen Sonntag wenige Wochen nach der Machtübernahme. Meine Eltern wollten mit uns Kindern einen Ausflug ins Bergische Land machen. Nach der Frühmesse warteten wir auf die Straßenbahn. Da kam ein SA-Mann und machte meinem Vater gegenüber eine Bemerkung. Was mein Vater ihm antwortete, weiß ich nicht, aber es muss die Wut des SA-Manns entfacht haben. Er brüllte meinen Vater an und wollte ihn verhaften. Das hätte er gedurft. Denn Hermann Göring, Reichskommissar für das preußische Innenministerium und damit Dienstherr der preußischen Polizei, hatte nach der Machtübernahme kurzzeitig die SA als staatliche »Hilfspolizei« eingesetzt.

In diesem gefährlichen Moment kam zum Glück die Straßenbahn, und wir stiegen schnell ein. Der Fahrer schloss sofort die Tür und fuhr los. Doch der SA-Mann verfolgte uns brüllend auf einem Fahrrad. Der Fahrer überfuhr die nächsten Haltestellen, bis er den SA-Mann abgehängt hatte. Die Fahrgäste klatschten Beifall. Diese Haltung der Bevölkerung sollte nicht lange währen.

Das Jahr 1936 wurde für mich ein Wendejahr. Es führte mich auf eine Bahn, die für die Hälfte meines gesamten Lebens bestimmend werden sollte. Noch ahnte ich nichts davon. Die vier Volksschuljahre waren beendet, und ich wechselte ins Aloysianum, einem 1910 in Lohr am Main gegründeten Studienseminar und Internat der Mariannhiller Missionare. Meine Mutter hatte durch eine Bekannte von der Einrichtung des römisch-katholischen Männerordens gehört, der hauptsächlich in der Afrika-Mission tätig war. Sie sah im Besuch des Internats eine gute Vorbereitung auf meinen angestrebten Priesterberuf. Mein Vater fügte sich, wenn auch zunächst zögernd, der Entscheidung meiner Mutter und erklärte sich bereit, für die Kosten aufzukommen.

Für meinen Aufenthalt im Internat hatte meine Mutter einen riesigen Koffer gepackt, der beim Tragen über den Boden schleifte. Am Kölner Bahnhof setzte sie mich in den Zug und verabschiedete sich einfach. Ich ging allein auf die Reise in mein neues Leben. Während der Fahrt lösten sich in mir widerstreitende Gefühle ab – einerseits Angst, Furcht und Verzweiflung, andererseits freudige Aufgeregtheit und Erwartung, etwa im Sinne von: endlich! Zum Glück waren im Zug noch andere Kinder, die mich von meinen Gedanken ablenkten und für eine kurzweilige Fahrt sorgten.

Während das Aloysianum sozusagen mein neues Zuhause wurde, besuchte ich das Franz-Ludwig-von-Erthal-Gymnasium des Ortes, ein Lateingymnasium, benannt nach dem 1730 in Lohr am Main geborenen Fürstbischof von Würzburg und Bamberg. Der Orden unterhielt keine eigene Schule. Während bis 1933 trotz der wirtschaftlichen Notlage der Dreißigerjahre bis zu hundertfünfzig Schüler im Aloysianum lebten, gingen nach der Machtergreifung Hitlers die Schülerzahlen zurück. Das lag an der Diskriminierung klösterlicher Bildungseinrichtungen.

Noch heute sehe ich die vom Barock beeinflusste dreigeschossige Anlage mit drei Querbauten vor meinem geistigen Auge; die lichtdurchfluteten Gänge; die jugendstilverglasten Fenster; die Treppen mit schmiedeeisernen Geländern und glatten Handläufen aus Holz; die Anstaltskirche mit Zwiebelhaube. Im Aloysianum fühlte ich mich daheim. Es war für mich eine schöne Zeit. Nie litt ich an Heimweh. Denn in dieser anderen Welt hatte ich viel mehr Möglichkeiten und auch Freiheiten als in meinem Elternhaus. Und vor allem: endlich keine Prügel mehr!

Die Patres waren einfach gut, sie mochten und förderten uns. Nie gab es Langeweile, ständig waren wir beschäftigt. Sport, Wanderungen, Musikstunden, Theateraufführungen, die Nutzung einer großen Bibliothek – so viel wurde uns geboten. Hier lernte ich Violine spielen, war Mitglied im Hausorchester und sang im Chor. Mit dem Aufenthalt im Internat hatten mir meine Eltern ein großes Geschenk gemacht.

Wie viel mir das Aloysianum bedeutete, wurde mir schon an einem Sommertag in meinem ersten Internatsjahr bewusst. Ich ging mit Freunden zum Schwimmen an den Main. Am Ufer fanden wir ein großes Brett, mit dem wir uns wie auf einem Floß den Fluss hinuntertreiben ließen. Doch das war uns von den Patres ausdrücklich verboten worden. Plötzlich sah ich am Ufer meinen Lieblingslehrer stehen. Auch er hatte uns entdeckt. Obwohl wir sofort unsere Floßfahrt beendeten, wurden wir zu ihm gerufen und zur Rede gestellt. Er erklärte, dass unser Verhalten ihn in größte Schwierigkeiten hätte bringen können, falls uns etwas passiert wäre. Denn das Internat wäre für unser Wohlergehen und unsere Sicherheit verantwortlich. In den nächsten fünf Tagen wollte er sich überlegen, ob er unsere Eltern über den Vorfall unterrichten würde. Das hätte den Verweis vom Internat bedeutet.

Die folgenden Tage waren für mich die Hölle. Ich lief Gefahr, alles zu verlieren, was gerade so schön begonnen und mich so glücklich gemacht hatte. Nach fünf Tagen wurden wir wieder zu dem Lehrer gerufen. Er sprach die erlösenden Worte: Die Eltern würden nicht benachrichtigt – vorausgesetzt, wir würden versprechen, nie wieder zu einem solchen Abenteuer aufzubrechen. Das war der glücklichste Tag in meinem damals noch recht kurzen Leben. Die Reaktion des Lehrers hatte mir aber noch etwas anderes gezeigt, das mich mit tiefer Freude erfüllte: Ich spürte, dass der Lehrer mich liebte und ich ihn auch.

Wie auch in meinem Elternhaus bewegte ich mich im Internat in einem vor der NS-Ideologie geschützten, sicheren Feld. Das unterschied uns, die wir dort lebten, von anderen Jugendlichen. Keiner von uns ging zum Jungvolk oder zur Hitlerjugend. Wir hatten dadurch kaum Berührungspunkte mit dem System.

Doch 1938 bekam das Aloysianum die Brutalität des NS-Staates zu spüren. Nachdem am 13. März 1938 die deutschen Truppen in Österreich einmarschiert waren, hatte Hitler einen Tag später das »Gesetz zur Wiedervereinigung Österreichs mit dem Deutschen Reich« ausarbeiten lassen. Dazu war für den 10. April eine Volksabstimmung angesetzt worden. Sie sollte sowohl im ehemaligen Österreich als auch im sogenannten »Altreich«, also Deutschland, durchgeführt werden. In einem Aufruf dazu hieß es: »Keine Stimme darf durch Unachtsamkeit ungültig werden. Wähle daher erst, nachdem du dich sorgfältig unterrichtet hast. Dein Kreuz gehört in den großen Kreis, der mit Ja überschrieben ist.«

Doch einige Patres des Internats sowie einige Schwestern, die in der Küche tätig waren, hielten sich nicht daran und stimmten mit Nein. Das wurde bemerkt. Noch am selben Abend versammelten sich nach einem Fackelzug mehrere SA-Männer vor dem Aloysianum und schmierten in großen Lettern auf die Hauswand »Hier wohnen Verräter« und »Wir wählten mit Nein«. Dann warfen sie rund 200 Fensterscheiben ein. Auch in meinen Schlafsaal flogen Steine. Am nächsten Tag wurden der Direktor und der Präfekt des Internats in Schutzhaft genommen. Dieses Verfahren unterlag keiner richterlichen Kontrolle und wurde bevorzugt gegen Regimegegner eingesetzt. Auf sie wartete danach meist eine lange Leidenszeit, häufig auch Ermordung im KZ.

Für uns Schüler begannen an diesem Tag die Ferien. Wir fuhren für zwei Wochen nach Hause.

Auch in den folgenden Jahren wurde ich im Aloysianum Zeitzeuge des Wahnsinns des NS-Regimes. Es begann mit dem berühmten 1. September 1939, als Hitler im Reichstag verkündete: »Seit 5.45 Uhr wird zurückgeschossen.« Mit dem Überfall auf Polen war der Zweite Weltkrieg ausgebrochen, der knapp sechzig Millionen Menschen das Leben kosten sollte. Nach einer Politik des Abwartens erklärten zwei Tage später Großbritannien und Frankreich dem Deutschen Reich den Krieg. Doch schon 1938 hatte die Parteiführung mit geheimen Planungen für eine Evakuierung der Bevölkerung in den Grenzgebieten begonnen. Das sollte gravierende Auswirkungen auf das Aloysianum haben.

Bereits zwei Tage vor Kriegsbeginn waren erste Vorbereitungen für die Evakuierungsmaßnahmen getroffen worden.

Schon wenig später wurden Ortsämter darüber informiert, dass überraschend Flüchtlinge zu erwarten wären. Sie stammten in erster Linie aus der sogenannten Roten Zone. Das war ein Grenzgürtel von 20 Kilometern Breite, der sich linksrheinisch von der Eifel bis zum Rhein unterhalb Karlsruhe zog und von dort aus den rechtsrheinischen Grenzstreifen bis zur Schweizer Grenze erfasste. Am 3. September erreichte die Bewohner, »rückgeführte Personen« genannt, der militärische Befehl zur »Freimachung der Wohngebiete«. Zum einen sollten sie so vor der drohenden Kriegsgefahr geschützt werden, zum anderen sollte so die Beweglichkeit der Wehrmacht gesichert werden. Nur dreißig Kilo Gepäck waren pro Person gestattet. Die verlassenen Häuser durften nicht verschlossen werden, und der gesamte Viehbestand musste zurückbleiben.

Die Rückgeführten wurden im Inneren des Deutschen Reiches untergebracht. So auch bei uns im Aloysianum. Dafür wurde der gesamte untere Teil als Massenquartier beschlagnahmt. Erst knapp ein Jahr später, nach Beendigung des Frankreichfeldzugs und nach Unterzeichnung des Waffenstillstands von Compiègne, konnten die Evakuierten in ihre Heimat zurückkehren.

Doch auch danach wurde das Aloysianum weiter von den Nationalsozialisten für ihre irrsinnigen Zwecke benutzt. So wurde es 1940 zu einem Umsiedlerlager für Volksdeutsche aus dem Osten. Schon zu Beginn des Zweiten Weltkriegs hatte Hitler klargemacht, dass er eine völlige Neuordnung Europas plane. In seiner Rede vom 6. Oktober vor dem Reichstag kündigte er eine »völkische Flurbereinigung« im Osten und Südosten an. Unter dem Motto »Heim ins Reich« planten die Nazis die Errichtung eines Großdeutsches Reiches. Deutsche Siedler und Aussiedler sollten deshalb in die Grenzen des Reiches zurückgeführt werden. Davon waren rund eine halbe Million Menschen aus dem Baltikum, Bessarabien und

Wolhynien, der Bukowina und Dobrudscha, aus Kroatien und Serbien sowie sogar aus Südtirol betroffen.

Voraussetzung für diese Völkerwanderung war der Hitler-Stalin-Pakt von 1939. Er legte fest, welche Gebiete Osteuropas an die Sowjetunion fallen sollten. Die Umgesiedelten erhielten als Entschädigung enteignetes Land im von Deutschland besetzten Polen, im Protektorat Böhmen und Mähren sowie in der Untersteiermark. Dafür wurden bereits vor dem Angriff auf die Sowjetunion Polen und Juden aus den für die »Volksdeutschen« reservierten Gebieten vertrieben oder in Ghettos gesperrt.

Diese Siedlungspolitik war eng mit dem Holocaust verbunden. So hatte beispielsweise Adolf Eichmann eine Serie von Judendeportationen mit dem Kürzel »Betr.: Freimachung für Litauendeutsche« versehen. Eichmann war seit Dezember 1939 als Leiter des Referats IV D 4 »Auswanderung und Räumung« (ab 1941 Referat IV B 4 »Judenangelegenheiten und Räumungsangelegenheiten«) des Reichssicherheitshauptamts (RSHA) zentral mitverantwortlich für die Ermordung von rund sechs Millionen Menschen. Heinrich Himmler schließlich, ab 1943 Reichsinnenminister und einer der Hauptverantwortlichen für den Holocaust, war bereits im Oktober 1939 zum »Reichskommissar für die Festigung des deutschen Volkstums« (RFK) ernannt worden und so für das »Heim ins Reich«-Programm zuständig.

Zehntausende Umsiedler wurden aber auch ins Reichsgebiet selbst gebracht, wo sie im Gegensatz zu den vollmundigen Versprechungen größtenteils in Lagern hausten. Für die Unterbringung beschlagnahmten die Behörden vorzugsweise Einrichtungen der katholischen Kirche. So fanden auch rund vierhundert Personen unterschiedlichster Herkunft, Kultur und Weltanschauung im Aloysianum eine Bleibe.

Wir waren damals nur noch fünfundfünfzig Schüler. Lediglich eine Schlafetage durfte noch von uns benutzt werden.

1941 schließlich ordneten die Nazis die Schließung des Internats an. Für mich war die Zeit der Rückkehr ins Elternhaus gekommen.

Meine Familie war mittlerweile nach Kassel umgezogen, wo mein Vater in einem Rüstungsbetrieb beschäftigt war. Ich besuchte das traditionsreiche und älteste Gymnasium der Stadt, das 1779 gegründete Friedrichsgymnasium. Hier hatten schon die Brüder Grimm ab 1798 die Schulbank gedrückt. Prominentester Schüler war ab 1874 Prinz Wilhelm von Preußen, der spätere Kaiser Wilhelm II., der hier 1877 sein Abitur bestand. So wie am Franz-Ludwig-von-Erthal-Gymnasium in Lohr am Main wurde auch am Friedrichsgymnasium besonderer Wert auf das Fach Latein gelegt. Das war vor allem wichtig in Hinblick auf meinen Wunsch, Priester zu werden. Bis heute ist Latein eine Amtssprache des Vatikan, auch wenn sie sich immer mehr im Rückzug befindet und durch Italienisch ersetzt wird. Und erst innerhalb des Zweiten Vatikanischen Konzils von 1962 bis 1965 wurde beschlossen, Latein als offizielle Gottesdienstsprache abzuschaffen.

In meiner neuen Heimat befand ich mich wieder im Umfeld von Regimegegnern. Neben uns wohnte die Familie Franz-Josef Wuermelings, mit dessen Sohn mich eine enge Freundschaft verband. Der streng katholische Wuermeling war seit 1931 Landesrat und Finanzdezernent der Provinzialverwaltung Kassel gewesen. Er zählte zu den wenigen Beamten seiner Zeit, die sich nach Hitlers Machtübernahme beharrlich geweigert hatten, der NSDAP beizutreten. Wegen politischer Unzuverlässigkeit war er 1939 zwangspensioniert worden. Später sollte er erster Kanzleramtschef Adenauers nach Gründung der Bundesrepublik werden und von 1953 bis 1962 das Amt des Familienministers bekleiden. Im Nachkriegsdeutschland war Wuermeling vor allem größeren Familien ein Begriff. Denn er führte jene verbilligten Bahnfahrten ein, die im Amtsdeutsch »Bescheinigung zur Fahrpreisermäßigung für kinderreiche Familie« hießen, im Volksmund schlicht »Wuermeling« genannt.

Im Hause Wuermeling verkehrten viele Jesuiten. Ihre Art zu reden und zu diskutieren, ihre Weltoffenheit und geistige Brillanz, ihre profunde theologische und philosophische Ausbildung, aber auch ihre Disziplin beeindruckten mich tief. Im Unterschied zu anderen Orden verzichten sie auf eine Ordenstracht und leben nicht zurückgezogen in Klöstern. Sie sind nicht im herkömmlichen Sinne gehorsam, jeder von ihnen ist selbstständig. Mit großem Respekt stand ich vor ihrer geistigen Freiheit. Nicht ohne Grund gelten die Jesuiten bis heute als die intellektuelle Speerspitze der katholischen Kirche. Ihre Ausstrahlung tat mir damals gut, denn sie waren das Gegenteil der Nationalsozialisten. Während der NS-Zeit galten sie als »Volksschädlinge«. Viele wurden mit Predigtverboten belegt, in Konzentrationslagern interniert und ermordet.

Meine Bewunderung für die Jesuiten ging so weit, dass ich überlegte, selbst einer von ihnen zu werden. Aber etwas hielt mich davon ab: Viele Jesuiten müssen Lehrer werden – und das konnte ich mir für mich nicht vorstellen. Um jahrzehntelang Schüler zu unterrichten, musste ich keinem Orden beitreten und Priester werden. So dachte ich damals. Da ging ich lieber zu den Mariannhillern. Doch das Leben hält für einen oft genau das bereit, was man sich nicht gewünscht und nicht hat vorstellen können. Nie hätte ich geglaubt, einmal Lehrer in Südafrika zu sein.

Ich hatte mich damals auch einer kleinen verbotenen katholischen Jugendgruppe angeschlossen, die offenbar von der Gestapo beobachtet wurde. Die regelmäßigen Treffen fanden heimlich statt. Immer wieder kamen aber HJ-Mitglieder bei uns zu Hause vorbei, um mich zum Dienst abzuholen. Meine Mutter behauptete dann jedes Mal, dass ich nicht da wäre. Doch irgendwann wurde mein Fernbleiben zu einer nahenden Bedrohung für meine Familie. Auf Wunsch meiner Eltern spielte ich dann alle vierzehn Tage in einem HJ-Orchester Geige.

1943, ein Jahr vor dem Abitur, war mit dem Abschluss der siebten Gymnasialklasse meine Schulzeit beendet. Bereits 1936 war die Gymnasialzeit auf acht Jahre reduziert worden. Hintergrund war, dass so die Wehrmacht durch früher zur Verfügung stehende Offiziersanwärter möglichst schnell aufgerüstet werden sollte. Wie meine Mitschüler wurde auch ich zum Arbeitsdienst eingezogen. Noch im selben Jahr wurde das Friedrichsgymnasium durch einen Bombenangriff zerstört und brannte aus. Das Ende meiner Schulzeit war auch das Ende meiner Jugend. Vor mir lagen Jahre des Schreckens und der Todesangst, des Hungers und der Trauer.

Arbeitsdienst und Soldatenleben

Nach Beendigung der siebten Klasse wurden wir alle zum Reichsarbeitsdienst (RAD) eingezogen, wobei für meine Mitschüler und mich der Arbeitsgau XXII, Hessen-Nord, Kassel, zuständig war. Sein Abzeichen war ein Eichenbruch, der den Waldreichtum Hessens symbolisieren sollte.

Der Arbeitsdienst war keine Idee der nationalsozialistischen Machthaber, sie hatten ihn sozusagen von Bulgarien »geklaut«. Als Partner Deutschlands hatte es den Ersten Weltkrieg verloren und musste in der Folge sein Heer vermindern sowie eine schwere Wirtschaftskrise verkraften. So wurde bereits 1920 ein Pflichtdienst eingeführt, für den jährlich rund 30 Prozent der Bevölkerung ohne Entlohnung für gemeinnützige Arbeit, insbesondere im Bereich des Straßenbaus, herangezogen wurden. So hatte man die Arbeitslosen von der Straße, konnte notwendige Projekte günstig realisieren und junge Menschen zu loyalen Staatsbürgern erziehen. Konservative deutsche Politiker und Ökonomen, aber auch die linke Mitte verfolgten mit Interesse das bulgarische Programm und sprachen sich für eine Einführung im eigenen Land aus.

Doch erst am 26. Juni 1935 wurde das Gesetz für den Reichsarbeitsdienst erlassen, das die Organisation zu einem wichtigen Instrument für die Wirtschaft und teilweise auch für die Erziehung im nationalsozialistischen Sinne befähigte. Anfangs wurden ausschließlich junge Männer im Alter von achtzehn bis fünfundzwanzig Jahren für ein halbes Jahr zum Arbeitsdienst einberufen, mit Beginn des Zweiten Weltkriegs wurde dies auf die weibliche Jugend erweitert. Zwar bezog sich das Gesetz auf alle Jugendlichen, doch wurde nach § 7 ausgeschlossen, »wer nichtarischer Abstammung ist oder mit einer Person nichtarischer Abstammung verheiratet ist«. Sollte es dennoch »wehrwürdige Nichtarier« geben, so war diesen ausdrücklich untersagt, die Position eines Vorgesetzten zu bekleiden.

Obwohl es im Gesetz von 1935 explizit hieß, dass der Reichsarbeitsdienst »Ehrendienst am deutschen Volke« sei und er »die deutsche Jugend im Geiste des Nationalsozialismus zur Volksgemeinschaft und zur wahren Arbeitsauffassung, vor allem zur gebührenden Achtung der Handarbeit erziehen« solle, war der Arbeitsdienst zunächst auf allgemeinnützige Arbeit beschränkt. Ab 1938 wurde er auch zu militärischen Hilfsdiensten wie beispielsweise dem Bau des Westwalls und nach Kriegsbeginn zur Vorbereitung auf eine militärische Ausbildung genutzt. In der letzten Kriegsphase wurden sogar aus den Mitgliedern kleine Armee-Einheiten, sogenannte Reichsarbeitsdienst-Divisionen, zusammengestellt.

Bei den Nürnberger Kriegsverbrecherprozessen fand der RAD kaum Erwähnung und wurde auch nicht als »verbrecherische Organisation« aufgeführt. Lediglich sein Leiter, der Reichsarbeitsführer und spätere Reichsminister ohne Geschäftsbereich Konstantin Hierl (1875 bis 1955), wurde 1948 innerhalb des Entnazifizierungsverfahrens als »Hauptschuldiger« zu fünf Jahren Arbeitslager verurteilt.

Der Arbeitsdienst war in Arbeitsgaue, Gruppen und Abteilungen unterteilt. Dazu kam eine dem Militär ähnliche hierarchische Gliederung. Und es durfte natürlich auch die Uniform nicht fehlen. Diese war ähnlich geschnitten wie die Heeresuniform, jedoch braun und nicht grau, auf dem linken Ärmel prangte das Hakenkreuz und das RAD-Abzeichen, ein

Spaten umrahmt von zwei Gerstenähren. Alles zusammen sollte Soldaten-, Bauern- und Arbeitertum versinnbildlichen, was man in der NS-Terminologie auch mit Disziplin, Ertrag aus Blut und Boden sowie Pflichtbewusstsein übersetzen konnte. Dies entsprach in seinem Zusammenwirken dem Erziehungsziel eines nationalsozialistischen Menschentyps. Besonders beachtenswert war die Kopfbedeckung der Ausgehuniform, eine eigenartige Mischung aus Hut und Mütze, flapsig »Arsch mit Griff« genannt.

Wie bei der Armee durfte man das Gebiet seines Einsatzes nicht ohne Genehmigung verlassen. Dennoch stahl ich mich eines Tages fort. Zu groß war die Sehnsucht nach meinen Eltern, die ich für wenigstens ein paar kurze Stunden besuchen wollte. Ich hatte Glück: Niemand hatte meine Abwesenheit bemerkt, und falls sie doch einem Kameraden aufgefallen sein sollte, hatte man mich nicht verpfiffen.

Dennoch bewegte ich mich in einem gefährlichen Umfeld. Schon an einem meiner ersten Tage beim Arbeitsdienst ging abends ein Vorgesetzter gezielt auf mich zu und verwickelte mich in ein Gespräch. Geschickt kam er auf Hegel und Nietzsche zu sprechen. Als Siebzehnjähriger wusste ich zwar nicht viel, aber doch immerhin ein wenig über diese beiden Philosophen. Ich erinnere mich noch genau an die Worte des Vorgesetzten. »Hegel sah den heutigen Staat voraus«, erklärte er. Und ich antwortete: »Hegel hasste den Staat.« Daraufhin schoss es regelrecht aus ihm heraus: »*Sie* hassen den Staat.« In dem Moment war mir klar, dass dies kein normales Gespräch war. Es war ein Verhör. Der Mann war von der Gestapo, wie ich später erfuhr.

Die Folgen dieser Unterhaltung sollte ich ein Jahr später zu spüren bekommen. Ich war inzwischen zur Wehrmacht eingezogen worden. Wie alle Gymnasiasten im Kriegsdienst bekam auch ich das letzte Schuljahr sozusagen geschenkt. Normalerweise hätte mir jetzt mein Abiturzeugnis zugeschickt werden müssen. Dafür wurde ein Führungszeugnis des Arbeitsdienstes verlangt. Doch bei mir hieß es darin: »Er ist ein potenzieller Volksschädling.« Das hieß: Hätte Deutschland den Krieg gewonnen, wäre ich zum Abschuss freigegeben gewesen. Vorerst konnte man mich noch als Kanonenfutter gebrauchen. Doch das Abitur wollte man mir verweigern.

Dass mir das Zeugnis dennoch ausgehändigt wurde, verdanke ich meiner Mutter. Sie kämpfte wie eine Löwin für mich. Ohne zu zögern, stellte sie den Rektor des Gymnasiums zur Rede und sagte: »Mein Sohn ist jetzt bei der Wehrmacht. Er riskiert sein Leben. Und ihr wollt ihm das Abiturzeugnis verweigern?« Dem Rektor war die ganze Situation äußerst unangenehm, ja er schämte sich regelrecht und händigte meiner Mutter schließlich das Zeugnis aus.

Ich war als Infanterist an der Westfront in Frankreich stationiert. Das hieß: Kampfeinsatz. Zu unserer Ausrüstung gehörten unter anderem Stahlhelm, Marschstiefel mit eisenbeschlagener Ledersohle, Gasmaske M 30, Tornister und je nachdem Gewehr oder Maschinenpistole.

Es war eine große Zeit des Sterbens, nicht nur an der Front, auch in der Heimat. Viele Kameraden neben mir fielen oder wurden schwer verwundet. Eine Kompanie bestand damals nur aus sechzig bis siebzig Soldaten. Nach acht Tagen im Einsatz waren vielleicht noch zwanzig übrig. Die anderen waren gefallen oder verwundet oder in Gefangenschaft geraten. Dann wurde einfach eine neue Kompanie zusammengestellt, in den Einsatz geschickt, und nach acht Tagen waren wieder nur noch zwanzig übrig. Und so ging es weiter. Das sind tief greifende Erfahrungen. Im Krieg gehören sie zum normalen Leben. Da gibt es kaum Raum für Trauer.

Jede Kompanie war eine Gemeinschaft. Man war aufeinander angewiesen, man brauchte sich gegenseitig und achtete sich. Einer stand für den anderen ein. Es gab große Kameradschaftserlebnisse, und es gab keine Standesunterschiede. Alle waren gleich. Für mich war das neu. Vor dem Krieg blieben Gymnasiasten unter sich. Jetzt, im Feld, waren alle Bildungsstufen vereint. Hier, wo es um Leben oder Tod ging, zählte der Schulabschluss nichts mehr. Für mich war es ein großes Erlebnis zu sehen, wie jeder Mensch anders war, wie viele unterschiedliche Erfahrungen jeder aus dem Leben vor dem Krieg mit sich brachte. Und doch war man jetzt vereint und einander nah.

Doch noch etwas machte uns gleich: Wir hatten alle keine Jugend, die war uns von Hitler und seinen Kriegstreibern gestohlen worden. Da war kein Raum für Selbstfindung, auf die ab der Generation nach mir so viel Wert gelegt wurde. Manchmal denke ich, dass diese Generation mit uns, den Jugendlosen, auf eine unerklärliche Weise verbunden war. Als wenn sie das, was uns versagt wurde, mit der eigenen Lebensfreude und Intensität nachgeholt hätte. Studentenrevolution und Kommune 1, Beatles und die Rolling Stones, Flower-Power- und Hippie-Bewegung – all das fegte wie ein Orkan über die von Regeln, Normen und Verboten bestimmte Gesellschaft hinweg, und das fast weltweit. Mein Gott, wie weit war doch der Slogan »Stell dir vor, es ist Krieg und keiner geht hin« von meiner Generation entfernt. Waren wir doch dem Töten und so viele von uns dem Sterben ausgeliefert. Die Hälfte meiner Klassenkameraden ist im Zweiten Weltkrieg gefallen – damals nichts Besonderes. Ich selbst hatte das Gefühl, in etwas eingebunden zu sein, dem ich nicht entrinnen konnte. Über mich herrschte eine gleichzeitig unheimliche und geheime Macht, die mich ständiger Lebensgefahr auslieferte. Manchmal wundere ich mich noch heute, wie ich aus all dem heil herausgekommen bin. Oft entging ich nur knapp dem Tod, zum Beispiel als wir durch ein Minenfeld laufen mussten, weil es keinen anderen Ausweg zu unserer Rettung gab.

Der Tod war einfach immer neben einem, man konnte zu

jeder Zeit erschossen werden, man wusste nie, ob man ein Gefecht überleben würde. Ging es gut, atmete man auf. Alles war auf den Augenblick konzentriert. Diese Allgegenwart des Todes, diese ständige Präsenz nahm einem aber auch die Furcht vor ihm.

Die Nähe zum Tod, zum Sterben ist mir bis heute vertraut und nah. Sie hat mir die Vorstellung vom Tod als etwas Schrecklichem genommen, mir die Zustimmung zum eigenen Tod vermittelt. Gleichzeitig hat mich diese Nähe zum Tod mein Leben intensiver gestalten lassen – eine Erfahrung, die wohl die meisten teilen, die einen Krieg überstanden haben. Ihnen ist eine besondere Kraft gemeinsam, eine Bejahung zur Gestaltung des eigenen Seins. Woher nahmen sonst die Trümmerfrauen die Kraft, nach dem Grauen der Bombennächte Schutt und Mörtel von Steinen zu klopfen? Woher nahmen Kriegsheimkehrer die Kraft, nach Jahren auszehrender Gefangenschaft aus dem Nichts eine neue Existenz aufzubauen?

Menschen gewinnen Kraft auch durch ihr Schicksal, durch gemeisterte Aufgaben und bestandenes Leid. Darüber hinaus scheint es, als seien es vor allem die Menschen, mit denen sie verbunden waren und sind, die ihnen, wie ein unsichtbarer Kreis um sie, Gewicht und Kraft und Weite geben. Überlebende des Holocaust zum Beispiel scheinen umgeben von den Toten, mit denen sie schicksalhaft verbunden waren, als seien diese mit ihnen gegenwärtig wie eine stumme Kraft. Und so scheint es, als gehörten die Überlebenden, während sie leben, auch zu den Toten, als seien die Toten in ihnen erinnert und als erinnerten sie auch uns an die andere, die mächtigere, dunkle Wirklichkeit. Ähnliches sehen wir bei überlebenden Kriegern. Auch sie sind mit vielen Toten verbunden, von ihnen umringt, den toten Freunden und den toten Feinden.

Und auf mich bezogen: Woher, wenn nicht aus dieser Erfahrung der Nähe des Todes, nahm ich die Kraft, von anderen missbilligte Entscheidungen zu treffen, die für meine weitere Lebensgestaltung entscheidend waren?

Ich habe viele Geschichten geschrieben. Eine handelt von dieser Nähe zum Tod.

Der Gast

Irgendwo, weit weg von hier, da, wo einmal der Wilde Westen war, wanderte ein Mann mit dem Rucksack auf dem Rücken durch weites, menschenleeres Land. Nach stundenlangem Marsch – die Sonne stand schon hoch, und sein Durst wurde groß – sah er am Horizont ein Farmhaus. »Gott sei Dank«, dachte er, »endlich wieder mal ein Mensch in dieser Einsamkeit. Bei ihm kehre ich ein, bitte um etwas zu trinken, und vielleicht setzen wir uns noch auf die Veranda und unterhalten uns, bevor ich wieder weiterziehe.« Und er malte sich aus, wie schön es sein würde.

Als er aber näher kam, sah er, wie der Farmer sich im Garten vor dem Haus zu schaffen machte, und ihn befielen erste Zweifel. »Wahrscheinlich hat er viel zu tun«, dachte er, »und wenn ich sage, was ich möchte, falle ich ihm zur Last; und er könnte meinen, ich sei unverschämt.« Als er dann an die Gartentür trat, winkte er dem Farmer nur und ging vorbei.

Der Farmer seinerseits hatte ihn schon von Ferne gesehen und sich gefreut. »Gott sei Dank«, dachte er, »endlich wieder einmal ein Mensch in dieser Einsamkeit. Hoffentlich kommt er zu mir. Dann werden wir zusammen etwas trinken, und vielleicht setzen wir uns noch auf die Veranda und unterhalten uns, bevor er weiterzieht.« Und er ging ins Haus, um schon Getränke kalt zu stellen.

Als er den Fremden aber näher kommen sah, begann auch er zu zweifeln. »Er hat es sicher eilig, und wenn ich sage, was ich möchte, falle ich ihm zur Last; und er könnte meinen, ich dränge mich ihm auf. Doch vielleicht ist er durstig und will von sich aus zu mir kommen. Am besten ist, ich gehe in den Garten vor dem Haus und tue so, als ob ich mir zu schaffen mache. Dort muss er mich ja sehen, und wenn er wirklich zu mir will, wird er es schon sagen.« Als dann der andere nur herüberwinkte und seines Weges weiterzog, sagte er zu sich: »Wie schade!«

Der Fremde aber wanderte weiter. Die Sonne stieg noch höher, sein Durst wurde größer, und es dauerte Stunden, bis er am Horizont ein anderes Farmhaus sah. Er sagte zu sich: »Diesmal kehre ich bei dem Farmer ein, ob ich ihm zur Last falle oder nicht. Ich habe solchen Durst, ich brauche etwas zu trinken.«

Doch auch dieser Farmer sah ihn schon von Ferne und dachte: »Der kommt doch hoffentlich nicht zu mir. Das fehlte mir gerade noch. Ich habe so viel zu tun und kann mich nicht auch noch um andere Leute kümmern.« Und er machte weiter, ohne aufzublicken.

Der Fremde aber sah ihn auf dem Feld, ging auf ihn zu und sagte: »Ich habe großen Durst. Bitte gib mir zu trinken.« Der Farmer dachte: »Abweisen darf ich ihn jetzt nicht, schließlich bin ich ja ein Mensch.« Er führte ihn zu seinem Haus und brachte ihm zu trinken. Der Fremde sagte: »Ich habe deinen Garten angeschaut. Man sieht, hier war ein Wissender am Werk, der Pflanzen liebt und weiß, was sie brauchen.« Der Farmer sagte: »Ich sehe, auch du verstehst etwas davon.« Und er setzte sich, und sie unterhielten sich lange. Dann stand der Fremde auf und sagte: »Jetzt ist es Zeit für mich zu gehen.« Der Farmer aber wehrte ab und sagte: »Die Sonne steht schon tief. Bleib diese Nacht bei mir, dann setzen wir uns noch auf die Veranda und unterhalten uns, bevor du morgen weiterziehst.« Der Fremde stimmte zu.

Am Abend saßen sie auf der Veranda, und das weite Land lag wie verklärt im späten Licht. Als es dann dunkel war, begann der Fremde zu erzählen, wie sich die Welt für ihn verändert habe, seit er gewahr wurde, dass ihn auf Schritt und Tritt ein anderer begleite. Erst habe er es nicht geglaubt, dass einer dauernd mit ihm ging, dass, wenn er stehen blieb, der andere stand, und wenn er aufbrach, sich der andere mit erhob. Und er brauchte Zeit, bis er begriff, wer dieser, sein Begleiter, sei. »Mein ständiger Begleiter«, sagte er, »das ist mein Tod. Ich habe mich so sehr an ihn gewöhnt, dass ich ihn nicht mehr missen will. Er ist mein treuester, mein bester Freund. Wenn ich nicht weiß, was richtig ist und wie es weitergehen muss, dann halte ich ein Weilchen still und bitte ihn um eine Antwort. Ich setze mich ihm aus als Ganzes, gleichsam mit meiner größten Fläche; weiß, er ist dort, und ich bin hier. Und ohne dass ich mich an Wünsche hänge, warte ich, dass mir von ihm zu mir ein Hinweis kommt. Wenn ich gesammelt bin und mich ihm mutig stelle, kommt mir nach einer Zeit von ihm zu mir ein Wort, wie wenn ein Blitz erhellt, was dunkel war – und ich bin klar.«

Dem Farmer war die Rede fremd, und er blickte lange schweigend in die Nacht. Dann sah auch er, wer ihn begleitete, seinen Tod – und er verbeugte sich vor ihm. Ihm war, als sei, was ihm von seinem Leben blieb, verwandelt. Kostbar wie Liebe, die um Abschied weiß, und wie die Liebe bis zum Rande voll.

Am nächsten Morgen aßen sie zusammen, und der Farmer sagte: »Auch wenn du gehst, bleibt mir ein Freund.« Dann traten sie ins Freie und gaben sich die Hand. Der Fremde ging seines Weges und der Farmer auf sein Feld.

Die Westfront war in der Endphase des Zweiten Weltkriegs neben der Ostfront der wichtigste Kriegsschauplatz. Am 6. Juni 1944 landeten die Westalliierten unter dem Oberbefehl des späteren US-Präsidenten Dwight D. Eisenhower in der Normandie und befreiten Frankreich und Belgien. Da den Alliierten zunächst der Einmarsch in das Innere Deutschlands nicht gelang, stabilisierte sich die Front zeitweilig am Westwall, dessen Hauptkampflinie östlich von Aachen lag. Nur noch vier Divisionen mit rund achtzehntausend Mann sowie die Garnisonstruppe unter Oberst Maximilian Leyherr waren dort im Einsatz. Darunter auch ich.

Bereits am 12. September 1944 überschritt das VII. US-Korps die deutsche Grenze. Anfang Oktober begann das XIX.

US-Korps Aachen anzugreifen. Rund dreizehntausend Wehrmachtssoldaten sowie fünftausend schlecht ausgebildete und nur unzureichend bewaffnete Männer vom Volkssturm standen einer Übermacht amerikanischer Soldaten gegenüber. Nach heftigen Kämpfen kapitulierten am 21. Oktober 1944 die deutschen Truppen. Aufseiten der Gegner waren zweitausend Gefallene und dreitausend Verwundete zu beklagen, auf deutscher Seite viertausend Gefallene und zweitausend Verwundete. Jeder dritte deutsche Soldat war entweder gefallen oder verwundet. Doch ich hatte den großen Kampf um Aachen überlebt. Unverwundet. Wer nicht gefallen war, geriet in amerikanische Gefangenschaft. So auch ich.

Zusammen mit eintausendsechshundert Gefangenen wurde ich in einem Lager im belgischen Charleroi interniert. Dabei handelte es sich um ein riesiges Nachschublager der amerikanischen Armee mit einer Vielzahl von Gleisen. Zehn Stunden mussten wir täglich schwer körperlich arbeiten. Etwa eine Million Tonnen Nachschub an Nahrungsmitteln, die mit Zügen an ihre Bestimmungsorte transportiert wurden, luden wir während meiner einjährigen Gefangenschaft ein und aus. Denn nach der Eroberung Aachens rückte Eisenhower mit seinen Truppen zur Rurfront vor, die unter anderem östlich der Stadt entlang des Flusses Rur verlief. Im Januar/Februar 1945 gelang es den Truppen, die Front zu durchbrechen und weiter nach Norden vorzustoßen.

Die Verpflegung im Lager war grauenhaft. Auf besonderen Befehl Eisenhowers hin war unsere Tagesration halbiert worden. Denn nachdem die Verbrechen der Nazis in den Konzentrationslagern von den Alliierten entdeckt worden waren, ordnete Eisenhower an, dass deutsche Kriegsgefangene (Prisoners of War/POW) als entwaffnete feindliche Streitkräfte (Disarmed Enemy Forces/DEF) eingestuft werden müssten. Am 23. Juli 1944 war das KZ Majdanek und am 27. Januar 1945 das KZ Auschwitz durch sowjetische Truppen, am 11. April 1945 das KZ Buchenwald und am 29. April 1945 das KZ Dachau durch US-Truppen befreit worden – um nur einige zu nennen.

Eisenhowers Befehl bedeutete für uns, dass wir nicht durch die Genfer Konvention von 1929, die menschenwürdige Behandlung, Unterbringung und Ernährung regelte, geschützt waren. Denn per definitionem waren wir ja keine Kriegsgefangenen, sondern Disarmed Enemy Forces. Doch hatten wir das Recht, uns zu beschweren? Wohl kaum. Schließlich hatten die Nazis bewusst den Hungertod Hunderttausender sowjetischer Kriegsgefangener in Kauf genommen und Millionen Zivilisten für Zwangsarbeit verschleppt.

Um im Lager zu überleben, musste man Lebensmittel stehlen. Mit der kargen Ration, die uns zugeteilt war, konnte man das tägliche stundenlange Schleppen schwerer Kisten und Kartons nicht überstehen. Doch auf diejenigen, die beim Klauen erwischt wurden, wartete eine harte Strafe: dreißig Tage Bau. Statt zehn Stunden musste man dann zwölf Stunden täglich arbeiten. Nachts wurde man mit fünfzig Männern in einen kleinen Raum gepfercht, ohne Möglichkeit, sich zu setzen oder gar hinzulegen. Die Tagesration wurde noch mehr reduziert: fünf Cracker am Morgen, vier am Mittag und nochmals fünf am Abend. Keiner hielt das dreißig Tage aus. Die meisten brachen schon nach zehn oder vierzehn Tagen zusammen. Fünf Kameraden versuchten in ihrer Verzweiflung zu fliehen. Alle wurden geschnappt, an die Wand gestellt und erschossen.

Natürlich habe auch ich Lebensmittel geklaut – man hatte keine andere Wahl. Als ich das erste Mal erwischt wurde, kam ich schon nach fünf Tagen aus dem Bau raus. Das war mir ein Rätsel. Später wurde ich noch einmal beim Stehlen erwischt. Es war Winter, und die Strafmaßnahmen waren noch mal verschärft worden: Erst wurde man verprügelt, dann musste man eine Grube ausheben. Danach wurde einem der Kopf kahl geschoren, und man kam in eine Baracke ohne Fenster.

Natürlich gab es keine Decken für die Nacht. Die Verpflegung bestand aus Brot und Wasser. Und wieder geschah etwas Seltsames: Ich wurde weder verprügelt, noch bekam ich eine Glatze geschoren. Ich dachte damals: »Wenn ich hier ohne Glatze rauskomme, dann ist das für mich ein Zeichen: Ich muss fliehen.« Und so sollte es dann auch sein.

Damals hielt sich ständig ein amerikanischer Wachsoldat in meiner Nähe auf und stellte sich schützend vor mich. Wieso eigentlich? Dieser Soldat wurde oft von meinen Kameraden verspottet – denn er verstand, wie man annahm, kein Deutsch. »Der ist doch schwul«, hieß es. Oder man machte sich über seine roten Haare lustig. Mir gefiel das nicht. Ich forderte meine Kameraden immer wieder auf, dieses verachtende und respektlose Lästern zu unterlassen. »Ihr dürft so nicht reden«, ermahnte ich sie.

Wer sich über andere erhebt, verliert die Verbindung zu ihnen. Er zieht sich von ihnen zurück und sie sich von ihm. Daher macht die Überheblichkeit einsam. Und sie macht misstrauisch. Wer sich so überhebt, muss fürchten, dass ihn die anderen ablehnen, dass sie heimlich darauf warten, dass er von seiner angemaßten Höhe stürzt, bis er ihnen wieder gleich geworden ist. Ja, er selbst wartet heimlich auf seinen Sturz, weil seine Seele diese Überhebung auf Dauer nicht erträgt. Daher macht er schließlich Fehler, die Außenstehenden unverständlich bleiben, die aber im Einklang mit seiner Seele sind. Die sich überhebende Größe halten wir nicht lange aus. Auch die anderen Menschen halten sie nicht lange aus. Doch auch der, der sich erniedrigt und sich unter die anderen Menschen stellt, verliert die Verbindung zu ihnen. Sie spüren den Anspruch in dieser Art von Demut und die Weigerung, das der menschlichen Größe Gemäße zu tun. Die wahre Größe ist anspruchsvoll, aber auf eine wohltuende Weise. Denn so, wie sie die anderen anerkennt, erwartet sie diese Anerkennung auch von ihnen.

Erst viel später erfuhr ich von einem Freund, der noch lange Zeit im Lager verbrachte, dass dieser »Amerikaner« ein Deutscher war. Als Jude war er vor den Nazis in die USA geflohen, stürmte am D-Day aus einem Landungsboot an den Strand der Normandie und war jetzt als Bewacher seiner früheren Feinde eingesetzt. Er verstand jedes Wort – ohne eine Miene zu verziehen. Aber er hatte erkannt, dass ich ihn verteidigte, dass ich ihn achtete. Als Dank passte er auf mich auf und beschützte mich.

Etwa anderthalb Millionen Juden kämpften damals in den Armeen der Alliierten, allein etwa 550 000 bei den Amerikanern. Viele von ihnen waren aus Deutschland nach Amerika emigriert, darunter beispielsweise so bekannte Männer wie die Schriftsteller Stefan Heym und Klaus Mann, Sohn von Thomas Mann, aber auch der Journalist Franz Spelman, Erfinder des Begriffs »Fräuleinwunder«.

Schon nach sieben Tagen durfte ich die Baracke wieder verlassen – sogar ohne Verhör. Umgehend begann ich mit den Vorbereitungen für meine Flucht, denn ich wusste genau: Jetzt ist dieser Schritt angebracht. Ein Jahr Gefangenschaft war genug.

In meinem Leben habe ich öfter ohne zu zögern wichtige Entscheidungen getroffen. Ich folge dabei einer inneren Führung und bin mir meiner Sache absolut sicher. Denn ich weiß dann immer genau: Dieser Lebensabschnitt ist vorbei. Warum also noch warten?

Das Alte wird alt, sobald das Neue kommt. Dann darf es vorbei sein. Sobald es für uns vorbei sein darf, gehen unser Blick und unsere Bewegung nach vorn. Wenn wir in dieser Bewegung innehalten, hält auch das Neue inne. Statt zu kommen, bleibt es aus. Das Neue macht das Alte alt. Es nimmt ihm seine Zeit und seine Möglichkeiten. Je schneller wir uns auf das Neue einstellen, desto schneller bleibt das Alte zurück. Es bleibt zurück, ohne das Neue aufzuhalten und ihm im Weg zu stehen. Ist dann das Alte ganz vorbei? Durch das Neue sind seine Tage gezählt. So kostbar und wertvoll es für uns auch war, nur wenn es in das Neue mit eingeht, als etwas Altes mit eingeht und im Neuen zugleich zurückbleibt, wirkt es im Neuen weiter.

Sobald etwas ewig dauern soll, ist es schon alt. Es soll als etwas Altes dauern, ohne dem Neuen Platz zu machen. Nur im Neuen kann es für eine Weile bleiben, allerdings, im Vergleich zum Neuen, als weniger statt mehr.

Das Neue erneuert das Alte. Es ersetzt das Alte nur so lange, bis es selbst dem nächsten Neuen weicht. Das Alte geht im Neuen sowohl weiter als auch auf.

Wohin geht unser Blick und wohin geht unsere Bewegung, wenn sie weitergehen? Sie gehen vom Alten weg nach vorn. Dennoch bleibt das Alte im Neuen da, neu da, für eine Weile da. Es geht mit dem Neuen, und es geht mit ihm über das bald alte Neue hinaus in eine Bewegung, in der alles mehr wird, neu mehr – und wir in ihm.

Ich weihte meine Kameraden in die geplante Flucht ein. Wir waren eine verschworene Gemeinschaft, in der sich einer auf den anderen verlassen konnte. So wurde Folgendes vorbereitet: Beim Beladen eines Nachschubzuges wurde mir in einem Waggon ein Versteck eingebaut, in dem man mich nicht so leicht finden konnte. Nachdem der Zug beladen war, stahl ich mich in den Waggon und kauerte mich in das Versteck. Meine Kameraden hatten mich mit Kisten und Kartons quasi wie in einem Verschlag eingemauert. Ich konnte dort stehen und sitzen, aber nicht liegen. Die Mitgefangenen hatten mir auch einen kleinen Proviantvorrat hingelegt, damit ich während der Fahrt nicht hungern musste. Aber es gab keine Möglichkeit, meine Notdurft zu verrichten. Die Zeit in diesem dunklen Loch hat mich traumatisiert und verfolgte mich bis ins hohe Alter. Jahrzehntelang war es mir nicht möglich, mich im

Flugzeug – selbst auf Langstreckenflügen – zu erleichtern. Ich fühlte mich in der Kabine wie in meinem Versteck eingesperrt. Lange konnte ich auch keine stockfinsteren Räume ertragen. Erst nachdem mich meine Frau Sophie innerhalb einer Rückführung mit dem einst Erlebten konfrontiert hatte, gelang es mir, das Trauma zu überwinden.

Mein Verschwinden blieb nicht lange unentdeckt. Natürlich vermutete man, dass ich mich irgendwo in dem Zug aufhielt. In der Nacht hörte ich, wie amerikanische Soldaten über die Waggons liefen, um mich zu suchen. Ich hörte, wie sie sagten: »There is a fucking German somewhere in the train.« Der Zug stand danach noch einen ganzen Tag auf einem nahe gelegenen Rangierbahnhof, ohne dass ich entdeckt wurde. Denn außer ihm gab es dort noch rund 200 weitere Waggons. Schließlich gab man die Suche nach mir auf. Niemand hatte Lust, den ganzen Zug entladen zu lassen, nur um einen deutschen Gefangenen zu finden. Der Aufwand und die damit verbundene verspätete Anlieferung des Nachschubs standen in keinem Verhältnis zu meinem Ergreifen. Und außerdem – so überlegte man wohl – könnte ich ja auch in einem der anderen Waggons sein. So fuhr der Zug dann endlich los.

Sechs Tage war der Zug von Charleroi nach Deutschland unterwegs. Zwischendurch hielt er immer mal wieder an. Meine Kameraden hatten in meinem Versteck eine kleine Lücke gelassen, von der aus ich durch eine Ritze in der Waggonwand nach draußen schauen konnte. Bei einem Halt blickte ich durch den kleinen Spalt – direkt in die Augen eines amerikanischen Soldaten, der auf dem Bahnsteig patrouillierte. Unsere Blicke trafen sich. Der Soldat ging weiter, ich atmete auf, doch meine Erleichterung sollte nicht lange währen. Schon einige Sekunden später hörte ich, wie der Soldat kehrtmachte und wie sich seine Schritte erneut meinem Versteck näherten. Er blieb direkt an der Ritze vor mir stehen. Intuitiv schloss ich die Augen. Dann ging der Soldat zunächst auf die andere Seite des Waggons, öffnete ihn und griff in die Zwischenräume zwischen den Kartons und Kisten. Er hoffte wohl, so meinen Körper fühlen zu können. Doch zum Glück war ich zu dicht eingemauert. Schließlich gab der Soldat auf, der Waggon wurde wieder geschlossen, und der Zug setzte seine Fahrt fort.

In Würzburg näherte sich der Zug langsam einer Bahnschranke. Ich konnte hören, dass die Soldaten, die den Zug begleiteten, betrunken waren, und versuchte, mich aus meinem Versteck zu befreien. Doch ein Holzbrett und die Kartons über mir waren so schwer, dass ich sie kaum bewegen konnte. Schließlich gelang es mir mit allerletzter Kraft, das Brett zu lüften. Die Kartons polterten herab, und ich hatte große Angst, dass es jemand hören würde. Ich öffnete die Waggontür, warf schnell noch drei Kartons mit Ei- und Milchpulver heraus und sprang vom Zug ab. Leise schlich ich mich zu den Kartons, die an den Gleisen lagen, und schleppte sie weg. Sie würden ein schönes Geschenk für meine Mutter bei unserem Wiedersehen werden.

Nicht weit entfernt befand sich das Kloster der Mariannhiller Missionare, unter deren Obhut ich ja schon im Aloysianum in Lohr am Main war. Zu ihnen schlug ich mich durch. Umgehend kümmerten sie sich um mich und gaben mir neue Kleidung. So konnte ich meine Wehrmachtsuniform ablegen und mich frei und ungefährdet in Deutschland bewegen.

Meine Flucht hatte mir anderthalb Jahre unabhängige Lebenszeit geschenkt. Kurz vor meinem 20. Geburtstag waren so Krieg und Gefangenschaft für mich vorbei. Da Deutschland den Krieg verloren hatte, war ich in meiner Heimat außer Gefahr. Ein anderes Ende hätte für mich als »potenziellen Volksschädling« wahrscheinlich die Verurteilung zum Tod oder KZ bedeutet. Doch jetzt konnte ich endlich wieder ein Leben in Frieden führen.

Der Friede schaut nach vorn. Wunden werden geheilt, Tote werden begraben, Schäden werden repariert, Zerstörtes wird wiederaufgebaut.
Am Ende eines Krieges steht immer der Friede. Nur der Friede kann dauern. Wo immer wir in den Kampf ziehen, auf die eine oder andere Weise, aufhören kann dieser nur, wenn dem Kampf und der Auseinandersetzung der Friede folgt. Er folgt der Erschöpfung beider Seiten. Er wird durch Erschöpfung erkämpft. Er wird durch Ohnmacht erkämpft.
Von daher hat der Friede mit Grenzen zu tun. Beide Seiten sind an Grenzen gekommen, vor denen sie haltmachen müssen. Wie? Aus Erschöpfung. Die Erschöpfung und die Verluste bereiten den Frieden vor.
Kann der Friede durch rechtzeitige Einsicht in diese Grenzen vorbereitet und geschlossen werden? Offensichtlich nicht.
Der Friede ist ein kostbares Gut, und er ist ein zerbrechliches Gut. Was rettet ihn hinüber in eine bleibende Zukunft? Wenn jene, die miteinander im Konflikt waren, sich für gemeinsame Ziele zusammenschließen, sodass sie dafür einander immer mehr brauchen und anerkennen, dass sie aufeinander angewiesen sind.
Was steht dem Frieden am meisten entgegen? Die Überheblichkeit, als sei der eine oder das eine besser. Diese Überheblichkeit vor allem schürt die großen Konflikte.

Von Würzburg aus schlug ich mich zu meinen Eltern in Kassel durch. Meine Mutter erschrak, als ich plötzlich vor der Tür stand. Sie musste sich hinsetzen, atmete tief, griff sich ans Herz und sagte: »Ich habe geglaubt, du wärst gefallen und Robert, der in Russland vermisst wird, hätte überlebt.« Auf seine Heimkehr hatte sie also gewartet. Möglicherweise spielte für sie dabei unbewusst hinein, dass mein Bruder ihr Lieblingskind war. Doch jetzt war ich derjenige, der lebte.

Erst Jahre später erfuhr ich Näheres über den Tod meines Bruders. Bei einem Besuch in meinem Geburtsort Leimen erzählte mir die Frau meines Cousins Albert: »Stell dir vor, der Albert hat heute auf dem Friedhof einen Mann getroffen, der gesagt hat, er sei mit einem Hellinger aus Leimen in russischer Gefangenschaft gewesen.« Ich besuchte den Mann, und er bestätigte mir, dass es sich um meinen Bruder handelte. Er war sogar dabei gewesen, als mein Bruder starb. Nur zwanzig Männer hatten die Zeit in dem riesigen Gefangenenlager überlebt. Die anderen waren fast alle an der Ruhr gestorben.

Ich blieb noch ein wenig bei meinen Eltern. Sechs Wochen nach meiner Flucht kehrte ich nach Würzburg zurück und trat dort in den Orden der Mariannhiller Missionare ein. Ein neuer, entscheidender Lebensabschnitt begann.

Ordensleben und Priesterweihe

Anfang 1946 trat ich als Novize in das Kloster der Mariannhiller Missionare in Würzburg ein. Hier befand sich auch das Priesterseminar der Gemeinschaft. Ich erhielt den Ordensnamen Suitbert, den ich in der Kurzform Bert mein ganzes weiteres Leben führte.

Der Heilige Suitbert war ein angelsächsischer Missionar, Benediktinermönch und Wanderbischof, der wohl von 637 bis 713 gelebt hat – wobei es über Geburts- und Todesjahr abweichende Annahmen gibt. Nachdem er um 690 nach Friesland gekommen war, konnte er zunächst gute missionarische Erfolge im Gebiet der Brukterer zwischen Lippe und Ruhr verzeichnen. Im Jahr 710 gründete er in Kaiserswerth bei Düsseldorf ein Kloster, dem er als Abt bis zu seinem Tod in großer Askese vorstand. Hundert Jahre später sprach ihn Papst Leo III. heilig. Mir gefiel, dass dieser Heilige nicht weit entfernt von meiner langjährigen Heimatstadt Köln gewirkt hatte. Dass er außerdem als Schutzpatron gegen Halsschmerzen galt, war für mich eher nebensächlich.

Doch warum entschied ich mich für die Mariannhiller Missionare? Vielleicht wollte ich – nach dem Grauen des Krieges, nach einem Leben im ständigen Angesicht des Todes und der Nähe zum Sterben – an die bis dahin glücklichste Zeit meines Lebens anknüpfen, gleichsam die Jahre des Schreckens von mir schieben und vergessen. Diese glücklichste Zeit waren meine Internatsjahre im Aloysianum unter der Obhut der Patres der

Mariannhiller Missionare gewesen. Ihnen fühlte ich mich noch immer tief verbunden. Und mein Wunsch, Priester zu werden, hatte sich seit meiner Kindheit unverändert gehalten.

Der römisch-katholische Männerorden der Missionare von Mariannhill hat seinen Ursprung in einem Trappistenkloster, das 1882 von dem österreichischen Prior Franz Pfanner auf einem Hügel in der Nähe der südafrikanischen Hafenstadt Durban gegründet und der heiligen Maria als Patronin sowie deren Mutter Anna geweiht worden war. So entstand aus der Wortverbindung Maria-Anna-Hill der Name Mariannhill.

Trappisten folgen den Regeln des heiligen Benedikt: *Ora et labora* – bete und arbeite! Harte Arbeit und strenge Ordensregeln, wie beispielsweise ein Leben in völliger Stille, bestimmen die Tage.

Schnell hatte sich das Koster Mariannhill mit rund dreihundert Mönchen zum größten Trappistenkloster der Welt entwickelt. Die meisten waren Handwerker, nur wenige Priester. Nach einiger Zeit nahmen die Mönche Kontakt zu Einheimischen auf, gründeten Schulen und führten in die Grundlagen der Landwirtschaft ein. Immer mehr Einheimische ließen sich taufen. Auf die Dauer ließ sich die erfolgreiche Missionsarbeit nicht mit dem zurückgezogenen und beschaulichen Trappistenideal verbinden. Per Dekret trennte deshalb Papst Pius X. 1909 das Kloster vom Trappistenorden und machte den Weg für die neue, unabhängige Kongregation der Missionare von Mariannhill frei.

Das Noviziat als Einführung in das geistliche, spirituelle Leben dauerte ein Jahr. Mein Tagesablauf sah so aus: morgens eine halbe Stunde gemeinsame Meditation, dann Gottesdienst sowie mehrere Chorgebete mit eigenen Meditationen in der Zwischenzeit. Dazu kamen geistliche Lesungen und Vorträge. Bei dieser christlichen Meditation befasst man sich im Wesentlichen mit verschiedenen Bibelstellen. Ziel dieser strengen Schule ist eine innere Reinigung. Sie beginnt mit der sogenannten Nacht der Sinne. Man zieht seine Aufmerksamkeit von den sinnlichen Eindrücken ab, lässt sich nicht länger vom Sehen, Hören und Riechen ablenken. Man übt, ganz bei einer Sache zu bleiben, und erlangt schließlich eine Reinigung des Geistes. Das bedeutet Verzicht auf Wissen, Neugier und alles Streben.

Irgendwann spricht man auch keine Gebete mehr. Man schaut einfach bis zu sechzehn Stunden am Tag ruhig und aufmerksam ins Leere. Das ist Sammlung. Ein Mönch macht das sein ganzes Leben lang. Aus dieser Sammlung erwächst tiefe Erkenntnis. Etwas Verborgenes enthüllt sich gleichsam vor dem inneren Auge und zeigt sein Wesen. In allen Religionen gibt es Menschen, die sich für diesen Weg entschieden haben beziehungsweise auf ihn geführt wurden. Das ist allgemeines Menschheitsgut.

Manchem mag es seltsam vorkommen, dass ich mit 20 Jahren diesen Weg gegangen bin. Doch meine Generation ist mit den nachfolgenden nicht vergleichbar. Hatten wir doch durch Krieg und Gefangenschaft das erlebt, was sonst erst bei Siebzig- oder Achtzigjährigen der Fall ist: den Tod vieler nahestehender Menschen. Kriegskameraden und ehemalige Mitschüler – so viele waren umgekommen. Überall war der Geruch des Todes. Fast alle Freunde – in der Erinnerung so jung, stark und lustig – waren für immer weg. Das hat uns alle geprägt und Spuren in unserer Seele hinterlassen. Wir waren sozusagen vorgealtert.

Viele, die im Bombenhagel oder an der Front verletzt wurden, schrien noch im hohen Alter nachts im Schlaf um Hilfe und wurden von Albträumen heimgesucht. Andere konnten ihr Leben lang das Knallen der Feuerwerkskörper in der Silvesternacht kaum ertragen und erlitten so eine jährliche Retraumatisierung. Doch kaum einer sprach darüber. Das Schweigen sollte beim Vergessen helfen.

Ich denke deshalb mit Dankbarkeit an die Zeit des Noviziats zurück. Für mich war diese Lebensform sehr wertvoll. Meine Seele heilte im Schutz des Klosterlebens, die Bilder des Krieges und des Sterbens verloren teilweise ihre Macht. Und die Furcht vor drohenden Gefahren wich hinter diesen Mauern einer tiefen inneren Ruhe und Gelassenheit.

Kontemplation und Stille gehören seitdem zu meinem Leben – bis heute. Meditationen bestimmen Beginn und Ausklang des Tages. Früher war für mich, wenn ich zu Hause war, die Nachtruhe um fünf Uhr beendet. Von halb acht Uhr morgens bis abends um sieben Uhr saß ich mit Essenspausen am Schreibtisch. Heute gestatte ich mir aufgrund der Vielzahl meiner Jahre, erst um sechs Uhr aufzustehen. Dann ziehe ich mich bis neun Uhr zur Meditation zurück. Nach dem Frühstück begrüße ich die Mitarbeiter in unserem Büro, bespreche, was nötig ist, mit meiner Frau Sophie und meditiere wieder bis zum Mittagessen um eins sowie noch einmal von etwa fünf bis sechs Uhr abends.

Sammlung und Leere gehören zusammen. Aber wie kommt man zum Leer-Werden? Man kommt zur Leere durch die Zustimmung zu allem, wie es ist. Diese Zustimmung ist eine Bewegung der Liebe. Dieses Zustimmen verzichtet auf die Unterscheidung von Besser und Schlechter. Es ist ohne Bedauern, ohne Bedauern über eine Schuld zum Beispiel. Es ist ohne Forderung, ohne Hoffnung, ohne Anklage. Es ist die Zustimmung zur Welt, wie sie ist.

Nach dem Noviziat entschied ich mich für den Orden und legte die erste zeitliche Profess ab. Das ist eine zunächst auf drei Jahre befristete Bindung an die Ordensgemeinschaft mit den Gelübden der Armut, Keuschheit und des Gehorsams. Jetzt begann auch meine ordensinterne Ausbildung. Ich schrieb mich an der Würzburger Universität für die Fächer Theologie und Philosophie ein. Nachdem ich morgens in der

Klostergemeinschaft meditiert und gebetet hatte, besuchte ich Vorlesungen und Seminare.

Im Jahr 1950 legte ich die ewige Profess ab, mit der ich mich endgültig für die Dauer meines gesamten Lebens an die Kongregation der Missionare von Mariannhill band. 1952 wurde ich zum Priester geweiht. Im folgenden Jahr wurde ich in die Diözese Mariannhill in Südafrika entsandt. Dort wollte ich eigentlich bis zu meinem Tod bleiben. Doch es sollte alles ganz anders kommen.

Als Missionar in Südafrika

Als ich nach Südafrika kam, hatte ich keine klaren Vorstellungen davon, wie die Missionsarbeit in der Praxis aussehen würde. Damit musste ich mich auch erst einmal nicht näher beschäftigen. Denn ich wurde für drei Jahre an die Universität Natal in der Provinzhauptstadt Pietermaritzburg geschickt, um dort für das Lehramt an höheren Schulen ausgebildet zu werden. Hier machte ich eine für mich vollkommen neue Erfahrung: An der Universität in Würzburg spielten Theologen eine besondere Rolle, ihnen wurde größter Respekt entgegengebracht. Doch an der Universität Natal war ich einer unter vielen, ohne Zugeständnisse irgendwelcher Privilegien.

Mein neues Zuhause war die Abtei des Missionszentrums Mariannhill, sechzehn Kilometer westlich der Hafenstadt Durban am indischen Ozean. In der Diözese lebten überwiegend Zulus, von denen die meisten bereits den christlichen Glauben angenommen hatten. Die Zulus, die zur afrikanischen Volksgruppe der Bantu gehören, stellen die größte ethnische Gruppe Südafrikas.

Die Missionsarbeit bestand weniger im Bekehren von »Heiden«, wie landläufig oft angenommen wird, sondern in ambitionierter Kulturarbeit. Denn im rassistischen Südafrika litten Schwarze unter einem miserablen Erziehungs- und Bildungssystem. Die Mariannhiller Missionare legten deshalb einen besonderen Schwerpunkt auf die Errichtung von Schulen und die Unterrichtung in Landwirtschaft.

Ursprünglich waren die Zulus Nomaden und Viehzüchter. Doch die klimatischen Bedingungen der Provinz Natal sowie günstige Bodenverhältnisse und Wasservorkommen sorgten für beste Voraussetzungen für die Landwirtschaft. Der Anbau von Zuckerrohr, Cashewbäumen und Kartoffeln sowie von Ananas und Bananen entwickelte sich zu einem bedeutenden wirtschaftlichen Faktor. Glaubenslehre und praktische Lebenshilfe ergänzten sich so auf das Schönste.

Das Südafrika, das ich kennenlernte, war ein Land der Apartheid. Obwohl die Rassentrennung bereits Anfang des 20. Jahrhunderts weit fortgeschritten war, verschärfte die 1948 an die Macht gekommene »National Party« die Gesetze unter Androhung strenger Strafen. Die Rassentrennung wurde zum Staatsprinzip erhoben. Schwarze durften sich in Bussen und Zügen nur in gesonderten Bereichen aufhalten, Krankenhäuser oder Banken nur über separate Eingänge betreten. Öffentliche Parks waren für sie ebenso tabu wie Toiletten und Strände, die von Weißen benutzt wurden. Ehen zwischen Weißen und Nichtweißen waren verboten.

Nach drei Jahren an der Universität von Natal wurde ich zum Unterrichten an einer Schule eingesetzt und erwarb währenddessen im Fernstudium das University Education Diploma in Erziehungswissenschaften. Danach musste ich zusätzlich auch noch für etwa drei Jahre die Leitung der Schule übernehmen. Doch die Doppelbelastung von Unterricht und Fernstudium überstieg meine Kräfte. Ich erlitt einen Nervenzusammenbruch, konnte nicht mehr schlafen und war am Ende. Es war eine schlimme Zeit, die aber auch ihr Gutes hatte: Ich kam von der Schule weg. Denn eigentlich hatte ich nie als Lehrer arbeiten wollen. Sonst hätte ich ja gleich Jesuit werden können.

Um mich zu erholen, ging ich zu der Missionsstation eines holländischen Mitbruders. Ich begleitete ihn bei seiner Arbeit, wanderte einfach mit ihm herum. So erholte ich mich innerhalb von zwei Monaten langsam wieder. Danach wartete eine neue Aufgabe auf mich: eine eigene Missionsstation, was bei uns einer Pfarrei entspricht. Sie bestand im weiteren Umkreis aus zehn Außenstationen mit jeweils einer Schule. Alle Stationen mussten regelmäßig besucht werden. Ich war immer zu Fuß unterwegs. Bei einem Heimaturlaub sammelte ich deshalb Geld für ein Motorrad und schaffte mir eine BMW 500 an. Doch oft musste ich auf meinen Fahrten absteigen und schieben. Denn mein Weg führte mich immer wieder durch unwegsames Gelände. Und dann passierte natürlich das Unausweichliche: Ich stürzte mit dem Motorrad. Zum Glück hatte ich mir nur leicht das Knie angestoßen, doch meine Maschine hatte viel mehr gelitten. Ein Einheimischer war meine Rettung: Er reparierte mein Motorrad und wollte dafür nicht einmal bezahlt werden. So konnte ich schon bald wieder in meiner Gemeinde unterwegs sein.

Dass die Gegend nicht fürs Reisen geschaffen war, hatte schon Ordensgründer Franz Pfanner erfahren. Ursprünglich wollte er sich mit dreißig Mönchen in Dunbrody niederlassen. Doch das Gebiet war so unwirtlich, dass man sich zwei Jahre später auf den Heimweg nach Europa machte. Am zweiten Weihnachtstag 1882 blieb die Gruppe mit ihren schwer beladenen Ochsenkarren im Schlamm stecken. Ein Weiterkommen war unmöglich. Kurzerhand entschied Franz Pfanner bei Einbruch der Nacht: »Abladen! Hier bleiben wir. Hier bauen wir unser Kloster.« Er kaufte das Farmgelände, und so kam es dort zur Gründung des Missionszentrums Mariannhill.

Nun war ich es, der sich durch diese Gegend kämpfen musste. Doch ich wurde reich belohnt. Bei meiner Ankunft an einer Außenstation versammelten sich alle Christen zu meiner Begrüßung, und wir feierten gemeinsam den Gottesdienst. Ich blieb immer einen ganzen Tag, dann ging es weiter zur nächsten Außenstation. Auch der Sonntag war verplant: Zuerst Gottesdienst auf der Hauptstation, dann ging es zu näher gelegenen Stationen.

Später wurde ich Pfarrer der Kathedralpfarrei mit rund 10 000 Gemeindemitgliedern. Innerhalb eines Jahrs stellte ich mich allen Familien persönlich vor. Als Gegner der Apartheid war ich immer willkommen, wurde geschätzt und gemocht. Überhaupt herrschte eine vertrauensvolle Verbindung zwischen den Gläubigen und den Priestern.

Mir fiel auf, dass die Christen hier viel freier und selbstständiger waren als in Deutschland. Viele arbeiteten und planten bei Themen zu Schule und Kirche mit. Dabei beeindruckte mich besonders, mit welcher Achtung alle miteinander umgingen. Ohne dass jemand sein Gesicht verlor, wurde in Versammlungen alles besprochen und auch kontrovers diskutiert, bis eine Lösung gefunden wurde. Zwischenzeitlich hatte ich die Sprache der Zulus erlernt und mithilfe eingeborener Priester Kirchenlieder geschrieben, die noch bis heute gesungen werden. Zusätzlich arbeitete ich Material zum besseren Verständnis der Liturgie aus. Eine gute Vermittlung der Botschaft war mir ein Anliegen.

Regelmäßig bat ich bei Freunden und Verwandten in Deutschland um Spenden. Meine Eltern unterstützten mich dabei. Irgendwann hatte ich sogar genug Geld zusammen, um eine Kirche zu bauen. Die Wand im hinteren Altarraum ließ ich kobaltblau streichen, ebenso die Decke, auf der goldene Sterne prangten.

Da nicht nur katholische, sondern auch evangelische Missionare seit Längerem in der Region tätig waren, hatten sich die meisten Eingeborenen taufen lassen. Die Christen konnte man leicht von den sogenannten »Heiden« unterscheiden. Man erkannte sie an ihren offenen Gesichtern, während die Nichtchristen ängstlich und verschlossen wirkten. Grund dafür war der Aberglaube der Zulus.

Überall, ob in Pflanzen oder Tieren, Wasser oder Gesteinen, vermuteten die Zulus Geister, an deren Spitze Unkulunkulu stand, was so viel wie der Größte der Großen bedeutet. In seinem Reich lebten die Ahnengeister. Alles Unheil wurde den Einflüssen böser Geister oder der Rache der Ahnen zugeschrieben, wenn sie nicht ausreichend gewürdigt wurden. Außerdem war man davon überzeugt, dass schlimme Ereignisse auch immer die Folge einer schlechten Tat waren.

Der Aberglaube nahm noch seltsamere Formen an. So galten Gewitter, die besonders im Sommer keine Seltenheit waren, als Zeichen erzürnter Geister. Wer vom Blitz erschlagen wurde, hatte es dem alten Glauben nach nicht besser verdient und durfte nicht auf herkömmliche Weise begraben werden. Selbst die Trauer um ihn war nicht gestattet. Und vom Blitz getroffenes Vieh durfte nicht gegessen, vom Blitz getroffene Bäume durften nicht verwendet, ja nicht einmal berührt werden.

Mein Aufgabengebiet erweiterte sich in der folgenden Zeit. Man unterstellte mir alle Schulen der Diözese und übertrug mir die Weiterbildung der Lehrer. Doch die schönste und in meinen Augen auch ehrenvollste Tätigkeit durfte ich während meiner letzten Jahre in Südafrika ausüben: Ich wurde Prinzipal des 1909 gegründeten St. Francis College der Mariannhiller Missionare, eine der führenden Eliteschulen Südafrikas für Eingeborene.

Das Internat bestand aus getrennten Jungen- und Mädchenbereichen. Letzterer wurde von der ebenfalls durch Abt Franz Pfanner ins Leben gerufenen Kongregation der Missionsschwestern vom Kostbaren Blut betreut. Viele Absolventen des St. Francis College schlugen eine erfolgreiche Laufbahn als Ärzte und Professoren, Anwälte, Richter oder auch Priester ein. Zu den berühmtesten ehemaligen Schülern des St. Francis College zählen Bernard Chidzero, von 1985 bis 1995 Finanzminister von Zimbabwe, und der bekannte südafrikanische Bürgerrechtler und Begründer der Black-Consciousness-Bewegung Steve Biko. Er wurde 1977 nach seiner Verhaftung von Beamten der South African Police in Pretoria ermordet.

Bei der Leitung des St. Francis College wurde ich von einem weiteren Priester unterstützt, mit dem ich, obwohl sein Vorgesetzter, eng und auf Augenhöhe zusammenarbeitete. Ein so großes Internat konnte nicht von einer Person allein geleitet werden. Den Schülern übertrugen wir eine weitgehende Selbstverwaltung. Jede Klasse bestimmte einen Sprecher, zusätzlich wurden von allen Schülern fünf Vertreter aus der Abschlussklasse in den Schulverwaltungsrat gewählt. Die meisten Fragen regelten die Schüler innerhalb dieses Gremiums unter sich, was erstaunlich gut klappte.

Neben meiner Aufgabe als Prinzipal wirkte ich auch als Lehrer. Im Religionsunterricht vertrat ich eine für die damalige Zeit moderne Theologie. Denn meine Spezialität war die Bibelwissenschaft. Als Anhänger einer fortschrittlichen Exegese sah ich vieles in einem neuen Licht. Dazu zählte beispielsweise das Infragestellen der Weihnachtsgeschichte aus historischer Sicht oder das Negieren der Authentizität vieler Paulus-Briefe. Denn eine ganze Reihe war nicht von ihm verfasst worden. Solche Aussagen galten damals als revolutionär, heute sind sie allgemein anerkannt und akzeptiert.

Die schnelle Auffassungsgabe der Schüler, ihre Wissbegierde und Freude am Lernen verwandelte mir die sonst als Last empfundene Tätigkeit als Lehrer in erfüllende Bereicherung.

Lehrer sind Mittler. Sie vermitteln anderen, vor allem solchen, die jünger sind, was sie erfahren und gelernt haben und was sie von anderen Lehrern übernommen und weiterentwickelt haben, sodass es auch ihr Eigenes wurde.

Zwischen den Lehrern und denen, die von ihnen lernen, besteht ein Gefälle; denn der Lehrer gibt und die Lernenden nehmen. Wenn dieses Gefälle anerkannt wird und die Lernenden ihrem Lehrer die Ehre geben und ihn achten, können sie am meisten von ihm lernen. Er kann ihnen dann auch am meisten geben. Wer lernt, der weiß, dass er untergeordnet ist, weil er der Bedürftige ist, der von seinem Lehrer etwas erwartet und erhofft. Wenn das Verhältnis zwischen dem Lehrer und dem Lernenden ungestört der Erkenntnis, der Erfahrung und dem Wachstum dienen soll, braucht es dieses Gefälle und das ihm entsprechende Verhalten. Der Lehrer darf sich nicht auf die Ebene der Lernenden begeben, solange sie von ihm noch etwas wollen, und der Lernende darf dem Lehrer nicht zu nahe treten und sich mit ihm messen wollen. Dem Lernenden ist es daher gemäß, dass er, solange er lernt, die Abhängigkeit anerkennt und bejaht. Das heißt, solange er lernt, bleibt er auf gewisse Weise klein. Sobald er aber genügend gelernt hat, kommt die Zeit, dass er sich von seinem Lehrer trennen muss. Dann macht er eigene Erfahrungen, wird selbst vielleicht Lehrer und gibt an andere weiter, was ihm sein Lehrer vermittelt hat. Zugleich muss sich das Gelernte im konkreten Handeln bewähren, denn erst im eigenen Tun und im eigenen Erfolg wird es persönlicher Besitz. Das gelingt umso leichter, je mehr der frühere Schüler innerlich seinem Lehrer verbunden bleibt. Dann steht sein Lehrer wohlwollend hinter ihm als unterstützende, helfende Kraft, selbst wenn er manches anders macht – ähnlich wie hinter einem Vater oder einer Mutter, die ihre Kinder lehren, ihre Eltern wohlwollend gegenwärtig bleiben. Denn dann können die Kinder umso lieber und umso mehr von ihren Eltern nehmen, was diese ihnen geben und vermitteln.

Während meiner Tätigkeit als Prinzipal sprach ich mit einem Benediktinerpater auf einer Konferenz von anglikanischen Geistlichen, mit denen ich in Kontakt getreten war. Bis dahin hatte ich in einer hermetisch abgeschlossenen katholischen

Welt gelebt. Mein vom Katholizismus geprägtes Weltbild war bereits während meines Studiums an der Universität von Natal etwas ins Wanken geraten, wenngleich noch minimal und schnell wieder durch meine Arbeit als Priester zurechtgerückt. Damals dachte ich, dass man nur mithilfe des Glaubens ein guter Mensch werden könne. Doch an der Universität traf ich auf Professoren, die gar nicht glaubten. Und die waren so gute Menschen! Ich begriff: Gut zu sein ist in erster Linie eine Sache der Lebenserfahrung.

An das erinnerte ich mich, als ich mit den Anglikanern zusammenkam, zu denen ich zuvor keinen Bezug hatte. Und dann sah ich, wie fromm sie waren. Richtig fromm! Ich war tief beeindruckt und erkannte: Wir alle sitzen in einem Boot. Unterschiede wie Hautfarbe oder Religion spielen keine Rolle.

Die anglikanischen Geistlichen boten ökumenische Kurse in Gruppendynamik an – ohne Rassenschranken. Heute erscheint das als das Normalste der Welt. Doch man muss sich die Zeit der 1960er-Jahre vergegenwärtigen – und das unter besonderer Berücksichtigung der Verhältnisse in Südafrika. Wenn man bedenkt, dass zur damaligen Zeit nicht nur in Deutschland sogenannte Mischehen, also Ehen zwischen katholischen und evangelischen Partnern, verpönt waren und in Südafrika die Apartheid mit strengsten Gesetzen durchgesetzt wurde, bekommt man eine Vorstellung von dem nahezu revolutionären Ansatz der Anglikaner. Schwarze und Weiße, Inder und Mischlinge, Katholiken und Protestanten – alle lernten gemeinsam in den Kursen.

Damals war die Gruppendynamik eine in Deutschland noch unbekannte Disziplin. Zu ihren Begründern zählten der 1933 aus Deutschland in die USA emigrierte jüdische Psychologe Kurt Lewin (1890 bis 1947) und der österreichisch-amerikanische Arzt, Psychiater und Soziologe Jacob Levy Moreno (1889 bis 1974). Die Gruppendynamik wurde deshalb zuerst in der englischsprachigen Welt bekannt. Sie beschäftigt sich mit Kräften, die in einer Gruppe entstehen, und untersucht, wie diese auf die einzelnen Mitglieder wirken beziehungsweise wie diese Vorgänge beeinflusst und erfahrbar gemacht werden können.

Gleich beim Besuch meines ersten Kurses fragte der Leiter ganz allgemein: »Was ist für dich wichtiger: Ideale oder Menschen (*ideals or people*)? Was opferst du wem? Die Menschen dem Ideal oder das Ideal den Menschen?« Diese Frage machte mich zutiefst betroffen. In der Nacht konnte ich nicht schlafen. Es war ein Wendepunkt in meinem Leben. Plötzlich stand der Mensch für mich im Vordergrund, nicht mehr die Forderungen und Gesetze der Kirche. Ich nahm noch an mehreren anderen gruppendynamischen Trainings der Anglikaner teil und wandte das Erlernte bei meiner Arbeit am St. Francis College an.

Mit meinen Kenntnissen in Gruppendynamik und meiner modernen Exegese unterschied ich mich von vielen Ordensbrüdern. Doch es kam noch etwas anderes hinzu, das mich ausgrenzte. Folgendes war dem vorausgegangen: 1968 veröffentlichte der im selben Jahr gegründete Südafrikanische Kirchenrat (South African Council of Churches, kurz SACC) eine »Botschaft an das Volk von Südafrika«. Sie war unter anderem vom katholischen Erzbischof von Durban und seinem anglikanischen Kollegen aus Kapstadt sowie rund sechshundert Pastoren unterschrieben worden. Darin wurde das Apartheitssystem als Feind des Christentums aufs Schärfste verurteilt.

Ministerpräsident Balthazar Johannes Vorster warf daraufhin den kirchlichen Apartheidgegnern vor, unter dem Mantel der Religion die Ordnung seines Landes stören zu wollen. Bereits zuvor hatte er mit drastischen Maßnahmen auf solche kirchlichen Kritiker reagiert, ein Vorgehen, dessen er sich auch jetzt wieder bediente. Selbst hochrangige anglikanische Geistliche wurden des Landes verwiesen beziehungsweise wurde ihnen nach einem Heimatbesuch die Einreise verwehrt.

Ich nahm die »Botschaft an das Volk von Südafrika« zum Anlass für den Hinweis, dass in unserem Missionszentrum Weiße und Farbige nicht zusammen essen durften. Meiner Ansicht nach musste dieser Zustand schleunigst beendet werden. Doch die erhoffte Resonanz blieb aus. Im Gegenteil: Nicht meine farbigen Ordensbrüder erhielten neue Plätze zugewiesen, sondern ich. Fortan wurden mir das Essen in einem Extraraum für mich ganz allein serviert – in einem Gebäude des Nonnenklosters. Dafür konnte es nur zwei Gründe geben: Entweder war man an der Ordensspitze doch nicht so ein großer Gegner der Rassentrennung, wie es nach der »Botschaft an das südafrikanische Volk« den Anschein hatte, oder man fürchtete Repressalien seitens der Regierung.

Doch erst ein Jahr später sollte es zum endgültigen Eklat kommen. Damals war Pater Alfons Streit Bischof unserer Diözese. 1893 als erstes von neun Kindern einer einfachen Bauernfamilie im unterfränkischen Unterpleichfeld bei Würzburg geboren, half er schon von klein an auf dem elterlichen Hof. Den Zweiten Weltkrieg erlebte er in seiner grausamen Form als Soldat in Frankreich und geriet in englische Gefangenschaft. Im Lager freundete er sich mit einem evangelischen Theologen an. Zahlreiche Gespräche über religiöse Themen ließen in ihm den Gedanken wachsen, selbst Theologie zu studieren. Er trat in das Spätberufenenseminar der Mariannhiller Missionare in Reimlingen ein, holte das Abitur nach und begann sein Noviziat. 1925 schickte man ihn zum weiteren Studium nach Südafrika, wo er nach vier Jahren zum Priester geweiht wurde.

Der Orden setzte ihn zunächst in Mariannhill ein, danach im heutigen Simbabwe sowie in der Nähe von Botswana. 1947 übertrug man ihm das Amt des Provinzials der Mariannhiller in Natal, drei Jahre später ernannte Papst Pius XII. ihn zum Bischof von Mariannhill – eine besonders verantwortungsvolle Aufgabe. Bischof Streit besorgte Spenden für die Finanzierung der katholischen Schulen der Diözese, die von mehr als 20 000 Kindern besucht wurden. Das war mehr als ein Fünftel aller südafrikanischen Kinder, die auf katholische Schulen gingen. Dank seiner Förderung des Nachwuchses einheimischer Priester und Ordensbrüder verzeichnete seine Diözese bald auch die meisten einheimischen Geistlichen Südafrikas. So hatte er Großes für die Festigung der katholischen Kirche in Südafrika bewirkt.

Trotz der Würde seines Amtes blieb Bischof Streit immer ein Mariannhiller. Das brachte er auch in seinem Bischofswappen zum Ausdruck. Es zeigte einen Pelikan, christliches Symbol sowohl für Opferbereitschaft im Allgemeinen als auch für den Opfertod Jesus Christi im Besonderen. Weiter waren auf dem Wappen ein Fisch und ein Korb mit Broten als Zeichen für die Eucharistie und Hilfe für Notleidende abgebildet sowie die Buchstaben MH für Mariannhill. Seinen bischöflichen Wahlspruch hatte Pater Streit dem 12. Kapitel des 2. Korintherbriefs des Apostel Paulus entlehnt: »Superimpendar pro animabus vestris« (»Ich werde für eure Seelen hingegeben«).

Ich fühlte mich Bischof Streit tief verbunden, denn ich sah in ihm nicht nur einen von mir sehr geschätzten Vorgesetzten, sondern vor allem einen väterlichen Freund. Seine bescheidene, gütige Art erinnerte mich an die Menschen, die ich als Kind in der Arbeitersiedlung meiner Großeltern in Leimen getroffen hatte. Bei ihm galt auch nicht der Spruch »nomen est omen« – Bischof Streit wählte immer den Weg der Versöhnung. Es hieß, dass er dank seines großen Taktgefühls selbst in schwierigsten Situationen eine für alle akzeptable Lösung zu finden wusste. Doch in meinem Fall gelang ihm das nicht.

Was war geschehen? Ich hatte Bischof Streit bereits zweimal zu seiner vollsten Zufriedenheit bei offiziellen Anlässen vertreten. 1969 sollte ich sogar statt seiner auf die südafrikanische Bischofskonferenz gehen. Dafür bat er mich zu einem Gespräch, an dessen Ende er einen Brief hervorholte. Darin wurde ich der Häresie beschuldigt. Ich würde, so hieß es in dem Schreiben, eine von den Glaubenssätzen der römisch-katholischen Kirche abweichende Lehre verbreiten. Hintergrund waren meine modernen theologischen Ansichten, die ich auch im Religionsunterricht am St. Francis College äußerte.

Bis heute weiß ich nicht, wer der Verfasser des Briefes war. Bischof Streit verriet es mir nicht. Nur so viel konnte ich in Erfahrung bringen: Der Brief kam aus meinem Orden. Verschiedenes könnte der Anlass gewesen sein: Möglicherweise wurde der Brief aus Neid geschrieben. Denn Bischof Streit schien mich als seinen Nachfolger aufbauen zu wollen. Dem konnte man am besten entgegenwirken, indem man mich bei ihm in Misskredit brachte. Eine andere Erklärung wäre, dass man im Orden befürchtete, den Zorn der südafrikanischen Regierung auf sich zu ziehen, da meine rigorose Ablehnung der Apartheid bekannt war. Es ist auch denkbar, dass deshalb bereits seitens der Regierung Druck auf den Orden ausgeübt worden war. Den Vorwurf der Häresie hätte man als Alibi benutzt, um gegen mich vorzugehen. Ich hatte zwar die südafrikanische Staatsbürgerschaft angenommen und die Sprache der Zulus erlernt, aber war ich für die Regierung des Landes deshalb zu einem vollwertig anerkannten Bürger geworden? Sicherlich nicht. In mir würde man an erster Stelle immer nur den deutschen Missionar sehen, dessen Aufenthalt man gnädig duldete.

Wer auch immer der Verfasser des Briefes war, Bischof Streit schien irritiert zu sein – und zwar in Bezug auf meine Person. So kam es mir zumindest vor. Vielleicht tat ich ihm auch Unrecht, und er wollte mich nur schützen. Auf jeden Fall bat er mich, zu dem Brief Stellung zu nehmen, und riet mir, künftig vorsichtiger zu sein. Das wertete ich als Vertrauensbruch. Es verletzte mich und machte mich gleichzeitig wütend und traurig, dass gerade dieser Mann, dem ich so zugetan war, an mir zweifelte und sich nicht vor mich stellte. Denn ich hatte mir nichts zuschulden kommen lassen, ich war immer ein treuer Diener der Kirche gewesen.

Spontan sagte ich damals zu Bischof Streit: »Wenn ich in dieser Hinsicht nicht Ihr Vertrauen genieße, kann ich Sie auch nicht auf der Bischofskonferenz vertreten. Und ich kann auch nicht länger meine Ämter wahrnehmen. Ich lege hiermit alle mit sofortiger Wirkung nieder.« Diese Reaktion hatte Bischof Streit nicht erwartet. Er versuchte, mich zu beruhigen, doch ich ließ mich nicht von meinem Entschluss abbringen. Noch zweimal trat er in den nächsten Tagen an mich heran, um mich umzustimmen. Vergeblich.

Ich vertraue, wenn ich Kontrolle aufgebe. Im Vertrauen überlasse ich etwas von mir einem anderen. Er nimmt sich dessen an, jedoch auf seine besondere Weise. Ich kann nicht eingreifen, solange ich vertraue. Ich muss mich ihm fügen. Sobald ich anfange zu zweifeln und Vorkehrungen zu treffen, damit etwas doch mehr nach meiner Vorstellung geschieht, übernehme ich selbst die Kontrolle, und das Vertrauen hört auf. Der oder das, dem ich vorher vertraut habe, zieht sich dann von mir zurück.

Manchmal muss ich jedoch selbst etwas in die Hand nehmen, zum Beispiel wenn ein anderer, dem ich vertraut habe, meines, das ich ihm anvertraut habe, in seine Hand nimmt, als würde es ihm gehören und als könne er mich damit kontrollieren, mich ihm unterwerfen, statt dass er in Übereinstimmung mit mir einem uns beiden Gemeinsamen vertraut. Er muss also, so wie ich, auch die Kontrolle aufgeben und sich etwas uns beiden Überlegenem anvertrauen. Dann erweist sich mein Vertrauen als gerechtfertigt. Es

wächst und vertieft sich und verbindet uns zu einer gemeinsamen Aufgabe, einem gemeinsamen Ziel. Es verbindet uns demütig mit etwas, das uns zum Fortschritt vieler auch mit diesen verbindet. Solches Vertrauen wird belohnt.
Doch auch ich selbst muss mich in dem, was ich tue und was sich mir als Aufgabe stellt, der Führung von etwas Verborgenem anvertrauen, das mich für andere und für etwas mich selbst Übersteigendes in seinen Dienst nimmt. Daher muss ich oft erst still werden, innerlich lauschen, warten auf einen Antrieb, der mich gleichsam von außen erfasst. Ich muss mich von ihm in eine Richtung führen und tragen lassen, die mir vielleicht Angst macht, weil ich fürchte, dass sie meine Kräfte und mein Wissen und meine bisherige Einsicht übersteigt.
Das ist das eigentliche, umfassende, das wahrhaft demütige Vertrauen. Es wird nie enttäuscht.

Ich wusste, dass sich mit meiner Entscheidung mein Leben radikal verändern würde. Meinen Plan, bis an mein Lebensende in Südafrika zu bleiben, konnte ich begraben. So dauerte es auch nicht lange, dass der Orden in Deutschland von den Vorgängen erfuhr. Man beorderte mich nach Würzburg zurück. Dabei waren meine Vorgesetzten in Deutschland über den Verlauf der Ereignisse ganz glücklich. Denn man hatte schon seit Längerem darauf gedrängt, dass ich das Priesterseminar der Mariannhiller Missionare in Würzburg übernehmen sollte. Das war allerdings bislang an meiner Weigerung gescheitert, aus Südafrika wegzugehen und die Menschen, die mir vertrauten und die mich liebten, im Stich zu lassen. Wer würde dann für sie sprechen?

Natürlich fiel es mir nicht leicht, mich von dem Land, das ich so liebte und in dem ich mich so wohlfühlte, zu verabschieden. Es hatte mich geprägt, mich reifen lassen und mich viel gelehrt. Doch immer wenn ich in meinem Leben merkte, dass etwas nicht weiterging, habe ich einen anderen Weg eingeschlagen, habe auf das Alte verzichtet und etwas Neues begonnen – ohne wehmütig zurückzublicken.

»Verzichten fällt schwer«, sagt man. Doch der Verzicht löst auch und macht frei. Er fällt schwer, wenn man zurückschaut. Dann erscheint er wie ein Verlust. Vor allem, wenn er aufgezwungen ist. Wenn wir uns aber einer Aufgabe widmen, die uns am Herzen liegt, wenn wir ein Ziel erreichen wollen, das uns wichtig ist, verzichten wir auf vieles, was der Erfüllung im Wege steht. Der Verzicht ist dann der Preis für den Gewinn.
Noch etwas: Am Verzicht wachsen wir und, so seltsam es klingt, wir gewinnen an seelischem Gewicht. Wer nicht verzichtet hat, der kann nur wenig und bleibt in vieler Hinsicht ein Kind.
Es gibt auch einen Verzicht der besonderen Art, einen Verzicht, welcher der Einsicht und dem besonderen Wirken vorausgeht. Dieser Verzicht ist wie eine Einweihung in etwas Umfassenderes, etwas Tiefes, etwas Heilendes. Dahin gehören zum Beispiel der Verzicht auf das neugierige Wissen, das Hinter-sich-Lassen des bisher Gewussten und des bisher Gewollten, der Eintritt in die Nacht des Geistes und des Wollens, des Wartens auf eine Bewegung, die ohne Absicht ist und die jede Furcht und jede Berechnung hinter sich gelassen hat. In der wir gelenkt werden, ohne noch zu widerstehen, in der die Freiheit zur Hingabe wurde.
Dieser Verzicht reinigt und nimmt uns für etwas in Besitz, das jenseits unseres Wollens und Könnens Frieden stiftet, absichtslos und doch wirksam, unscheinbar und bleibend.

Rückkehr nach Deutschland und Austritt aus dem Orden

Ende 1969 war ich wieder bei den Mariannhillern in Deutschland. Das Leben ist manchmal wirklich verrückt. Eben in Südafrika noch als Ketzer verschrien, wurde ich nun Rektor des Priesterseminars meines Ordens in Würzburg – eine Aufgabe, der ich noch ganz kirchentreu nachkam, obwohl sich meine Einstellung innerlich geändert hatte. Der Grund war meine Erfahrung mit der Gruppendynamik.

Als Priester hatte man damals eine privilegierte und auch abgehobene Position inne. Man war der Hirte, und die Gläubigen waren die Schafe. Auch in der Kirche stand man der Gemeinde vor. Der Platz des Priesters war, die Stufen hinauf, am Altar und auf der Kanzel. Zu ihm wurde emporgeblickt. Anders bei der Gruppendynamik: Da steigt man quasi zu den Gruppenmitgliedern hinab, da ist man einer unter vielen. Doch obwohl man von der Gruppe abhängig ist und sich mit den anderen verbunden fühlt, kann man Einfluss ausüben und die Freiheit der eigenen Entscheidung bewahren. Diese Erfahrung hatte mich innerlich wachsen lassen.

Auf einer Reise steigen wir am Abend ab, um irgendwo für die Nacht bleiben zu können. Dort kommen wir nach einer langen Fahrt zur Ruhe. Wir sind froh, dass wir absteigen konnten und dass wir aufgenommen wurden.

Manche steigen auch von einem hohen Ross ab und kommen wieder auf die Erde. Denn auf dem hohen Ross reitet es sich nicht lange. Wer wieder auf dem Boden steht, fühlt sich sicher. Endlich wieder unten!
Der Abstieg also aus einer Höhe. Es geht hinunter, dorthin wo man auf andere angewiesen ist und von ihnen angenommen. Nach dem Abstieg fühlt man sich wohler, denn nur unten, nachdem man abgestiegen ist, fühlt man sich menschlich, Mensch wie alle anderen Menschen auch. Daher fühlen sich viele, wenn sie absteigen mussten, erleichtert. Der Abstieg erlaubt ihnen, weiterzugehen, Neues zu beginnen und mit vielen auf eine andere, menschlichere Weise verbunden zu sein.
Was das Menschliche betrifft, ist der Abstieg für viele fällig, um sich wieder als Mensch unter Gleichen zu fühlen. Neue Beziehungen und neues Handeln und neue Liebe werden möglich.
Der eigentliche Abstieg ist der Abstieg vom Ich, der Abstieg von dem, was einen von anderen abgegrenzt und von ihnen entfernt hat. Erst dieser Abstieg führt einen menschlich weiter.

Auch in meinem Umgang mit den Studenten spielte die Gruppendynamik eine wichtige Rolle. Einmal fragte mich einer der angehenden Priester – wohl eher im Scherz, aber auch um mich zu testen –, ob Damen auf den Zimmern empfangen werden dürfen. Das war zur damaligen Zeit generell vollkommen undenkbar. Ich erwiderte, dass ich es durchaus gestatten würde – vorausgesetzt, die anderen Seminaristen wären damit einverstanden. Das Thema hatte sich natürlich gleich erledigt. Der gruppendynamische Prozess dabei war, dass ich die Verantwortung für die Entscheidung der Gruppe übertragen hatte. Gleichzeitig hatten die Studenten aber auch verstanden, dass sie mich nicht aufs Glatteis führen konnten.

Genauso hielt ich es mit gewissen Anweisungen meiner Vorgesetzten in Rom, die ich an die Studenten weitergeben sollte. Ich lud sie immer dazu ein, das Gewünschte selbst vorzutragen. Denn ich hatte die Mechanismen durchschaut, wie die eigene Verantwortung anderen übertragen werden sollte. Niemals erschien jemand aus Rom. Und so erfuhr auch keiner etwas von den Anweisungen.

Etwa zwei Monate nach meiner Rückkehr nach Deutschland hielt Professor Adolf Martin Däumling, Ordinarius für Klinische Psychologie am Psychologischen Institut der Universität Bonn und Begründer der Gruppendynamik in Deutschland, einen Vortrag in Würzburg. Natürlich war ich unter den Zuhörern und stellte mich Prof. Däumling vor. Ich war damals einer der wenigen in der Bundesrepublik, die sich mit Gruppendynamik auskannten. Prof. Däumling lud mich sofort als Co-Trainer zu einem seiner Seminare in Bonn ein. Das sollte der Beginn meiner Karriere als einer der führenden Gruppendynamiker Deutschlands werden. Ich bot selbst Kurse an und wurde Trainer des Deutschen Arbeitskreises für Gruppendynamik und Gruppenpsychotherapie (DAGG). So verschaffte ich mir ein eigenes, vom Orden unabhängiges finanzielles Standbein.

Dennoch hatte ich das Gefühl, dass mir noch vieles fehlte. Mit Genehmigung des Ordens besuchte ich an der Universität Würzburg Vorlesungen in Psychologie und begann selbst eine Psychoanalyse mit dem Ziel einer späteren entsprechenden Ausbildung.

Innerlich hatte ich mich immer mehr vom Orden entfernt. Ideale waren eben der Kirche und somit auch dem Orden oft wichtiger als der Mensch. Mit diesem inneren Konflikt besuchte ich den ersten gruppendynamischen Kongress in Köln und lernte dort Ruth Cohn kennen, Begründerin der Themenzentrierten Interaktion (TZI). Diese therapeutisch-pädagogische Methode der Gruppenarbeit basiert auf der Idee eines lebenslangen Lernens und psychischer Entwicklungsmöglichkeiten. Wenn man zentriert ist, so lautete der Ansatz, erkennt man intuitiv, was zum gegenwärtigen Zeitpunkt gemacht werden muss. Ruth Cohn, 1912 in Berlin geboren, stammte aus einer assimilierten jüdischen Familie und emigrierte 1933 in die Schweiz. In Zürich studierte sie Psychologie, Pädagogik, Theologie, Literatur und Philosophie. 1941 wanderte sie in die USA aus und wandte sich immer mehr der Erlebnistherapie zu.

Als Ruth Cohn einige Zeit nach dem Kölner Kongress erstmals einen Kurs in Deutschland anbot, nahm ich natürlich daran teil. Bei dieser Gelegenheit erzählte sie, dass sie bei Fritz Perls (1893 bis 1970), der wie sie 1933 als Jude aus Berlin vor den Nazis geflohen war, eine Ausbildung in Gestalttherapie absolviert habe. Von dieser Methode hatte man damals in Deutschland noch nichts gehört. Ziel ist es, sich seiner gegenwärtigen Gefühle und Verhaltensweisen sowie des Kontakts zu sich selbst und seiner Umwelt bewusst zu werden. Ein Mittel dabei ist der sogenannte Heiße Stuhl. Wer darauf Platz nimmt, muss Fragen des Therapeuten wahrheitsgemäß beantworten.

Ruth Cohn fragte, wer aus unserem Kurs sich auf den Heißen Stuhl setzen wolle. Ich meldete mich spontan. Während Ruth Cohn mit mir arbeitete, sah ich plötzlich eine andere Zukunft vor mir. Eine Zukunft ohne den Orden. Der Schlüsselsatz am Ende dieser Sitzung lautete: »Ich gehe.« Ich musste mich dann reihum vor jeden einzelnen Teilnehmer stellen und diesen Satz wiederholen. Es war ein unglaubliches Erlebnis. Und ich wusste auf einmal ganz genau: Mein Austritt aus dem Orden war absehbar. Es war an der Zeit, mich mit dem Ausweg aus meiner gegenwärtigen Situation zu beschäftigen.

Der Ausweg führt aus einer Enge in die Weite. Er wird notwendig, wenn uns etwas den Weg versperrt und wir, um zu überleben und unsere Freiheit wiederzugewinnen, nach einem neuen Weg suchen müssen. Wir suchen ihn aber weniger mit Gewalt, denn

solche Auswege fordern die einschränkenden Kräfte zur Gegenwehr heraus. Wir suchen ihn eher heimlich und strategisch. Zum Beispiel, indem wir auf die rechte Zeit warten und auf die günstigen Umstände. Auch darauf, dass die einschränkenden Kräfte zu weit gehen und dadurch an Kraft und Bereitschaft, sich uns entgegenzustellen, einbüßen.
Auf einmal sind wir nicht mehr verfügbar. Wir haben uns anders orientiert und woanders Sicherheit und Halt gewonnen. Wir sind für die einengenden Kräfte schon so weit weg, dass sie uns nicht mehr einholen können.
Der Ausweg beginnt im Geist. Er beginnt mit dem Entschluss, etwas Altes, das uns gefesselt hielt, hinter uns zu lassen, auch die von ihm noch erwartete Sicherheit, und uns anderswo neu zu orientieren und Neues zu beginnen.
Als Nächstes gilt es, die verschiedenen uns zur Verfügung stehenden Wege gegeneinander abzuwägen und den für uns aussichtsreichsten zu wählen. Das ist der zweite Schritt nach dem Entschluss, das zu erreichende Ziel in den Blick zu nehmen.
Danach kommt die sorgfältige Planung, wie dieses Ziel zu erreichen ist, ohne dass es zu viele Widerstände zu überwinden gibt. Die Schritte werden bereits anvisiert und eingeleitet, ohne dass wir sie bekannt machen. Wir sind auf dem Weg, ohne dass es auffällt. Während andere sich noch als sicher wähnen, dass sie über uns verfügen können, sind wir ihnen entkommen. Erst wenn wir schon fort sind, erkennen sie, dass sie ihre Macht verloren haben.
Wie sichern wir unseren Ausweg? Indem wir von ihm kein Aufheben machen, also ohne ein Triumph- oder ein überhebliches Gefühl. Wir sind woanders, unabhängig und frei.

Doch welche Überlegungen hatten mich immer mehr dem Orden und dem Priesteramt entfremdet? Um das zu erklären, muss ich etwas weiter ausholen. Allein schon deshalb, um mich vor Missverständnissen zu schützen. Denn ein Priester, der sein Amt niedergelegt hat, wird ja immer mit einer Art faszinierter Neugier beäugt, wie jemand, der sich lange in einer für andere verschlossenen, weit entfernten geheimen Welt aufgehalten hat. Die meisten vermuten, dass eine Frau der Grund für die Niederlegung des Priesteramts ist – was sicher in vielen Fällen stimmt. Doch das spielte bei mir überhaupt keine Rolle.

Für mich stand an erster Stelle das Gottesbild der Kirche, dem ich nicht mehr zustimmen konnte. Denn der wahre Gott, jene verborgene unendliche Kraft, von der alles seinen Ursprung hat und die uns in jedem Augenblick im Dasein hält, war damals und ist bis heute meiner Auffassung nach ein Gott der Fülle. Alles, was dieser Kraft unterstellt, dass sie weniger will statt mehr, dass sie zum Beispiel der Armut den Vorzug gibt vor dem Reichtum in allen seinen Erscheinungsformen, unterstellt ihr, dass auch sie arm ist, sodass sie will, dass andere arm bleiben und arm werden. Es unterstellt dieser Kraft, dass wir, wenn wir arm werden, ihr etwas zukommen lassen, was ihr fehlt. Zum Beispiel Anbetung, Lob, Sühne, Leiden und sogar einen schrecklichen Tod, wie zum Beispiel Jesu Tod am Kreuz.

Hier sind die Vorzeichen alle verkehrt. Wer hat sich hier an die Stelle jener schöpferischen Macht gesetzt? Wer hat sich diese Kraft untertan werden lassen, als würde diese Kraft ihn brauchen statt er sie?

Die Frage ist: Wie konnte es zu dieser Verkehrung der schöpferischen Wirklichkeit kommen? Im Judentum und Christentum war die Geschichte der Vertreibung des ersten Menschenpaares aus dem Paradies die Ursache. Was wurde als Grund für diese Vertreibung angegeben? Die Menschen aßen vom Baum der Erkenntnis. Sie erkannten den Unterschied von Gut und Böse. Im gleichen Augenblick erkannten sie, dass sie nackt waren. Sie erkannten sich als Mann und Frau. Was war das Ergebnis? Sie erkannten sich auf eine Weise, dass die Frau vom Mann schwanger wurde. Sie wurden schöpferisch und auf diese Weise der schöpferischen Urmacht gleich.

Noch etwas begann mit ihrer Vertreibung aus dem Paradies. Sie begannen die Erde zu bebauen, auch auf diese Weise im Einklang mit jener Schöpfungsmacht, die sie von Anfang an als Mann und Frau erschuf, nach ihrem Bild. Erst nach dem sogenannten Sündenfall vollendeten sie, wozu diese Kraft sie als Mann und Frau erschaffen hatte.

Dies erklärt, wieso viele Christen gerade in dem, was sie als Mann und Frau schöpferisch eins werden lässt, die große Sünde sehen, der zu entsagen sie mit dieser Urmacht versöhnt und mit ihr eins werden lässt. Hier ist alles auf den Kopf gestellt. Wo bleibt der Einklang mit jener Urmacht, deren schöpferische Bewegungen endlos weitergehen, vor allem im und durch den Menschen?

Wo also finden wir den unbekannten Gott? Wir finden ihn in der Fülle, in der Fülle unseres Leibes, mit aller Lust, die er uns schenkt, wenn wir in ihm in jeder Hinsicht diese schöpferische Macht am Werk erfahren. Wir erfahren diese Fülle in allem, was uns im Einklang mit allem, was da ist, schöpferisch mit Lust gelingt. Zum Beispiel im Bereich des Geistes, in jeder großen Kunst, in erhabener Musik in allen ihren Ausdrucksformen, in der Fülle neuer Erkenntnisse über die Geheimnisse des Kosmos, mit denen wir uns, so weit wir mit ihnen auch gekommen zu sein scheinen, immer nur am Anfang wähnen. Jede Fülle ist Anfang, auch die Fülle des unbekannten Gottes, wo immer sie sich uns in einer für uns unendlichen Bewegung offenbart. Vor dieser Fülle bleiben wir stumm. So weit diese Erkenntnis auch gehen mag, in ihrer Unendlichkeit bleibt sie für uns immer wie leer.

Zu meiner Entfernung vom Gottesbild der Kirche kam hinzu, dass ich mir immer mehr Gedanken über die besondere Funktion der Priester machte. Nach der allgemeinen Vorstellung stehen die Priester im Dienste Gottes. Sie verkünden seinen Willen. In ihnen wird er für seine Gläubigen gegenwärtig.

Umgekehrt stehen die Priester im Dienste seiner Anhänger. Sie treten in ihrem Namen vor Gott. Sie erbitten seinen Segen und kommen zurück mit seinen Anweisungen und Geboten. Die Priester stehen also zwischen ihrem Gott und seinen Gläubigen. Daher gibt es für die Gläubigen in der Regel den Zugang zu ihrem Gott nur mittels der Priester. Gott spricht zu seinen Gläubigen nicht unmittelbar, er spricht über die Priester. Daher sind die mystischen Bewegungen, die einen unmittelbaren Bezug zu Gott und den letzten Geheimnissen zu finden meinen, den etablierten Religionen und ihren Priestern ein Dorn im Auge. Diese bewegen sich jenseits von ihnen, ohne ihre Mittlerdienste in Anspruch zu nehmen, ohne Furcht vor ihnen und ohne Abhängigkeit.

Eine andere Funktion der Priester war und ist es, Gott Opfer darzubringen. Zuerst waren es Menschenopfer, vor allem die Opfer von Kindern, um Gott mit den Menschen zu versöhnen, damit er ihnen zugewandt bleibt. Später dienten als Ersatz für die Menschenopfer Tieropfer. Sie wurden geschlachtet und auf einem Altar im Feuer verbrannt oder gebraten – ein nährender Duft für den Gott. Mit ihrer Hilfe wurde er der alten Vorstellung nach am Leben gehalten. Dass mit den Menschenopfern vorher das Gleiche geschah, ist anzunehmen. Nur so machen sie Sinn. Dahinter wirkt ein Bild von Gott als einem Kannibalen.

Später, weil dieses Bild zu grausam wirkte, wurde es von anderen Vorstellungen überlagert und in den Hintergrund geschoben. Zum Beispiel in der scheinbar am weitesten vom ursprünglichen Menschenopfer entfernten Form des Opfers, dem Messopfer, wo sich das ursprüngliche Fleisch und Blut unter den Gestalten von Brot und Wein verbirgt. Aber nur oberflächlich, denn wer wird in diesem Opfer Gott von den Priestern dargebracht? Sein eigener Sohn. Die Priester im

Christentum opfern also Gott seinen sogenannten geliebten Sohn.

Dieses Bild geht noch weiter. Ursprünglich, wenn Gott ein Opfer dargebracht wurde, wurde es nur teilweise verbrannt. Ein Teil, oft der beste, wurde den Priestern zu deren Verzehr übrig gelassen, ein anderer Teil denen, die für das Opfer bezahlt hatten und an deren Stelle es von den Priestern dargebracht wurde. Alle saßen bei diesen Opfern mit Gott am gleichen Tisch. Sie aßen mit ihm das gleiche Fleisch und tranken das gleiche Blut. Beim Messopfer geschieht das Gleiche. Alle sitzen mit Gott zu Tisch. Sie essen mit ihm das Fleisch seines Sohnes, trinken mit ihm dessen Blut und werden in ihrer Vorstellung mit ihm eins.

Was würde mit uns geschehen, wenn es keine Priester mehr gäbe? Es gäbe keine Opfer mehr, es gäbe keine Menschenopfer und keinen verdeckten Kannibalismus mit Gott mehr. Es gäbe keine Priester mehr, die selbst zu Opfern ihres Gottes werden, zum Beispiel in der katholischen Kirche durch das Zölibatsgebot. Im Altertum, im Dienst der Muttergöttin Cybele, haben ihre Priester sich wie im Rausch in ihrem Dienst entmannt, als eine Opfergabe für sie. Der Zölibat ist eine sublimierte Form der Entmannung. Diese Priester, um es extrem, aber dennoch genau zu formulieren, brachten Opfer dar und waren selbst Opfer.

Können diese Priester Mitleid haben? Oder müssen sie, wenn es darauf ankommt, grausam werden wie der Gott, dem sie dienen?

Hier ist noch etwas zu bedenken. Welchem Gott dienen diese Priester durch den Zölibat? Ist dieser Gott ein Mann, ist er unser Vater, wie Jesus ihn nannte? Oder hat sich an seine Stelle eine Muttergöttin gesetzt? Was ist die Verehrung Marias, der sogenannten Mutter Gottes, anderes als die Verehrung einer Muttergöttin? Sie hat sich im Bewusstsein der Gläubigen vor allem dort, wo der Zölibat von den Priestern gefordert wird, weitgehend an die erste Stelle gesetzt. Doch genau genommen ist die Muttergöttin für die katholischen Priester die Kirche. Deswegen dürfen in ihr nur Männer Priester werden, entmannte Männer.

Wie nehmen wir Abschied von diesem Gott und seinen Priestern?

Erstens ohne Angst vor diesem Gott und seiner Göttin und vor ihren Priestern. Zweitens mit Liebe zum Leben, wie es jedem von uns geschenkt ist von einer Macht, vor der alles, ursprünglich rein, gleichermaßen sein Dasein hat. Von einer Macht, die über allem steht und keine Opfer braucht und will.

Drittens in der Hingabe an das Leben, wie es jedem von uns geschenkt ist, wie es ihm unmittelbar von dieser Macht geschenkt ist, die es in jedem Augenblick im Dasein hält.

Viertens in der Liebe zu allem und allen, auch zu den Gläubigen und ihren Priestern, ohne sich über sie zu erheben. Auch sie werden von dieser Macht geliebt wie alle.

Fünftens demütig, denn was immer wir von dieser Macht denken und wie immer wir uns an sie wenden, es bleibt unzureichend und begrenzt. Allerdings macht die Weise, wie wir diese Macht denken und verehren, einen Unterschied in unseren Beziehungen zu allem, wie es ist, vor allem zu anderen Menschen. Dieses Denken und diese Verehrung dienen dem Frieden und der Versöhnung mit allen, ohne Opfer und ohne Priester. Sie dienen dem Frieden und der Versöhnung mit jenem verborgenen Gott. Er wirkt in allen mit einer Liebe, die schöpferisch die von uns gesetzten Unterschiede überwindet. Diese Liebe ist jedem unmittelbar zugewandt, ohne Opfer, ohne Priester. Sie ist in jedes Menschen Herz mit einer umfassenden Liebe gegenwärtig. Sie ist mit ihm und allem, wie es ist, in Liebe eins.

Was uns diese Umstellung abverlangt, habe ich in einer Geschichte zu beschreiben versucht:

Der andere Gott

Einem Mann träumte in der Nacht, er habe die Stimme Gottes gehört, die ihm sagte: »Steh auf, nimm deinen Sohn, deinen einzigen geliebten, führe ihn auf den Berg, den ich dir zeigen werde, und bringe ihn mir dort zum Schlachtopfer dar!«

Am Morgen stand der Mann auf, schaute seinen Sohn an, seinen einzigen geliebten, schaute seine Frau an, die Mutter des Kindes, schaute seinen Gott an. Er nahm das Kind, führte es auf den Berg, baute einen Altar, band dem Jungen die Hände, zog das Messer und wollte ihn schlachten. Doch dann hörte er noch eine andere Stimme, und er schlachtete statt seines Sohnes ein Schaf.

Wie schaut der Sohn den Vater an?
Wie der Vater den Sohn?
Wie die Frau den Mann?
Wie der Mann die Frau?
Wie schauen sie Gott an?
Und wie schaut Gott – wenn es ihn gibt – sie an?

Noch einem anderen Mann träumte in der Nacht, er habe die Stimme Gottes gehört, die ihm sagte: »Steh auf, nimm deinen Sohn, deinen einzigen geliebten, führe ihn auf den Berg, den ich dir zeigen werde, und bringe ihn mir dort zum Schlachtopfer dar!«

Am Morgen stand der Mann auf, schaute seinen Sohn an, seinen einzigen geliebten, schaute seine Frau an, die Mutter des Kindes, schaute seinen Gott an. Er widerstand ihm vor seinem Angesicht und sprach: »Ich tue das nicht!«

Wie schaut der Sohn den Vater an?
Wie der Vater den Sohn?
Wie die Frau den Mann?
Wie der Mann die Frau?
Wie schauen sie Gott an?
Und wie schaut Gott – wenn es ihn gibt – sie an?

Lange bevor die israelitischen Stämme in Kanaan einfielen und es in Besitz nahmen, gab es dort den weitverbreiteten religiösen Glauben, dass Eltern ihr Leben und ihre Zukunft sicherten, wenn sie ihrem Gott eines ihrer Kinder opferten. In der Regel war es das erstgeborene Kind. Das ursprüngliche Heiligtum, in dem diese Kinder geopfert wurden, ist nach sorgfältigen Ausgrabungen begehbar. In seiner Mitte steht ein massiver Altar aus Stein, auf dem offensichtlich mehrere dieser Kinder zur gleichen Zeit geopfert und verbrannt wurden. Ich bin um diesen Altar herumgegangen und gedachte dieser Kinder mit Liebe.

Erinnert uns dieses Zeugnis, lang vor der Landnahme der israelitischen Eroberer, auch an den Opfertod Jesu zu Ehren seines Vaters im Himmel? Es gibt auch hier die Vorstellung innerhalb der Kirche, dass alle, die an ihn glauben, durch seinen Tod am Kreuz von ihren Sünden erlöst wurden, weil Gott durch dieses Schlachtopfer mit uns versöhnt und wir seiner Gnade sicher wurden.

Hier bin ich vorausgeeilt. Vorher, nach der Landnahme, war es unter vielen Israeliten ebenfalls üblich, ihre Erstgeborenen einem Gott zu opfern. Dieser Gott hieß Moloch. Nahe Jerusalem hatte er einen Tempel. In ihm stand eine Statue von ihm in Form eines Ofens. Dorthin brachten Eltern ihre erstgeborenen Kinder – vielleicht war es immer ihr erstgeborener Sohn – und warfen sie unter lauten Gesängen in das Feuer dieses Gottesofens. Ihr lautes Singen sollte die Schreie ihrer Kinder übertönen.

Viele Propheten wetterten gegen diesen Kult. Dennoch hielt er sich lange, bis ans Ende Jerusalems durch die babylonische Besetzung. Die Frage ist: Hält sich dieser Kult auch unter den Christen? Offensichtlich ja, jedoch als ein frommer Ritus verschleiert. Die gläubigen Christen sagen dann, dass sie ein Kind Gott weihen, auch hier mit der Vorstellung, damit den Segen Gottes über sich herabzurufen.

Eine extreme Form, in die sich diese Vorstellung verkleidet, ist der Märtyrertod. Es muss einen seltsam anmuten, wie sehr die Märtyrer in der Kirche verehrt werden, sodass selbst ihre Reliquien den Gläubigen Heil bringen.

Hier gehe ich zurück zu den üblichen Formen, ein Kind Gott zu weihen, zum Beispiel die, eine Tochter ins Kloster zu schicken. Dabei erscheinen die Gott geweihten Jungfrauen sogar als Bräute Christi und Gott geweiht in einer heiligen Hochzeit. Allerdings verbunden mit dem Verzicht auf einen irdischen Bräutigam und auf eigene Kinder. Dennoch waren die Eltern stolz auf diese Kinder, brachten sie ihnen doch durch ihr Opfer Gottes Segen.

Etwas Ähnliches gilt für die Söhne, die bereit waren, in einen Orden einzutreten, vor allem für jene, die Priester wurden. Auch sie mussten zur größeren Ehre Gottes der Ehe entsagen, um allein für Gott da zu sein, der an ihnen – so war die Vorstellung – besonderes Wohlgefallen hatte, ebenso an ihrer Familie.

Zwar sind diese Opfer im Vergleich zu den früheren Kinderopfern unblutig, so wie auch das Messopfer unblutig ist, in dem dennoch der blutige Tod Jesu wiederaufgenommen und wiederholt wird. Zugleich verlangen auch diese Opfer von den Geopferten das Letzte.

Ich habe mich hier auf die Kirche beschränkt. Dennoch wirkt diese Vorstellung von Menschenopfern in anderen Bereichen auf ähnliche Weise, da sogar blutig. Wenn deutsche Soldaten in die Schlacht zogen, sangen sie zum Beispiel das Lied:

»Deutschland, sieh uns, wir weihen
dir den Tod als kleinste Tat.
Grüßt er einst unsere Reihen,
werden wir die große Saat.«

Die Frage ist: Welche Mythen wirken hier weiter? Sind wir gegen sie gefeit? Auch hier tut Abschied not und eine tief wirkende Entmythologisierung. Wenn diese gelingt, gelingt uns der Abschied von einem Gottesbild, das Kinderopfer will. Und es gelingt der Abschied von einem Jesusbild, das diesem Glauben Vorschub leistet, zum Beispiel in der Vorstellung, dass wir mit ihm sein Kreuz tragen. Mit diesem Abschied gelingt der Abschied von allen Göttern, die um ihrer Herrlichkeit willen Menschenopfer verlangen, unter welcher Verkleidung auch immer.

Wo landen wir danach? Wir landen jenseits dieser Götter bei einer anderen Liebe, die keine Opfer will und keine braucht. Die Frage bleibt: Wie viele Opfer zu bringen und wie viel Entsagung zu üben waren wir bereit, um einen Gott zu versöhnen? Wie viele Opfer und Entsagungen haben wir von anderen verlangt und ihnen auferlegt, um unseren Gott zu versöhnen und gnädig zu stimmen? Auf welcher Seite standen wir? Standen wir auf beiden Seiten? Die Frage ist: Wie können wir uns von diesem Gottesbild befreien? Wir lassen es fallen. Wie? Mit Liebe für alle und auch für uns selbst.

Nach meiner Erkenntnis auf dem Heißen Stuhl machte ich zunächst weiter wie bisher. Mein 2016 verstorbener Freund Pater Hermann Stenger, Psychologieprofessor und wie ich Gruppendynamiker, verschaffte mir in Wien einen Platz für eine Lehranalyse, die ich einige Monate später begann und die zum festen Bestandteil einer psychoanalytischen Ausbildung gehörte. Der künftige Psychoanalytiker wird dabei selbst zum Analysanden, um Klienten unbelastet besser verstehen zu können. Hermann Stenger und mich verband auch der kritische Blick auf das von der Kirche geforderte Priesterleben.

Vier Monate nach dem Kurs bei Ruth Cohn hielt ich in Rom ein Gruppendynamik-Seminar für Ordensleute ab. Dabei kam ich mit einem amerikanischen Priester ins Gespräch. Wir tauschten unsere Erfahrungen aus, und blitzartig wusste ich: Jetzt ist für mich die Zeit für den Austritt aus dem Orden gekommen. Wieder verspürte ich diese innere Sicherheit – wie damals bei meinem Entschluss zur Flucht aus der amerikanischen Kriegsgefangenschaft.

Ein Ja ist immer auch ein Nein, und ein Nein ist immer auch ein Ja. Denn wenn ich Ja zu etwas sage, sage ich zu etwas anderem Nein, und wenn ich Nein zu etwas sage, sage ich zu etwas anderem Ja. Wenn sich ein Paar das Jawort gibt, sagt es zu allen anderen möglichen Partnern Nein. Dieses Ja ist hier auf einen Vollzug gerichtet, auf ein Handeln. Es schließt jenes Handeln aus, das dem bejahten Handeln entgegensteht. Daher engt man durch dieses Ja seine Handlungsfreiheit ein, allerdings mit einem entsprechenden Gewinn, der einen die Einschränkung vergessen lässt.
Doch was ist die Freiheit für jemanden ohne ein Ja? Sie besteht nur so lange, bis man sich für etwas entscheidet. Ohne eine Entscheidung für etwas, also ohne ein Ja, ist die Freiheit leer. Was sollte sie einem denn bringen, wenn man sie nicht für ein Ja und einen dem Ja entsprechenden Vollzug nutzt.
Ähnlich ist es mit dem Nein. Mit dem Nein schließt man ein Ja und einen dem Ja entsprechenden Vollzug aus. Das Nein verweigert das Handeln. Nach dem Nein hat man jedoch die Freiheit, sich neu oder anders zu entscheiden. Man nimmt sich also durch das Nein die Freiheit zu einem anderen Ja. Das Nein ist sozusagen die Vorbereitung für ein anderes Ja. Ohne ein Ja und ein dem Ja entsprechendes Handeln bleibt das Nein, ähnlich wie die Freiheit, leer. Wenn man Ja gesagt hat, kann man sich dennoch auch neu entscheiden. Die neue Entscheidung führt das Ja weiter. Oder man sagt zu dem, was man vorher bejaht hat, wieder Nein und gewinnt damit die Freiheit zu einem anderen Ja und zu einem anderen Handeln. So scheint es zumindest. Aber die Möglichkeiten zu einem neuen Ja in wesentlichen Dingen sind begrenzt. Zu viel Ja

wirkt am Ende wie ein Nein. Es schränkt die eigenen Möglichkeiten ein, weil andere diesem Ja nicht mehr trauen. Ähnlich geht es einem mit zu viel Nein. Beides macht am Ende einsam.

Noch in Rom leitete ich meinen Austritt aus dem Orden ein. Man erklärte mir, dass ich mit keiner Unterstützung durch die katholische Kirche zu rechnen, dass ich auf eigenen Füßen zu stehen hätte – ohne irgendwelche Sicherheiten. Aber auf die konnte ich gut verzichten. Durch meine Arbeit als Gruppendynamiker war ich finanziell unabhängig. Ich wartete auch nicht auf eine Genehmigung für meinen Austritt durch die Kirche, ich ging einfach. Mein Orden machte erst gar nicht den Versuch, mich zu halten. Man wusste, dass es zwecklos war.

Ja, ich brach ein ewiges Gelübde. Ja, ich wurde der Kirche untreu. Und das alles mit gutem Gewissen.

Treue ergibt sich aus einer Bindung, sie stimmt vorgegebenen Grenzen zu. Sie handelt innerhalb dieser Grenzen und ist verlässlich. Wenn sie innerhalb dieser Grenzen gegenseitig ist, sichert sie einem Zugehörigkeit, vertieft die Bindung an andere und umgekehrt. Sie ist also ein kostbares Gut.

Was geschieht aber, wenn man sich über diese Grenzen hinausentwickelt? Wenn sie einem nicht nur Sicherheit geben, sondern einen auch gefangen halten? Treue muss sich auf Größeres hin entwickeln. Menschliche Treue kann daher nur vorläufig sein, bis die Umstände eine Erweiterung erfordern. Diese baut manchmal auf dem Früheren auf, lässt es damit auch untergründig weiterbestehen. Dann vollzieht sich die Entwicklung ohne größeren Bruch, zum Beispiel wenn das Kind, obwohl es eine eigene Familie gründet, mit seiner Herkunftsfamilie liebevoll verbunden bleibt.

Manchmal erfordert diese Entwicklung aber auch den Abschied von etwas Früherem, ein Zurücklassen von etwas, das nicht nur vorbei ist, sondern sich auch als unzulänglich oder verkehrt erwiesen hat. Vielen Soldaten ging es so, als sie aus dem Zweiten Weltkrieg heimkehrten und einsehen mussten, dass die Treue, die ihnen abverlangt wurde, für sie und ihre Gegner oft nur Unheil brachte, dass sie ihnen Schlimmes und oft auch Verbrecherisches abverlangt hatte.

Blinde Treue und blinder Gehorsam verhindern nicht nur jede Entwicklung, sie lähmen sogar. Wahre Treue dagegen ist treu zum Ganzen der Wirklichkeit. Sie geht über die Treue zu einer einzelnen Person oder zu einer bestimmten Gruppe hinaus und schließt andere gemäß den Umständen und der erfahrenen Aufgabe mit ein. Ja, in gewisser Weise geht sie sogar über die Treue zu sich selbst hinaus, zum Beispiel über die Treue zur eigenen Vergangenheit und dem, was man Charakter nennt. Diese Treue ist nur im Hinblick auf das größere Ganze verlässlich, nicht aber im engeren Bereich. Daher beginnt jeder entscheidende Fortschritt in moralischer, politischer, religiöser und humaner Hinsicht mit dem Überschreiten früherer Grenzen, mit einem Abschied oder Abfall und manchmal mit einer Treulosigkeit. Es ist aber dann immer ein Fortschritt auf Größeres hin und aus Treue zu einer Einsicht, einer anders erkannten Wirklichkeit und der aus ihr sich ergebenden Aufgabe.

Nun noch ein Wort zur erzwungenen Treue, zum Beispiel, wenn ein einfaches Versprechen oder ein Ja oder ein Nein nicht genügen darf und an seine Stelle ein Eid oder ein Gelübde tritt. Wir sehen das vor Gericht, wenn eine Aussage unter Eid verlangt wird, oder bei den sogenannten Treueeiden. Dazu gehört der Eid auf die Verfassung, der Fahneneid, der Amtseid und in der Kirche so etwas Perverses wie der Antimodernisten-Eid, durch den sich jemand verpflichten muss, gewissen Lehren (oder Einsichten) nicht anzuhängen.

Eng damit verwandt sind die Gelübde, zum Beispiel die Ordensgelübde der Armut, der Keuschheit und des Gehorsams und, in manchen Orden noch zusätzlich, das Gelübde des absoluten Gehorsams gegenüber dem Papst. In diesem Fall sind es ewige Gelübde, die für ein ganzes Leben binden und so jede weitere Entwicklung über sie hinaus verhindern und unterbinden sollen. Diese Eide oder Gelübde werden gefordert als Bedingungen der Zugehörigkeit. Wer sie verweigert, darf nicht Mitglied werden oder bleiben. Warum aber diese Eide und Gelübde? Warum genügt nicht eine einfache Zusage oder ein Versprechen? Jesus hat seinen Jüngern gesagt: »Eure Rede soll so sein: Ja sei Ja, Nein sei Nein. Was darüber hinausgeht, ist vom Bösen« (Matth. 5,37). Worum geht es also beim Eid oder beim Gelübde? Dabei wird ein rächender Gott angerufen, der Angst machen soll, dessen Strafe man fürchten soll, wenn man den Eid oder das Gelübde bricht. Gott fordert aber gar nicht von uns, dass wir einen solche Eid oder ein solches Gelübde halten. Er lässt sich auch nicht als Zeuge für eine Aussage oder ein Gelöbnis anrufen, als könnten wir ihn als Büttel benutzen, um den, der einen Falscheid schwört oder einen Eid oder ein Gelübde bricht, zur Rechenschaft zu ziehen und zu bestrafen.

Wer Eide oder ein Gelübde fordert, will einen Untergebenen einschüchtern, als hätte er Gott auf seiner Seite und als sei Gott ihm untertan. Einen solchen Gott kann es nicht geben. Wer ihn auf diese Weise anruft oder jemanden zwingen will, ihn auf diese Weise anzurufen, stellt sich über Gott. Daher sind alle diese Eide oder Gelübde, wenn sie über ein einfaches Versprechen oder eine Zusage hinausgehen, nichtig.

Wenn wir schon hier gezwungenermaßen von Gott in menschlichen Bildern reden, könnten und dürften wir vielleicht auch sagen: Er ist es seiner Ehre schuldig, sich nicht in den Dienst solcher Eide oder Gelübde zu stellen. Und wenn hier einer Strafe verdient, sind es nicht jene, die einen solchen Eid oder solche Gelübde brechen, sondern jene, die sie verlangen und fordern. Nur wer vor dem hier verehrten Gott den Mut hat, solche Eide oder Gelübde zu brechen und sich nicht den Versprechen oder Gelübden anderer zu unterwerfen, ist dem größeren Menschlichen und Göttlichen treu.

Ich habe mich hier dazu hinreißen lassen, vom Göttlichen in einer Weise zu reden, die sogar hinsichtlich von Menschen entwürdigend wäre. Ich möchte mich davon jetzt nachdrücklich distanzieren und mich in Ehrfurcht neigen vor dem, was uns, obwohl erahnt, unergründlich und unsagbar bleiben muss.

Ich war nicht länger Priester; ich war nicht länger Ordensbruder. Und doch: Erst in diesem Moment wurde ich zum wirklichen Priester; erst jetzt konnte ich mich aus tiefstem Herzen, ganz ohne Vorschriften und Grenzen, den Menschen zuwenden. In diesem Sinne bin ich mein gesamtes Leben Priester geblieben.

Und noch etwas hatte ich begriffen: Der eigene Weg ist für jeden der richtige. Jede Abweichung von ihm entfremdet ihn von sich selbst, von seiner Zufriedenheit, von seiner Kraft und von seinem tiefsten Glück. Im Grunde hat man keine Wahl, als dem eigenen Weg zu folgen, selbst wenn man meint, man könne und dürfe und müsse sogar von ihm abweichen. Vielleicht denkt man, ein anderer Weg sei leichter oder erfüllender, oder das Ziel, zu dem er führt, sei höher und er führe uns am Ende sogar über uns selbst hinaus. Doch der andere Weg kann nur von jemandem beschritten werden, dessen Weg es tatsächlich ist. Nur er ist auf diesem Weg mit sich im Einklang und hat von daher die Kraft, den Mut und die Bereitschaft, ihn auch zu gehen.

Manchmal ist man versucht, den eigenen Weg mit anderen Wegen zu vergleichen, und hält dann so manchen Weg für besser oder schlechter, erhabener oder niedriger, besonders oder gewöhnlich, den einen für gut, den anderen für verwerflich. Doch keiner ist auf seinem Weg anders als ein anderer, der einen anderen Weg als den ihm zugehörigen anerkennt und ihn als seinen Weg geht. In dieser Hinsicht, dass alle nur ihrem eigenen Weg folgen und ihn nicht verlassen können, sind sie und ihre Wege einander völlig gleich. Denn letztlich ist jedem der eigene Weg vorgegeben. Vor allem durch die Herkunft, durch das Eingebundensein in die Schicksale der Familie, durch das Geschlecht, durch die Begabung und die geistigen und körperlichen Grenzen. Letztlich aber durch die eigene Bestimmung, die eigene innere Stimme und den Platz, der einem im Ganzen zukommt.

Dennoch, wenn man anderen auf seinem eigenen Weg begegnet, geht man gemeinsam ein Stück weit auch den gleichen Weg, lernt voneinander, begleitet und unterstützt sich gegenseitig. Doch dann kommt die Zeit, den eigenen Weg wieder allein zu gehen. Auf diese Weise kreuzen sich oft viele eigene Wege, münden manchmal ineinander, sodass sie eine Zeit lang nicht mehr voneinander zu unterscheiden sind. Bis dann das Eigene sich wieder durchsetzt und man auf dem eigenen Weg zu seiner Fülle findet.

Zu meinem Austritt aus dem Orden und meiner Niederlegung des Priesteramts habe ich später eine Geschichte geschrieben.

Der Abschied

Ich lade Sie jetzt ein zu einer Reise zurück in die Vergangenheit, wie wenn Leute sich nach Jahren noch einmal aufmachen, um dorthin zurückzukehren, wo damals Entscheidendes geschah. Doch diesmal lauert keine Gefahr, alles ist schon überstanden. Eher ist es, wie wenn alte Kämpfer, nachdem schon lange Frieden ist, noch einmal über jenes Schlachtfeld schreiten, auf dem sie sich bewähren mussten. Lange wächst schon wieder Gras darüber, und Bäume blühen und tragen Frucht. Vielleicht erkennen sie sogar den Ort nicht wieder, weil er nicht so erscheint, wie sie ihn im Gedächtnis hatten, und sie brauchen Hilfe, um sich zurechtzufinden.

Denn merkwürdig ist, wie unterschiedlich wir Gefahr begegnen. Ein Kind zum Beispiel steht starr vor Schreck vor einem großen Hund. Dann kommt die Mutter, nimmt es auf den Arm, die Spannung löst sich, und es beginnt zu schluchzen. Doch bald schon dreht es seinen Kopf und schaut, nun aus der sicheren Höhe, unbefangen auf das fürchterliche Tier.

Ein anderer, wenn er sich geschnitten hat, kann nicht mit ansehen, wie sein Blut fließt. Sobald er aber wegschaut, fühlt er nur wenig Schmerz. Schlimm ist es also, wenn alle Sinne zusammen im Geschehen gefangen sind, sie nicht mehr einzeln und getrennt zum Zuge kommen können und der Einzelne dann von ihnen überwältigt wird, sodass er nicht mehr sieht und hört und fühlt, was wirklich ist.

Wir gehen jetzt auf eine Reise, bei der ein jeder, wie er will, das Ganze zu Gesicht bekommt, doch nicht auf einmal. Und auch das Ganze miterlebt, doch mit dem Schutz, den er sich wünscht. Bei der er auch verstehen mag, was zählt, eins nach dem anderen. Wer will, der mag sich auch vertreten lassen wie einer, der es sich gemütlich macht in seinem Sessel und dann die Augen schließt und träumt, er sehe sich die Reise machen, und der, obwohl er doch zu Hause bleibt und schläft, es alles miterlebt, als wäre er dabei.

Die Reise geht in eine Stadt, die einmal reich war und berühmt, doch jetzt schon lange einsam ist und leer, wie eine Geisterstadt im Wilden Westen. Man sieht die Stollen noch, in denen Gold gegraben wurde. Die Häuser sind noch fast intakt. Sogar das Opernhaus ist noch zu sehen. Doch alles ist verlassen. Schon lange gibt es hier nichts mehr als nur Erinnerung.

Wer auf diese Reise geht, der sucht sich einen Kundigen, dass er ihn führt. Und so kommt er zu dem Ort, und die Erinnerung wird wach. Hier also war es gewesen, was ihn so sehr erschüttert hatte, was er auch heute noch nur schwer erinnern will, weil es so schmerzlich war. Doch jetzt scheint die Sonne über der verlassenen Stadt. Wo einmal Leben war, Gedränge und Gewalt, ist Ruhe eingekehrt, fast Frieden.

Sie wandern durch die Straßen, und dann finden sie das Haus. Er zögert noch, ob er es wagen will hineinzugehen, doch sein Begleiter will zuerst allein voraus, um es schon vorher anzusehen und um zu wissen, ob der Ort nun sicher sei und ob noch etwas übrig ist von damals.

Inzwischen schaut der andere draußen durch die leeren Straßen, und Erinnerungen kommen hoch an Nachbarn oder Freunde, die es dort gegeben hatte. Erinnerungen an Szenen, in denen er glücklich war und heiter, voll Lebenslust und Tatendrang, wie Kinder, die durch nichts zu bremsen sind, weil sie nach vorn drängen, zum Neuen hin, zum Unbekannten, Großen, Weiten, zu Abenteuer und zu bestandener Gefahr. So vergeht die Zeit.
Dann winkt ihm sein Begleiter nachzukommen. Er tritt nun selbst in das Haus, kommt in den Vorraum, schaut sich um und wartet. Er weiß, welche Menschen ihm damals hätten helfen können, damit er es ertragen hätte, Menschen, die ihn liebten und die auch stark und mutig waren und wissend. Ihm ist, als wären sie nun hier, als höre er ihre Stimme und spüre ihre Kraft. Dann nimmt ihn sein Begleiter bei der Hand, und beide öffnen sie die eigentliche Tür.
Da steht er nun und ist zurückgekehrt. Er fasst die Hand, die ihn hierhergeführt, und schaut sich ruhig um, damit er sehe, wie es wirklich war, das eine und das andere, das Ganze. Seltsam, wie anders er es wahrnimmt, wenn er gesammelt bleibt und an der Hand des Helfers. Wenn er auch das erinnert, was lange ausgeklammert war, wie wenn sich endlich fügt, was auch dazugehört. So wartet er und schaut, bis er es alles weiß.
Dann aber überkommt ihn das Gefühl, und hinter dem, was vordergründig war, spürt er die Liebe und den Schmerz. Ihm ist, als sei er heimgekommen und schaue auf den Grund, wo es kein Recht mehr gibt und keine Rache. Wo Schicksal wirkt und Demut heilt und Ohnmacht Frieden stiftet. Sein Helfer hält ihn bei der Hand, dass er sich sicher fühle. Er atmet tief und lässt dann los. So fließt es ab, was sich so lange angestaut, und ihm wird leicht und warm.
Als es vorbei ist, schaut ihn der andere an und sagt: »Vielleicht hast damals du dir etwas aufgebürdet, was du hier liegen lassen musst, weil es dir weder gehört noch zugemutet werden darf. Zum Beispiel angemaßte Schuld, als müsstest du bezahlen, was andere genommen haben. Leg es hier ab. Auch das, was sonst dir

fremd sein muss: der anderen Krankheit oder Schicksal oder Glaube und Gefühl. Auch die Entscheidung, die zu deinem Schaden war, lass sie jetzt zurück.«

Die Worte tun ihm gut. Er kommt sich vor wie jemand, der schwere Last getragen hat und sie nun niederlegt. Er atmet auf und schüttelt sich. Ihm ist zuerst, als sei er federleicht.

Der Freund beginnt noch mal zu reden: »Vielleicht hast damals du auch etwas abgelegt und aufgegeben, das du behalten musst, weil es zu dir gehört. Zum Beispiel eine Fähigkeit, ein inniges Bedürfnis. Vielleicht auch Unschuld oder Schuld, Erinnerung und Zuversicht. Den Mut zum vollen Dasein, zur dir gemäßen Tat. Nun sammle es wieder ein und nimm es mit in deine Zukunft.«

Auch diesen Worten stimmt er zu. Dann prüft er, was er weggegeben und jetzt sich wieder nehmen muss. Als er es nimmt, fühlt er den Boden unter seinen Füßen und spürt sein eigenes Gewicht.

Dann führt der Freund ihn ein paar Schritte weiter und kommt mit ihm zur Tür im Hintergrund. Sie öffnen sie und finden ... das Geheimnis, das versöhnt.

Nun hält es ihn nicht länger an dem alten Ort. Er drängt zum Aufbruch, dankt dem freundlichen Begleiter und macht sich auf den Weg zurück.

Zu Hause angekommen, braucht er noch Zeit, um sich zurechtzufinden mit der neuen Freiheit und der alten Kraft. Doch heimlich plant er bereits die nächste Reise, diesmal in neues, unbekanntes Land.

Therapieausbildungen und Heirat

Nach meinem Austritt aus dem Orden zog ich sofort nach Wien und begann die Lehranalyse sowie eine psychoanalytische Ausbildung beim Wiener Arbeitskreis für Tiefenpsychologie. Er war einst von dem Psychologen und Psychoanalytiker Igor A. Caruso gegründet worden. Caruso war zur Zeit meines Eintritts bereits Professor an der Universität Salzburg und genoss durch seine Hinwendung zu linken intellektuellen Strömungen weit über die Grenzen Österreichs hinaus den Ruf eines progressiven Hochschullehrers. Erst knapp dreißig Jahre später wurde die dunkle Seite seiner Vita bekannt. Darauf werde ich an späterer Stelle eingehen.

Finanziell war ich abgesichert. Ich galt als einer der angesehensten Gruppendynamiker Europas und gab nicht nur in Deutschland, sondern auch in vielen anderen Ländern wie beispielsweise der Schweiz und Italien Kurse. Sie wurden von ganz unterschiedlichen Personen – von Priestern bis zu Psychotherapeuten – besucht. Häufig gab ich auch Kurse in Klöstern. Besonders den Novizen riet ich, neben dem Theologiestudium noch einen anderen Beruf zu erlernen. Erst mit einer Alternative könnten sie sich wirklich frei für das Priesteramt entscheiden.

Dennoch war das Leben außerhalb der Klostermauern eine gewaltige Umstellung für mich. Ich war inzwischen fünfundvierzig Jahre alt und Single, wie man heute so schön sagt. Allerdings hatte ich mich zuvor nie um alltägliche Dinge wie

Einkaufen, Putzen oder Kochen kümmern müssen. Im Kloster wurde einem alles abgenommen. Ich erinnere mich, wie ich am Anfang meiner Wiener Zeit in einem Käseladen stand und keine Ahnung hatte, wie viel einhundert oder fünfhundert Gramm ausmachen. Um mich nicht zu sehr zu blamieren, bestellte ich einfach die gleiche Käsemenge wie eine Frau vor mir. Die Größe ihres Stückes schien mir auch für mich passend zu sein.

Wenig später lernte ich meine sechs Jahre jüngere erste Frau Herta kennen, eine Sozialarbeiterin und Psychagogin. Sie war zu dem Zeitpunkt Nonne in einem Wiener Kloster. Wir trafen uns öfter, freundeten uns an, und schließlich trat auch sie aus dem Kloster aus. Mir war klar, dass jetzt eine Heirat der nächste angebrachte Schritt wäre. Doch ich war mir dessen nicht so sicher. Einerseits wünschte ich mir eine Partnerin, andererseits genoss ich die zuvor nicht gekannte Unabhängigkeit. Außerdem konnte ich mir vorstellen, dass es für eine Frau nicht einfach wäre, mit jemandem wie mir verheiratet zu sein. Als Mönch hatte ich die vergangenen Jahrzehnte nur unter Männern gelebt und keine Erfahrung im privaten Umgang mit Frauen. Ich beschloss deshalb, die Entscheidung über die Heirat einem Zeichen zu überlassen. Das hatte bei meiner Flucht aus dem amerikanischen Gefangenenlager ja auch gut geklappt.

Ich plante damals, nach meiner Ausbildung als Psychoanalytiker wieder nach Südafrika zurückzukehren, um dort zu arbeiten und zu leben. Also entschied ich, Herta zu sagen, dass ich sie heiraten wolle – allerdings nur unter der Bedingung, dass sie später mit mir nach Südafrika gehen würde. Sollte sie damit einverstanden sein – so überlegte ich –, dann würde ich das als ein gutes Zeichen für diese Ehe werten. Herta erklärte sich sofort bereit mitzukommen. Damit hatte ich nicht gerechnet.

Den Mann zieht es zur Frau, weil ihm als Mann die Frau fehlt. Und die Frau zieht es zum Mann, weil ihr als Frau der Mann fehlt. Denn das Männliche ist auf das Weibliche bezogen. Daher braucht der Mann, um Mann zu sein, die Frau, und umgekehrt. Erst wenn der Mann eine Frau zu seiner Frau macht und sie zur Frau hat, und erst wenn die Frau den Mann zu ihrem Mann macht und ihn zum Mann hat, sind sie Mann und Frau und werden als dieser Mann und diese Frau ein Paar.

Damit die Paarbeziehung zwischen Mann und Frau hält, was sie verspricht, muss der Mann ein Mann sein und ein Mann bleiben und muss die Frau eine Frau sein und eine Frau bleiben. Daher muss der Mann darauf verzichten, sich das Weibliche als etwas Eigenes anzueignen und es zu haben, als könnte er selbst eine Frau werden und eine Frau sein. Und die Frau muss darauf verzichten, sich das Männliche als etwas Eigenes anzueignen und es zu haben, als könnte sie selbst ein Mann werden und ein Mann sein. Denn in der Paarbeziehung ist der Mann für eine Frau nur dann bedeutsam, wenn er ein Mann ist und ein Mann bleibt. Und die Frau ist für den Mann nur dann bedeutsam, wenn sie eine Frau ist und eine Frau bleibt.

Wenn der Mann in sich selbst das Weibliche entwickeln und haben würde, würde er keine Frau brauchen; und wenn die Frau in sich selbst das Männliche entwickeln und haben würde, würde sie keinen Mann brauchen. Daher leben viele Männer und Frauen, die in sich die Eigenschaften des anderen Geschlechts entwickeln, allein. Sie genügen sich selbst.

Zur Ordnung der Liebe zwischen Mann und Frau gehört daher als Erstes, dass der Mann die Frau zur Frau und dass die Frau den Mann zum Mann will. Wenn sich daher in einer Paarbeziehung der Mann oder die Frau mehr aus anderen Gründen wollen, zum Beispiel zum Vergnügen oder zur Versorgung oder weil der andere reich ist oder arm, gebildet oder einfach, katholisch oder evangelisch oder weil einer den anderen erobern oder schützen, bessern oder retten will oder ihn, wie man so schön sagt, als Vater oder

Mutter seiner Kinder will, dann ist das Fundament auf Sand gebaut und im Apfel schon der Wurm.
Zur Ordnung der Liebe in der Beziehung zwischen Mann und Frau gehört auch, dass sich beide als ebenbürtig anerkennen. Jeder Versuch, sich dem anderen gegenüber entweder überlegen wie Eltern oder ausgeliefert wie ein Kind zu verhalten, wird ihre Partnerschaft einengen und gefährden. Wenn der Mann oder die Frau sich verhalten, als seien sie dem anderen gegenüber erziehungsberechtigt, dann nehmen sie sich einem Ebenbürtigen gegenüber Rechte heraus, wie sie die Eltern gegenüber ihren Kindern haben. Oft entzieht sich dann der andere dem Druck und sucht außerhalb der Partnerschaft Erleichterung und Ausgleich.
Die besondere und in einem tiefen Sinn unauflösliche Bindung zwischen Mann und Frau entsteht aber durch den Vollzug ihrer Liebe. Nur er macht den Mann und die Frau zum Paar, und nur er macht das Paar auch zu Eltern. Geistige Liebe allein und die öffentliche Anerkennung ihrer Beziehung genügen dazu nicht.
Im Vollzug der Liebe zeigt sich die Überlegenheit des Fleisches über den Geist, und es zeigt sich seine Wahrhaftigkeit und Größe. Zwar ist man manchmal versucht, das Fleisch gegenüber dem Geist abzuwerten, so als sei niedriger, was aus Trieb und Bedürfnis und Sehnsucht und Liebe geschieht, als das, was einem Vernunft und sittlicher Wille gebieten. Doch das Triebhafte erweist seine Weisheit und Kraft gerade dort, wo das Vernünftige und Sittliche an seine Grenzen stößt und versagt. Denn durch den Trieb wirkt ein höherer Geist und ein tieferer Sinn, vor dem unsere Vernunft und unser sittliches Wollen, wenn es schwer wird, zurückschrecken und fliehen.
Durch den Vollzug der Liebe verlässt der Mann, nach einem schönen Wort der Bibel, Vater und Mutter und hängt seinem Weibe an, und beide werden zu einem Fleisch. Dasselbe gilt auch für die Frau. Diesem Bild entspricht ein Vorgang in der Seele, den man durch seine Wirkung als wirklich erfahren kann, denn er bewirkt eine Bindung, die sich, auch wenn man es anders wollte, als unaufhebbar und daher auch als nicht wiederholbar erweist.

Man könnte einwenden, dass eine Scheidung und eine ihr folgende neue Beziehung das Gegenteil beweisen. Doch eine zweite Beziehung wirkt anders als eine erste. Ein zweiter Mann und eine zweite Frau spüren die Bindung ihres Partners an seine erste Frau und an ihren ersten Mann. Das zeigt sich, wenn ein zweiter Mann und eine zweite Frau sich nicht trauen, den neuen Partner als ihren Mann oder als ihre Frau im vollen Sinn wie den ersten zu nehmen und ihn als ihren Mann oder als ihre Frau auch zu behalten. Denn beide Partner erfahren die zweite Beziehung der ersten gegenüber wie Schuld. Das gilt auch dann, wenn der erste Partner verstorben ist, denn wirklich getrennt wird man vom ersten Partner nur durch den eigenen Tod.
Eine zweite Beziehung gelingt daher nur, wenn die Bindung an frühere Partner anerkannt und gewürdigt wird und wenn die neuen Partner wissen, sie bleiben den früheren nachgeordnet und stehen bei ihnen in der Schuld. Doch eine Bindung im ursprünglichen Sinn wie in einer ersten Beziehung bleibt ihnen versagt. Deswegen werden bei der Trennung einer zweiten Beziehung Schuld und Verpflichtung in der Regel geringer erlebt als beim Bruch einer ersten festen Beziehung.

Anderthalb Jahre nach der Hochzeit hatte ich Post aus Rom im Briefkasten: Es war die Genehmigung der Kurie für meine Heirat. Merkwürdig – ich hatte schließlich nie um Erlaubnis gebeten.

Meine Frau und ich blieben noch ein Jahr in Wien, dann hatte ich meine Ausbildung in Psychoanalyse mit allen Prüfungen abgeschlossen. Ich hatte in der Zeit außerdem das gesamte gewaltige Werk von Freud gelesen und kannte mich bestens mit Widerstand und Projektionen aus, was mir bei meiner späteren Arbeit auf dem Gebiet der Familienaufstellung von großem Nutzen war. Für die Anerkennung meiner psychoanalytischen Ausbildung fehlten mir damals lediglich noch 20 Stunden Lehranalyse. Die wollte ich in den nächsten

Monaten nachholen, denn ich hatte in dem kleinen, rund sechstausendfünfhundert Seelen zählenden Ort Ainring im Berchtesgadener Land nahe der österreichischen Grenze und der Stadt Salzburg ein Einfamilienreihenhaus gekauft.

Nach dem Umzug schloss ich mich dem Salzburger Arbeitskreis für Tiefenpsychologie an, dem Professor Igor A. Caruso vorstand. Das erschien mir aufgrund seines exzellenten Rufes eine gute Wahl. Außerdem war es in gewisser Weise die logische Fortsetzung meiner Ausbildung beim Wiener Arbeitskreis für Tiefenpsychologie, der ja seinerzeit auch von Caruso gegründet worden war. Nicht zuletzt war diese Verbindung für meine angestrebte Zulassung als Psychoanalytiker notwendig.

Caruso war zur damaligen Zeit eine der gefeiertsten Figuren der Psychologieszene, von vielen wie ein Guru verehrt – und das, obwohl sich in seiner Person die Verstrickung mit dem NS-Regime inklusive enger Freundschaften mit überzeugten Nationalsozialisten mit der Marx und Hegel verbundenen kritischen Sozialphilosophie der Frankfurter Schule paarte. Diese Gegensätzlichkeit wurde allerdings erst Jahrzehnte später thematisiert und ist ein weiteres Beispiel dafür, wie sich Verbindungen aus dem Dritten Reich – ähnlich wie im Bereich der Richter und Staatsanwälte – auch noch lange nach dem Zweiten Weltkrieg von der Öffentlichkeit unbemerkt, aber von Verantwortlichen geduldet und sogar vielfach beschützt, halten konnten. Im Rückblick erscheint es mir wie ein Fluch, der auf meiner Generation lag, dass sich manchmal der Lebensweg von Nazigegnern wie mir mit dem von lange unerkannt gebliebenen Erfüllungsgehilfen jenes grausamen und menschenverachtenden Regimes erneut kreuzte.

Igor Alexander Graf Caruso, 1914 in der damals zu Südrussland gehörenden Stadt Tiraspol (heute Moldawien/Transnistrien) geboren, entstammte einer Kleinadelsfamilie, die Russland nach der Oktoberrevolution verließ. In Belgien hatte er Pädagogik studiert, promovierte 1937 und arbeitete dort in einer Erziehungsberatungsstelle. Zwei Jahre später zog er nach Estland, um dort seine erste Frau Irina Grauen zu heiraten. Über Umwege gelangte das Paar 1942 nach Österreich, was vor allem dem Ehemann der Schwester Irinas, einem Angehörigen der SS, zu verdanken war. Mit dessen Hilfe erhielt Caruso eine Stelle als Erzieher und Gutachter in der berüchtigten Wiener Jugendfürsorgeanstalt Am Spiegelgrund. Zu dieser Einrichtung gehörte eine »Nervenheilanstalt für Kinder« mit einer sogenannten Kinderfachabteilung.

Was sich dort an Grauen abspielte, wurde 2012 in dem von Reinhard Sieder und Andrea Smioski im Auftrag der Stadt Wien erstellten, mehr als fünfhundert Seiten umfassenden Endbericht zur »Gewalt gegen Kinder in Erziehungsheimen der Stadt Wien« beschrieben: »Kinder mit ›erb- und anlagebedingten Leiden‹ wie auch ›debile, bildungsunfähige Minderjährige‹ werden ausgesondert und medizinischen Experimenten unterworfen; hunderte von ihnen schließlich mit Luminal getötet.« (Seite 44)

Der Arzneistoff Luminal gehört zu der Gruppe der Barbiturate. Er wird in der Epilepsiebehandlung und zur Narkosevorbereitung verwendet. In der Heilanstalt Leipzig-Dösen war 1940 das sogenannte Luminal-Schema entwickelt worden, das anfangs nur bei der Kindereuthanasie zum Einsatz kam. Über mehrere Tage hinweg erhielten die Patienten dreimal täglich eine leichte Überdosis gespritzt. Kombiniert mit einer gleichzeitigen Unterernährung trat nach kurzer Zeit der Tod durch Lungenentzündung ein.

Weiter heißt es in dem Endbericht bezogen auf den »Spiegelgrund«: »Das Euthanasieprogramm trifft erbkranke Säuglinge und Kinder, epileptische Kinder oder Kinder, an denen Psychiater ›Schwachsinn‹ diagnostizieren, die meisten in der

Säuglingsabteilung, die im internen Jargon als ›Reichsausschussabteilung‹ bezeichnet wird. Hier wird die Mehrheit der dokumentierten 789 Kinder am Spiegelgrund umgebracht.« (Seite 42)

Mindestens vierzehn Kinder, so lautet heute der Vorwurf, wurden auf der Grundlage von Gutachten Carusos ermordet. Er selbst hat sich dazu nie bekannt. Obwohl seit Mitte der 1970er-Jahre einiges auf Carusos Verbindung zu dem Euthanasieprogramm »Am Spiegelgrund« hingewiesen hatte, gab es erst 2008 Gewissheit. Die Wissenschaftshistorikerin und Psychoanalytikerin Eveline List hatte die im Wiener Stadt- und Landesarchiv liegenden Gutachten Carusos gesichtet und die sich daraus ergebenden Erkenntnisse veröffentlicht.

1942 wechselte Caruso beruflich zur Wiener Städtischen Nervenheilanstalt Döbling und entwickelte eine enge Freundschaft mit seinem Chef, dem Psychiater Alfred Prinz von Auersberg (1899 bis 1968). Das NSDAP-Mitglied war seit 1938 SS-Mitglied und als SS-Rottenführer, dem höchsten Rang der Dienstgradgruppe der Mannschaften der Schutzstaffel, bei der SS-Ärzteschaft aktiv. Er wurde nach dem Krieg als NS-Mitläufer eingestuft, da ihm eine direkte Beteiligung an Euthanasiemaßnahmen nicht nachgewiesen werden konnte. 1946 setzte er sich mit seiner Familie nach Brasilien ab und war in der Folgezeit sowohl in Südamerika als auch in den USA tätig. Ab 1953 kehrte er auch wiederholt nach Europa zurück. Carusos enge Verbindung mit Auersberg verhinderte nach dem Krieg seine Aufnahme in die auf Sigmund Freud zurückgehende Wiener Psychoanalytische Vereinigung. Er gründete deshalb den Wiener Arbeitskreis für Tiefenpsychologie.

Zu gesellschaftlichem Ansehen gelangte Caruso durch seine zweite Ehe mit Maria Mayer-Gunthof, Tochter des einflussreichen Unternehmers und späteren Mitgründers und langjährigen Präsidenten der Vereinigung Österreichischer Industrieller, Franz Josef Mayer-Gunthof. Als NS-Gegner war er im KZ Mauthausen inhaftiert gewesen. Das Schicksal seines Schwiegervaters als KZ-Häftling legte sich wie ein verdeckender Schleier über Carusos Vergangenheit, zumal er ab 1952 eine christliche Psychologie propagierte. In der Folgezeit avancierte er zum Lieblingspsychoanalytiker der Wiener Society und des Klerus. Seine spätere Hinwendung zu intellektuellen linken Strömungen und sein Bekenntnis zu Karl Marx und Herbert Marcuse ließen ihn außerdem zu einer Leitfigur der Achtundsechziger-Studentenbewegung werden.

Caruso, der sich ab 1956 zu Vorträgen und zu einer Gastprofessur in Südamerika aufhielt, war eigenen Angaben zufolge in Brasilien zum Professor ernannt worden. Von 1966 bis 1967 hielt er Vorlesungen an der Medizinischen Fakultät der Universität Graz, anschließend erhielt er eine Stelle als Lehrbeauftragter an der Universität Salzburg. Er profilierte sich als progressiver Hochschullehrer und Psychoanalytiker. Nachdem ein Ruf an die Freie Universität Berlin im Raum stand, ernannte ihn 1972 Hertha Firnberg, Österreichs erste Wissenschaftsministerin, ohne Habilitation und ohne Durchführung eines Berufungsverfahrens zum Professor für Klinische Psychologie und Sozialpsychologie. Caruso war dabei auch der einzige Professor Österreichs, der Psychoanalyse lehrte.

Seine Berufung war umso erstaunlicher, als er über kein psychologisches, sondern lediglich ein pädagogisches Studium verfügte. Zwar behauptete er, bei dem Wiener Professor und Begründer der psychoanalytischen Pädagogik August Aichhorn (1878 bis 1949) sowie dem deutschen Psychiater und Hochschullehrer Viktor Emil von Gebsattel (1883 bis 1976), auf den die Gründung des bekannten Würzburger Instituts für Psychotherapie und Medizinische Psychologie zurückgeht, eine psychoanalytische Ausbildung absolviert zu haben. Dazu fehlen allerdings die Nachweise.

Caruso gründete den Salzburger Forschungs- und Arbeitskreis für Tiefenpsychologie und Psychosomatik, später in

Salzburger Arbeitskreis für Tiefenpsychologie umbenannt. Zu den Vorstandsmitgliedern zählte Gerhart Harrer (1917 bis 2011), seit 1971 Professor für Forensische Psychiatrie an der Juristischen Fakultät der Universität Salzburg. Bereits als Gymnasiast hatte dieser sich beim NS-Schülerbund engagiert, trat später dem NSD-Studentenbund bei und wurde im Februar 1935 Mitglied der damals in Österreich illegalen SS und der SS-Standarte 89. Ihr hatte auch Otto Planetta angehört, der am 25. Juli 1934 einen der beiden tödlichen Schüsse auf den österreichischen Bundeskanzler Engelbert Dollfuß abgegeben hatte und sechs Tage später hingerichtet wurde. Seit 1940 war Harrer Mitglied der NSDAP. Als Mitglied der SS-Studiengemeinschaft an der Universität Wien befasste er sich intensiv mit Erbbiologie und Rassenhygiene. Harrer arbeitete während des Krieges als Assistenzarzt bei Carusos Freund Alfred von Auersberg in dessen neurologisch-neurochirurgischen Sonderlazaretten.

Engen Kontakt pflegte Harrer auch zu dem Euthanasiearzt Heinrich Gross (1915 bis 2005), der an der Ermordung von Kindern in der Anstalt Am Spiegelgrund, der früheren Arbeitsstätte Carusos, beteiligt war und später der meistbeauftragte Gerichtspsychiater Österreichs wurde. Am Spiegelgrund beteiligte sich Gross an medizinischen Experimenten, vor allem bei Pneumoencephalografien an zahlreichen Kindern. Dabei wurde für eine Röntgenaufnahme Luft über das Rückgrat in die Gehirnkammer gepresst. Auf diese Weise wollte man erforschen, ob Tuberöse Sklerose – eine Mutation in dem TSC1- oder TSC2-Gen mit unkontrolliertem Zellwachstum und Tumorbildung als Folge – beim lebenden Patienten erkannt werden könnte.

Erst 1975 wurde Heinrich Gross' Vorleben bekannt, für das er nicht strafrechtlich belangt wurde. Die Verjährungsfrist für Totschlag war bereits verstrichen und die Staatsanwaltschaft weigerte sich beharrlich, eine Mordanklage zu erheben. Dies geschah erst 1997. Da Gross nicht vernehmungsfähig war, wurde die für den 21. März 2000 anberaumte Verhandlung auf unbestimmte Zeit verschoben. 2005 verstarb er.

An der erst 1962 wiedergegründeten und deshalb noch jungen Universität Salzburg traf Caruso auf seinen Freund und Schüler aus Wiener Zeiten, den Psychopathologieprofessor Heimo Gastager (1925 bis 1991), sowie auf den Ordinarius für Psychologie, Wilhelm Josef Revers (1918 bis 1987). Die drei bildeten ein Triumvirat, das sich einer tief im Menschlichen verankerten Psychologie verschrieben hatte und so eine besondere Anziehungskraft auf in- und ausländische Studenten ausübte. Zusätzlich wurden soziale Themen und Aktivitäten miteinbezogen, was besonders die Achtundsechzigergeneration ansprach.

Bei meinem Eintritt in den Salzburger Arbeitskreis für Tiefenpsychologie waren all die beschriebenen Zusammenhänge noch nicht öffentlich bekannt. Der Nimbus Carusos war unbeschadet. Als ich wesentlich später Kenntnis von den Hintergründen erhielt, hat mich das schockiert und tief betroffen gemacht – zum einen aus Entsetzen über die begangenen Verbrechen, zum anderen, weil ich mich durch die vorgetäuschte Integrität betrogen fühlte, und schließlich durch den Blick in die Abgründe, die sich auftaten.

Der Abgrund, der uns am meisten Angst macht, ist in uns drinnen. Wir weichen vor ihm zurück. Wir fürchten uns, in ihn zu fallen, von ihm verschlungen zu werden. Wir wehren uns gegen den Sog, der uns in ihn hinabzieht. Wir verleugnen ihn auch, als hätten wir ihn nicht. Wir verleugnen ihn zum Beispiel durch unsere guten Taten, durch unsere Freundlichkeit, durch unsere sichtbare Liebe.
Doch hinter ihnen lauert weiterhin das Unheimliche unseres Abgrunds. Weil wir uns vor ihm fürchten, leben wir anders, manchmal so, als gäbe es ihn für uns nicht. Doch offensichtlich speist

sich unser Gutes weiterhin aus der Abwehr gegen die Anziehung und Macht unseres inneren Abgrunds.
Was ist die Wirkung des Abgrunds für uns am Ende? Hätten wir ohne ihn die entscheidende Kraft zum Dienst am Leben, der es weiterbringt? Warum beschwören wir die Liebe Gottes ohne die gleichzeitige Furcht vor seinem Abgrund? Zum Beispiel vor der Hölle? Ist ein tieferer Abgrund denkbar?
Warum fasziniert sie uns in vielen inneren und äußeren Bildern? Ist sie Gottes Abgrund? Ist sie unserer? Ist die Gottesfurcht unsere Furcht?
Dennoch ist unser Abgrund ein Segen. Er macht uns vorsichtig und schützt uns vor dem Fall, weil wir ihn fürchten. Er begleitet uns, wo immer wir lieben, wo immer wir dienen. Er hält uns wach. Je mehr wir uns über ihn erheben, desto stärker zieht er uns an. Also bleiben wir besser in seiner Nähe und seiner gewahr.

Während meiner Mitgliedschaft im Salzburger Arbeitskreis für Tiefenpsychologie wurde ich gebeten, dort einen Vortrag zu halten. Einige Zeit zuvor war mir das 1970 erschienene Buch »The Primal Scream« (»Der Urschrei«) von Arthur Janov in die Hände gefallen. Ich war von seiner Methode fasziniert und hatte sie auch erfolgreich bei der gruppendynamischen Arbeit eingebracht.

Arhur Janov, 1924 in Los Angeles geboren, war promovierter Psychologe, der zunächst bis Ende der 1960er-Jahre als Psychotherapeut nach der Freud'schen Richtung eine Privatpraxis betrieb. Danach entwickelte er mit der Primärtherapie (*Primal Therapy*) eine eigene Methode. Janov ging davon aus, dass frühkindliche traumatische Erfahrungen und Erlebnisse und der damit verbundene Urschmerz (*Primal Pain*) nicht nur für psychische, sondern auch für physische Erkrankungen verantwortlich wären. Nur wenn diese psychophysischen Zusammenhänge erkannt und die daraus resultierenden tiefen Gefühle erlaubt werden, so Janov, manifestieren sich bleibende Verhaltensänderungen. So dienen zwanghafte Verhaltensweisen wie zum Beispiel Kauf- und Drogensucht, Alkoholismus, Ess- und Spielsucht der Verdrängung von Traumata. Bei der Primärtherapie werden der Urschmerz und die Traumata wieder ins Bewusstsein gerufen und die psychischen Abwehrmechanismen überwunden. So wird der Weg zu einem gesunden und dem eigenen Wesen gemäßen Leben frei.

Die intensive Phase der Primärtherapie mit täglich bis zu drei Stunden dauert meist drei Wochen. Danach folgen bis zu drei Sitzungen wöchentlich. Die Therapie findet in einem schalldichten, gepolsterten, fensterlosen Raum statt, in dem sich die Klienten entweder einzeln oder in Kleingruppen auf Matten legen. Der Klient geht chronologisch in seinen Erinnerungen rückwärts und berichtet von den Ereignissen. Verdrängte Traumata werden bewusst und auch auf körperlicher Ebene als sogenannte Urerlebnisse nochmals durchlebt. Die damit verbundenen schmerzhaften Gefühle sollen durch Schreien, Weinen und Hechelatmung – die auch der indische Guru Bhagwan, der sich später Osho nannte, für seine Therapiegruppen übernahm – gesteigert werden.

Zu den bekanntesten Klienten Janovs zählten übrigens der 1980 in New York ermordete Ex-Beatle John Lennon und seine Frau Yoko Ono. Bereits 1970 hatte sich das Paar, nachdem es das Buch »The Primal Scream« gelesen hatte, mit Arthur Janov in Verbindung gesetzt. John Lennon litt vor allem am Verhältnis zu seinen Eltern. Sein Vater hatte die Familie bereits verlassen, als John Lennon ein Baby war; seine überforderte Mutter Julia Lennon hatte ihn mit fünf Jahren in die Obhut ihrer Schwester Mimi Smith gegeben. Mutter und Sohn kamen sich erst rund zehn Jahre später näher. Doch 1958 starb Julia Lennon, von einem betrunkenen Polizisten außer Dienst überfahren – für den damals siebzehnjährigen John Lennon ein weiteres Trauma, da er nur so kurz die Nähe zur Mutter erleben durfte.

Nach der Primärtherapie bei Arthur Janov schrieb John Lennon den Song »Mother«, der 1970 auf dem Album »John Lennon/Plastic Ono Band« veröffentlicht wurde. »Mother, you had me, but I never had you (Mutter, du hattest mich, aber ich hatte dich nie)«, heißt es da. Und: »Father, you left me, but I never left you (Vater, du verließest mich, aber ich verließ dich nie).« Und der zweizeilige Refrain »Mama don't go, Daddy come home (Mama, geh nicht, Papa, komm nach Hause)« am Ende des Songs steigert sich zu herzzerreißendem Schreien. Primal Scream pur.

Mein Vortrag über Arthur Janovs Buch »The Primal Scream« im Salzburger Arbeitskreis für Tiefenpsychologie fand keinen Anklang. Professor Caruso rief mich danach zu sich und erklärte, dass ich nicht länger Mitglied des Arbeitskreises sein könne. Er schmiss mich also raus. Mehr noch: Er ließ mich wissen, dass er mir die Anerkennung als Psychoanalytiker verweigern würde. »Ich als Bischof einer orthodoxen Kirche kann nicht einen von den Jesus-People nehmen«, erklärte er wörtlich.

Die Jesus-People waren eine christliche Basisbewegung, die an der amerikanischen Westküste entstanden war, ihren Höhepunkt Anfang der 1970er-Jahre erreicht hatte und sich auch auf Europa ausweitete. Sie orientierte sich zum Teil an der Hippie-Ideologie, ihre Anhänger lebten meist in Kommunen und wandten sich gegen die kirchlichen Ritualisierungen und Systeme. Ihr Ziel war, zu dem zurückzufinden, was Jesus eigentlich wollte.

Carusos Aussage war somit natürlich metaphorisch gemeint. Übersetzt hieß das: Er als Gralshüter der Psychoanalyse würde niemanden, der andere Therapiemethoden oder neue Methoden unterstützt, akzeptieren. Das war eigentlich nichts anderes als der Antimodernisten-Eid der katholischen Kirche.

Jahre später erkannte dann doch die Münchner Arbeitsgemeinschaft für Psychoanalyse meine Ausbildung an. 1982 erhielt ich von der Kassenärztlichen Vereinigung Bayerns die Zulassung als nichtärztlicher Psychotherapeut auf dem Gebiet der sogenannten großen Psychotherapie. Diese Zulassung gab ich später wieder zurück, da ich sowieso keine Einzel- oder Gruppentherapien anbot und auch nicht als Psychotherapeut im Sinne des neuen Psychotherapie-Gesetzes arbeitete.

Im Rückblick betrachtet, konnte mir eigentlich nichts Besseres passieren als der Rauswurf aus dem Salzburger Arbeitskreis für Tiefenpsychologie. Ich verließ eine festgefahrene Bahn und öffnete mich neuen Richtungen. Im Grunde genommen wurde so für mich der Weg zu der später von mir begründeten Familienaufstellung frei gemacht.

Zunächst suchte ich weiter nach Therapieformen, die mich bereichern würden. So nahm ich an einem Kurs der amerikanischen Psychotherapeutin, Psycho- und Gruppenanalytikerin Fanita English teil, die zum Zeitpunkt meines Schreibens an diesem Buch ihrem 102. Geburtstag entgegensah. Sie hatte die Transaktionsanalyse des amerikanischen Psychiaters Eric Berne (1910 bis 1970) weiterentwickelt. Berne nutzte die Kommunikationsformen für die Interpretation des Einzelnen bezüglich seiner Realitätswahrnehmung und der Gestaltung des eigenen Lebenswegs. 1969 brachte er das bahnbrechende Buch »What Do You Say After You Say Hello? The psychology of human destiny« heraus (auf Deutsch 1975 unter dem Titel »Was sagen Sie, nachdem Sie ›Guten Tag‹ gesagt haben? Psychologie des menschlichen Verhaltens« bei Kindler, München, erschienen). Dabei ging es um die zur Transaktionsanalyse gehörende Skriptanalyse, die Fanita English als ehemalige Schülerin Bernes bei ihrem Kurs auch vorstellte.

Die Skriptanalyse geht davon aus, dass jeder Mensch einem eigenen Drehbuch, also Skript, folgt, das als unbewusster Lebensplan in der Kindheit wurzelt und sich zu einem Verhaltensmuster in sämtlichen Beziehungen entwickelt. Berne nahm an, dass ein Skript durch negative Anweisungen der Eltern in der Kinderzeit zustande kommt. Die Analyse dieses Skripts gelingt meist über Märchen, Romane oder Lieder, die den Klienten als Kind vor dem fünften Lebensjahr und als Erwachsenen in den letzten zwei zurückliegenden Jahren fesselten. Die dahinterliegenden jeweiligen Kernaussagen werden miteinander in Beziehung gesetzt und in einer lebensbestimmenden Botschaft zusammengefasst. Dafür bot Berne besondere Lösungssätze an. Durch das Bewusstwerden dieses Musters ist ein Ausstieg aus dem eigenen Skript möglich.

Ich brachte die Skriptanalyse auch in meine gruppendynamischen Kurse ein. Mir fielen dabei selbst immer wieder sehr gute Lösungsätze ein. Doch nach einiger Zeit wurde mir diese Therapiemethode unheimlich. Ich nahm dabei etwas auf mich, das mir zu groß war, und zog mich deshalb von der Skriptanalyse zurück. Erst später bei den Familienaufstellungen griff ich sie wieder auf.

1974 flog ich nach Los Angeles und stellte mich Arthur Janov vor, um bei ihm eine Ausbildung in der Primärtherapie zu machen. Zusammen mit meiner Frau Herta ging ich fünf Monate täglich für mehrere Stunden in Janovs Zentrum, anschließend erweiterte ich meine Ausbildung für vier Monate bei einem seiner Schüler in Denver.

Bevor die Ausbildung in Janovs Institut für Primärtherapie losging, wurde ich in sein Büro gerufen. Mir wurde ein zehn Seiten langer Vertrag vorgelegt, in dem weit und breit aufgelistet war, was ich alles später zu tun hätte. Darin stand beispielsweise, wie viel Prozent meiner Einnahmen an Janov abgeführt werden müssten. Das habe ich erst gar nicht richtig gelesen, sondern sofort unterschrieben. Dann hatte ich meine Ruhe. Ich mache schnell ein Versprechen. Es macht mir auch überhaupt nichts aus, ein Versprechen zu geben – und dann mache ich sowieso, was ich für richtig halte. Da bin ich vollkommen jenseits der Moral. Denn wenn jemand ein Versprechen will, verdient er es nicht. Aber ich gebe ihm das Versprechen. Dann ist er zufrieden, und ich bin frei. Andere Schüler Janovs rebellierten gegen den Vertrag, und an denen rächte er sich dann. Das brauchte er bei mir nicht, denn ich hatte ja unterschrieben, und er war zufrieden.

Ich erkannte allerdings, dass die Primärtherapie nur dann eine befreiende Wirkung hat, wenn die sich dabei entwickelnden Gefühle wesentlich sind. Doch mit einer gewissen Übung kann man sich auch in sie hineinsteigern. Und das bewirkt genau das Gegenteil von dem, was mit der Therapie beabsichtigt ist. Es verhindert den Abschied von der Kindheit.

Nach einiger Zeit bei Janov stellte ich fest, dass so manche Reaktionen während der Ausbildung reines Theater waren. Wenn beispielsweise einer der Seminarteilnehmer Geburtstag hatte, bekam er eine Torte geschenkt. Dann war es sozusagen Pflicht zu weinen. Denn man hatte etwas bekommen, was man als Kind nicht erhalten hatte, nämlich Aufmerksamkeit und Zuwendung. Einmal beobachtete ich, wie eine Kursteilnehmerin, eine Therapeutin, solch eine Geburtstagstorte erhielt. Sie weinte herzzerreißend. Ich sagte später zu ihr: »Das war doch nicht echt, das war doch gespielt, oder?« »Ja«, antwortete sie, »aber das muss man hier so machen.« Dieses Weinen war wie ein Verhaltenskodex, der nichts mehr mit innerem Wachstum zu tun hatte.

Die Primärtherapie war für mich unglaublich wichtig. Doch ich merkte nach einiger Zeit, dass sie leicht in einen Engpass führen kann. Es bestand die Gefahr, dass man in der Regression stecken bleibt. Ein Großteil der Gefühle, die während der Therapie geäußert werden, ist zwar sehr dramatisch, aber ohne Kraft. Ich bezeichne sie als Sekundärgefühle, im Gegensatz zu den primären Gefühlen.

Viele Gefühle haben mit einer realen Situation zu tun, zum Beispiel mit dem Tod des Vaters, dem Verlust der Mutter, einer frühen Trennung von der Mutter, mit dem Tod eines Kindes oder mit der Liebe zwischen Mann und Frau. Bei all diesen Gefühlen sind die Augen offen. Wenn wir Zeuge eines solchen Gefühls werden, können wir daran Anteil nehmen, ohne uns selbst aufzugeben, ja, wir fühlen uns bereichert, wenn wir an diesem Gefühl Anteil nehmen. Wir fühlen uns menschlicher. Solche Gefühle nenne ich primäre Gefühle.

Wo sich solche Gefühle zeigen, braucht es keinen Trost, keinen Eingriff von außen. Wenn einer versuchen würde einzugreifen, würde er nur stören. Der Einzelne ist beim primären Gefühl ganz bei sich und hat Kraft. Und noch etwas ist wichtig hier: Nach einem primären Gefühl kann man handeln. Es ist dann klar, was zu tun ist. Aus dem primären Gefühl kommt die Kraft zur Tat.

Anders ist das bei sekundären Gefühlen. Sie dienen der Abwehr eines anderen Gefühls und machen schwach. Sie sind Ersatz für Handeln. Stattdessen fühlen sich andere aufgerufen, etwas zu tun, und wissen doch, dass es umsonst ist. Menschen, die in solchen Gefühlen sind, werden dem, der sie zu trösten oder auf sie einzugehen versucht, zeigen, dass auch er nichts vermag. Warum? Wenn er etwas erreichen würde, müssten auch sie etwas tun. Die sekundären Gefühle dienen also der Abwehr einer Lösung. Durch sie wird ein Problem aufrechterhalten.

Man darf daher nie direkt auf ein solches Problem eingehen, doch man kann versuchen, die Aufmerksamkeit zu verschieben – beispielsweise, indem man einen Witz macht. Oder man schindet Zeit, indem man unter einem Vorwand mal kurz verschwindet. Kommt man zurück, ist bei dem anderen das dramatische Gefühl meist vorbei, denn sekundäre Gefühle gibt es nur in der Gegenwart anderer. Sie lohnen sich nicht ohne Publikum. Vor allem lässt man jemanden in einem solchen Gefühl die Augen aufmachen und genau auf etwas schauen. Denn mit offenen Augen kann ein sekundäres Gefühl nicht aufrechterhalten bleiben. Merkwürdig

ist, dass das eigentliche Gefühl hinter dem sekundären Gefühl oft genau umgekehrt ist wie das gezeigte. Oft lacht jemand, wenn er die Augen aufmacht, nachdem er vorher geschluchzt hat.
Es gibt noch eine weitere Art von Gefühlen. Diese sind übergeordnet. Ich nenne sie Metagefühle. Sie sind reine Kraft. Zu den Metagefühlen gehören der Mut, die Gelassenheit, die Freude, die Weisheit. Denn auch die Weisheit ist ein Gefühl. Der Weise weiß, ob etwas geht oder nicht. Deswegen ist er weise. Er weiß nicht mehr als die anderen, aber er weiß, was geht.

Zurück in Deutschland baute ich einen Raum im Keller meines Hauses für die Primärtherapie aus. Er wurde schalldicht isoliert und mit dunkelroten Lederpolstern verkleidet. Täglich bot ich circa dreistündige Gruppensitzungen für jeweils zehn Teilnehmer an und gab zusätzlich noch zwei Einzelsitzungen. Anfangs veranstaltete ich zwei viermonatige Zyklen Primärtherapie, dann reduzierte ich sie auf vier Wochen. Die kürzere Therapiezeit brachte genauso viel. Später kombinierte ich Primärtherapie und Skriptanalyse, wobei sich die Gewichtung der Therapiemethoden verschob. Bei einem fünftägigen Kurs reservierte ich vier Tage für die Skriptanalyse und nur noch einen für die Primärtherapie. Denn ich hatte im Laufe der Zeit festgestellt, dass der entscheidende Urschmerz aus einer früh unterbrochenen Hinbewegung resultiert. Man hilft als Therapeut dem Klienten deshalb noch einmal durch seine Geburt. Danach unterstützt man ihn bei seiner Hinbewegung zu den Eltern. Das war alles.

Meine Kurse wurden von Psychologen, Psychiatern und Psychotherapeuten, aber auch von einigen Laien wie Managern und Künstlern besucht. Außerdem bot ich bei mir zu Hause Supervisionsseminare für Psychotherapeuten an, bei denen Fälle aus deren Praxis besprochen werden konnten.

1974 veranstaltete ich bei den Lindauer Psychotherapiewochen, die sich seit Anfang der Siebzigerjahre immer mehr von einer Vortragsveranstaltung zu einer Tagung mit Kursen, Seminaren und Übungen in größerem Umfang entwickelt hatten, einen Kurs in Transaktionsanalyse. Einen entsprechenden Workshop bot in jenem Jahr auch der Neurologe, Psychiater und Psychotherapeut Dr. Rüdiger Rogoll an, der als einer der angesehensten Transaktionsanalytiker Europas galt. Er hatte längere Zeit an amerikanischen Kliniken praktiziert und direkt bei Eric Berne gelernt. Rüdiger Rogoll und ich kamen bei den Therapiewochen miteinander in Kontakt, woraus sich nicht nur eine fruchtbare Zusammenarbeit, sondern eine enge Freundschaft entwickeln sollte.

Rüdiger Rogoll nahm danach an einem meiner Primärtherapiekurse teil und kam über Jahre hinweg zu mir zur Supervision. Gleichzeitig bat ich ihn, an meinen Primärtherapiekursen als Supervisor teilzunehmen. 1977 begab ich mich bei ihm außerdem in eine zusätzliche Ausbildung in Transaktionsanalyse, um in die Deutsche Gesellschaft für Transaktionsanalyse aufgenommen zu werden. Doch hier passierte mir das Gleiche wie beim Salzburger Arbeitskreis für Tiefenpsychologie. Obwohl Rüdiger Rogoll mein Mentor war, wurde ich – letztlich wiederum zu meinem Glück – abgelehnt.

Während all der Jahre erlernte ich weitere Therapiemethoden. Denn bis zu meinem fünfzigsten Lebensjahr hatte ich mich nicht fertig gefühlt, ich war immer noch auf der Suche, ich war mir nicht über mich selbst im Klaren. Alles, was ich erlernte, probierte ich an mir und an anderen aus. So konnte ich einen großen psychotherapeutischen Erfahrungsschatz entwickeln – ohne Zertifikate und Verbandsmitgliedschaften. Die hatten mich, ehrlich gesagt, auch nie interessiert. Denn durch sie wäre ich an eine Gruppe mit all ihren Überzeugungen gebunden gewesen. Ich ließ mir aber nie in meine eigenen Gedankengänge hineinreden.

Stark beeindruckt hatte mich die Hypnotherapie nach dem amerikanischen Psychiater Milton Erickson (1901 bis 1980). Er ging davon aus, dass jeder Mensch im Unbewussten die Möglichkeit zur Selbstheilung trägt, die durch Trance aktiviert werden kann. Dabei betonte er die Individualität des Klienten und die damit verbundene Notwendigkeit eines besonderen Zugangs. Milton Erickson begegnete seinen Klienten mit großer Achtung und nahm auch deren kleinste Bewegungen wahr, denn diese sind oft die wichtigsten und offenbaren das eigentliche Anliegen. Dabei stehen sie oft im Gegensatz zu dem, was der Klient sagt. Wenn zum Beispiel jemand etwas erzählt und dabei den Kopf schüttelt, dann stimmt das, was er sagt, oft nicht. Daraus habe ich später viel für die Familienaufstellung gelernt.

Von Milton Ericksons Hypontherapie habe ich auch das Prinzip der einfachen Begriffe übernommen. Bei der Familienaufstellung gibt es deshalb kein Fachchinesisch, jeder kann alles sofort und leicht verstehen. So spreche ich beispielsweise nicht von Identifikationen, sondern von übernommenen Gefühlen.

Ein tieferes Verständnis der Hypnotherapie Milton Ericksons hatte ich drei seiner Schüler zu verdanken. Das waren zum einen die beiden 1947 geborenen US-Psychologen Jeffrey K. Zeig und Stephen R. Lankton, die sich in ihren Publikationen und Lehrtätigkeiten um die Erklärung und Systematisierung der Methode Ericksons verdient gemacht hatten. Später war ich zusätzlich von der Arbeit des amerikanischen Psychologen Stephen Gilligan (1954 geboren) beeindruckt. Er entwickelte Ericksons Hypnotherapie zur sogenannten Self-Relations Psychotherapy weiter. Mithilfe dieser »selbstbezogenen Psychotherapie« regte er seine Klienten dazu an, negatives Denken in positive Energie umzuwandeln. Dabei integrierte er Elemente aus dem Aikido, dem Buddhismus und der Meditation.

Die Hypnotherapie ergänzte ich um eine Ausbildung im Neurolinguistischem Programmieren (NLP), was im Grunde angewandte und erweiterte Hypnotherapie ist. Bei dieser Methode geht es darum, mithilfe der Sprache das Denken und Handeln zu beeinflussen. Man lernt, festgefahrene Haltungen und die damit einhergehenden inneren Bilder durch minimale Veränderungen aus ihrer Starre zu lösen. Gleichzeitig hilft NLP, sich selbst und andere besser zu verstehen. So trägt NLP zum Gelingen von Kommunikation bei.

Ich bot selbst NLP-Kurse an, vor allem aber hatte ich durch die Hypnotherapie und durch das NLP die therapeutische Bedeutung von spontanen Geschichten kennengelernt. Sie vermögen auf respektvolle und unaufdringliche Weise, den Klienten zu positiven Veränderungen anzuregen. Nur zu gern hätte ich sie auch in meine Arbeit eingebracht, doch mir fielen einfach keine ein – bis in einem Kurs plötzlich jemand sagte: »Erzähl doch mal eine Geschichte.« Das war wie eine Initialzündung, und mir schoss sofort die Geschichte vom kleinen und großen Orpheus in den Kopf, einfach so. Ich mag diese Geschichte sehr, denn sie zeigt, worauf es im Leben wirklich ankommt.

Das Glück scheint uns verlockend und trügerisch, anziehend und gefährlich. Denn oft bringt was wir wünschen Unglück und was wir fürchten Glück. Manchmal klammern wir uns lieber an das Unglück, weil es uns sicher scheint oder groß. Oder weil wir es für Unschuld halten oder für Verdienst oder für ein Unterpfand kommenden Glücks. Dann verachten wir vielleicht das Glück als gewöhnlich oder als vergänglich und flüchtig. Oder wir fürchten es wie Schuld und Verrat oder wie Frevel. Oder wie einen Vorboten des Unglücks. Die Geschichte habe ich deshalb »Zweierlei Glück« genannt:

Zweierlei Glück

In alter Zeit, als die Götter den Menschen noch sehr nahe schienen, lebten in einer kleinen Stadt zwei Sänger namens Orpheus. Der eine von den beiden war der Große. Er hatte die Kithara erfunden, eine Vorform der Gitarre, und wenn er in die Saiten griff und sang, war die Natur um ihn verzaubert. Wilde Tiere lagen zahm zu seinen Füßen, hohe Bäume bogen sich ihm zu: Nichts konnte seinen Liedern widerstehen. Weil er so groß war, warb er um die schönste Frau. Danach begann der Abstieg.

Während er noch Hochzeit hielt, starb die schöne Eurydike, und der volle Becher, noch während er ihn hob, zerbrach. Doch für den großen Orpheus war der Tod noch nicht das Ende. Mithilfe seiner hohen Kunst fand er den Eingang in die Unterwelt, stieg hinab ins Reich der Schatten, setzte über am Strom des Vergessens, kam vorbei am Höllenhund, trat lebend vor den Thron des Totengottes und rührte ihn mit seinem Lied.

Der Tod gab Eurydike frei – doch unter einer Bedingung: Orpheus durfte sich nicht nach ihr umdrehen, bis sie die Unterwelt verlassen hätten. Orpheus war so glücklich, dass ihm die Häme hinter dieser Gunst entging. Er machte sich auf den Weg zurück und hörte hinter sich die Schritte der geliebten Frau. Sie kamen heil am Höllenhund vorbei, setzten über am Strom des Vergessens, begannen den Aufstieg zum Licht, sahen es von ferne. Da hörte Orpheus einen Schrei – Eurydike war gestolpert –, erschrocken drehte er sich um, sah noch die Schatten fallen in die Nacht und war allein. Fassungslos vor Schmerz sang er das Abschiedslied: »Ach, ich habe sie verloren, all mein Glück ist nun dahin!«

Er selbst fand ans Licht zurück, doch das Leben war ihm bei den Toten fremd geworden. Als betrunkene Frauen ihn zum Fest des neuen Weines führen wollten, weigerte er sich, und sie zerrissen ihn bei lebendigem Leibe. So groß war sein Unglück, so vergeblich seine Kunst. Aber: Alle Welt kennt ihn!

Der andere Orpheus war der Kleine. Er war nur ein Bänkelsänger, trat bei kleinen Festen auf, spielte für die kleinen Leute, machte

eine kleine Freude und hatte selbst Spaß dabei. Da er von seiner Kunst nicht leben konnte, lernte er noch einen anderen, gewöhnlichen Beruf, heiratete eine gewöhnliche Frau, hatte gewöhnliche Kinder, sündigte gelegentlich, war ganz gewöhnlich glücklich und starb alt und lebenssatt.
Aber niemand kennt ihn – außer mir!

Nach dieser Geschichte war der Bann gebrochen. Ich habe viele Geschichten geschrieben. Sie fallen mir in bestimmten Situationen ganz spontan ein. Bis heute lasse ich sie in Seminare einfließen. Oft ist eine Geschichte für einen bestimmten Klienten bestimmt, doch das verrate ich nicht. Ich erzähle sie immer der ganzen Gruppe. Denn häufig fühlen sich auch andere von ihr berührt. Das ist beispielsweise der Fall bei folgender Geschichte, die eigentlich für einen Klienten, der an Asthma litt, bestimmt war.

Die Räumung

Jemand wohnt in einem kleinen Haus, und im Laufe der Jahre sammelt sich in seinen Kammern viel Gerümpel an. Viele Gäste brachten ihre Sachen mit, und wenn sie weiterzogen, ließen sie so manchen Koffer stehen. Es ist, als seien sie noch hier, obwohl sie längst schon fortgegangen sind, für immer.
Auch was der Eigentümer selbst angesammelt hat, bleibt in dem Haus erhalten. Nichts soll vorbei sein und verloren gehen. Auch an zerbrochenen Dingen hängt Erinnerung, und daher bleiben sie und nehmen dem Besseren den Raum.
Erst als der Hausherr fast erstickt, beginnt er aufzuräumen. Er fängt mit seinen Büchern an. Will er die alten Bilder immer noch betrachten und fremde Lehren und Geschichten immer noch verstehen? Was längst erledigt ist, schafft er aus seinem Haus, und in den Kammern wird es licht und hell.
Dann öffnet er die fremden Koffer und schaut, ob sich noch etwas findet, was er gebrauchen kann. Dabei entdeckt er einige Kostbar-

keiten und legt sie auf die Seite. Den Rest schafft er nach draußen. Er wirft das alte Zeug in eine tiefe Grube, deckt sie fein säuberlich mit Erde zu und sät dann Gras darüber.

Man erkennt leicht, was den Unterschied zwischen einer direkten Aufforderung zum Handeln und dem Erzählen einer Geschichte ausmacht. Meist fühlt sich derjenige, dem ein guter Rat erteilt wird, unterlegen. Wie schützt er sich dann gegen diesen Verlust des Selbstwertgefühls? Um seine Würde zu bewahren, folgt er dem Rat nicht und macht möglicherweise sogar genau das Gegenteil. Geschichten dagegen lassen ihm seine Würde, dem darin versteckten Rat wird gern gefolgt. So sorgen sie für Heilung.

Ich beschäftigte mich auch mit der Provokativen Therapie des Amerikaners Frank Farrelly (1931 bis 2013), Professor für Soziale Arbeit und Psychiatrie. Bei seiner Kurzzeittherapie forderte er den Klienten humorvoll heraus, indem er ihm, ohne zu verletzen oder zu beleidigen, sein sich selbst beeinträchtigendes Verhalten oder ihn lähmende Gedanken vorhielt. So gelang es dem Klienten, über sich selbst zu lachen und die Freiheit für Veränderungen zu gewinnen.

Außerdem besuchte ich Kurse des in Bukarest geborenen, lange in Wien lebenden und 1925 nach Amerika übergesiedelten Psychiaters und Begründers des Psychodramas, Jacob Levy Moreno (1889 bis 1974). Wie bei einem Theaterstück stellt dabei der Klient als Hauptdarsteller sein seelisches Thema dar. Mithilfe der Gruppe und durch Unterstützung des Spielleiters, also des Therapeuten, soll so durch die Aktivierung von Spontaneität und Kreativität die Abkehr von festgefahrenen Rollenstrukturen ermöglicht werden.

In den 1970er-Jahren gewann aber noch eine andere Richtung an Bedeutung: die Familientherapie. Sie sollte der Wegbereiter für die später von mir begründete Familienaufstellung werden.

1973 war zunächst in den USA, dann 1982 auch auf Deutsch das damals wegweisende Buch »Unsichtbare Bindungen. Die Dynamik familiärer Systeme« von Iván Böszörményi-Nagy (1920 bis 2007, gemeinsam mit Geraldine M. Spark) erschienen. Der in Budapest geborene, lange in Wien lebende und später in die USA emigrierte Professor für Psychiatrie war Leiter des Eastern Pennsylvania Psychiatric Institute in Philadelphia, das sich zur größten Ausbildungsstätte für die Familientherapie in Amerika entwickelte. Zu seinen bedeutendsten Neuerungen zählte die Mehrgenerationen-Perspektive, die mehr als zwei Generationen einer Familie bei der Therapie berücksichtigt. So soll die Weitergabe von Konfliktmustern und die Wiederholung von Beziehungsmustern verhindert werden. Anhand empirischer Daten hatte Böszörményi-Nagy zudem erkannt, dass schizophrene Patienten erfolgreicher behandelt werden konnten, wenn Familienmitglieder in die Therapie miteinbezogen wurden.

Besonders bedeutsam war für mich die Arbeit der amerikanischen Psychotherapeutin Virginia Satir (1916 bis 1988), die auch oft Mutter der Familientherapie genannt wird. Sie bemühte sich, ähnlich wie Iván Böszörményi-Nagy, die Familie des Klienten über Generationen hinweg in ihre therapeutische Arbeit einzubeziehen, um so an Mustern und Problematiken innerhalb des Familiensystems arbeiten zu können. 1959 war Virginia Satir Mitglied des Gründungsteams des berühmten Mental Research Institute in Palo Alto bei Stanford. Unter ihrer Leitung entstand dort das erste amerikanische Ausbildungsprogramm für Familientherapie.

Zu den herausragenden Leistungen Virginia Satirs gehörte die Entwicklung der sogenannten Familienskulptur. Dabei stellen sich die wirklichen Familienmitglieder wie zu einer menschlichen Skulptur auf. Ihre Beziehungen untereinander drücken sich in den eingenommenen Körperhaltungen sowie in den dabei aufkommenden Gedanken und Gefühlen aus. So kann der Klient erkennen, wie die Beziehung zu sich selbst und zu anderen Menschen durch verborgene Prozesse und Strukturen im Familiensystem bestimmt wird.

Außerdem entwickelte Virginia Satir die Methode der Familienrekonstruktion, eine Mischung aus Psychodrama und Gestalttherapie. Der Klient schlüpft dabei in verschiedene Rollen aus der Familiengeschichte und erlebt so prägende oder traumatische Ereignisse nach. Auf diese Weise kann er seine eigenen Perspektiven verändern.

Eine enge Verbindung und auch Freundschaft entwickelte sich mit der Psychologin Jirina Prekop, die 1970 aus der Tschechoslowakei nach Deutschland gekommen war. Sie arbeitete mit der sogenannten Festhaltetherapie. Später hielten wir gemeinsam einige Seminare ab, bei denen wir diese Therapieform mit meiner Familienaufstellung kombinierten.

Anfang der 1980er-Jahre nahm ich bei den Lindauer Psychotherapiewochen an einem Kurs der Psychiaterin und Ärztlichen Direktorin des Universitätsklinikums Hamburg-Eppendorf (UKE), Thea Schönfelder (1925 bis 2010), teil. Sie war die erste Frau, die in Deutschland auf einen Lehrstuhl für Kinder- und Jugendpsychiatrie berufen wurde. Durch sie bin ich dem Familienstellen begegnet. Thea Schönfelder arbeitete bei der Familienskulptur nicht mit den wirklichen Familienmitgliedern des Klienten, sondern mit Stellvertretern, also Personen aus der Gruppe, die den Platz des jeweiligen Familienmitglieds einnahmen und diese Person vertraten.

Thea Schönfelder wählte mich bei dem Kurs als Stellvertreter für den Vater eines schizophrenen Jungen aus. Völlig unbedarft ließ ich mich aufstellen, selbstsicher und guten Mutes. Auf einmal verschob sie den Stellvertreter des Jungen, und ich fiel in ein tiefes Loch, ich war nicht mehr ich selbst. Am Ende fühlte ich mich wie in einer anderen, einer weiten und friedlichen Landschaft. Später begegnete ich Thea Schönfelder noch einmal bei den Lindauer Psychotherapiewochen und war wieder von ihrer Arbeit tief bewegt. Was dabei ablief, konnte ich nicht verstehen. Auch sie selbst gab keine Erklärungen zu den Hintergründen.

Später besuchte ich im amerikanischen Snowmass, hoch in den Rocky Mountains, ein vierwöchiges Seminar zur Familientherapie. Es wurde von den beiden US-Familientherapeuten Ruth McClendon und Les Kadis geleitet. Wieder war ich in einer Rolle als Stellvertreter, und abermals ging ich durch Höhen und Tiefen. Immer noch fehlte mir das Verstehen, und auch McClendon und Kadis gaben keine Erklärungen.

Ein Jahr später kamen Ruth McClendon und Les Kadis nach Deutschland und boten zwei Kurse in Mehrfamilientherapie an. Dabei therapierten sie fünf Familien, Eltern und Kinder, fünf Tage lang gleichzeitig. Was sich dabei im Einzelnen abspielte, konnte ich erneut nur schwer erfassen. Das Erleben war da, doch das Verstehen blieb aus. Doch ich begriff eins: Hier lag die Zukunft.

Der Durchbruch zur Familienaufstellung

Die Familienaufstellung war mir also nicht als Erkenntnis quasi vom Himmel zugefallen. Vielmehr hatten mir die Arbeiten von Thea Schönfelder, von Virginia Satir, von Ruth McClendon und Les Kadis eine Ahnung von bislang unbekannten seelischen Wirkungszusammenhängen vermittelt. Den Zugang hierzu erleichterte mir im Wesentlichen die Skriptanalyse, die ich lange in meinen Kursen angeboten hatte. Ihr Erfinder, Eric Berne, hatte ja herausgefunden, dass wir unser Leben nach einem geheimen Plan leben, wie nach einem Skript, das wir auf der Bühne des Lebens fast wortgetreu aufführen. Ich stellte allerdings fest, dass es in dem Skript Sätze gibt, die nicht zum eigenen Leben passen.

Diese Erkenntnis kam mir bei einem Gespräch mit meinem Freund Dr. Rüdiger Rogoll. Er erzählte mir von der Skriptanalyse eines Klienten, der als Geschichte aus der frühen Kindheit das Märchen von Schneewittchen nannte und als Geschichte aus den vergangenen zwei Jahren die Kassandra-Saga. Kassandra ist in der griechischen Mythologie die schöne Tochter des trojanischen Königs Priamos. Der Gott Apollon verliebte sich in sie und verlieh ihr die Gabe, die Zukunft zu sehen. Doch Kassandra verschmähte ihn, woraufhin Apollon die ihr verliehene Gabe verfluchte. Niemand sollte ihren Vorhersagen Glauben schenken. Vergeblich warnte sie vor dem Untergang Trojas. Nach dessen Eroberung wurde sie von Ajax dem Lokrer im Tempel der Athene vergewaltigt und von Agamemnon als Sklavin nach Mykene gebracht. Dort wurde er von seiner Frau Klytaimnestra und ihrem Geliebten Aigisthos ermordet. Das gleiche Schicksal erlitt Kassandra.

Im Märchen Schneewittchen soll die schöne Königstochter auf Geheiß ihrer bösen Stiefmutter umgebracht werden. Doch sie kann zu den sieben Zwergen fliehen.

Der diese beiden Geschichten verbindende Satz bei der Skriptanalyse lautete: »Eine junge Frau von hohem Geblüt geht von zu Hause weg.« Rüdiger Rogoll bat daraufhin den Klienten, seinen Vater auf diesen Satz anzusprechen. Der antwortete ihm Folgendes: »Jetzt muss ich es dir wohl sagen. Vor der Ehe mit deiner Mutter war ich mit einer anderen Frau zusammen. Mit ihr hatte ich ein Kind, ein Mädchen. Doch wir lebten auf dem Land, da war ein uneheliches Kind unmöglich, es wurde als Bastard angesehen. Um das Mädchen zu schützen, schickten wir es weit weg zu einer anderen Familie.« Der Klient hatte davon nichts gewusst. Trotzdem vertrat er in seinem Lebensskript seine Halbschwester.

Als ich dies hörte, war ich wie elektrisiert. Denn ich hatte eine ähnliche Erfahrung gemacht. Einer meiner Klienten nannte Shakespeares Tragödie Othello als Skript. In dem Theaterstück bringt der Feldherr Othello, angestachelt durch eine Intrige, aus Eifersucht seine Frau Desdemona und anschließend sich selbst um. Eric Berne war davon ausgegangen, dass die Skripte durch negative Anweisungen der Eltern in der Kinderzeit zustande kommen. Aber ein Kind kann nicht persönlich erfahren, was die Figur Othello bedeutet. Ich fragte den Klienten deshalb: »Wer in deiner Familie hat wen aus Eifersucht umgebracht?« »Mein Großvater seinen Rivalen«, lautete die Antwort.

Plötzlich wurde mir klar: Die meisten Skripte hängen nicht mit persönlichen Erfahrungen zusammen. Sie wurden vielmehr von anderen Familienmitgliedern übernommen. Das Skript, das wir in unserem Leben spielen, wurde zuvor schon von einer anderen Person aus unserer Familie aufgeführt. Im Grunde übernehmen und wiederholen wir es. Das war der Moment, als ich begriff, was eine Verstrickung ist: Wir werden in unserem Leben in das Schicksal einer anderen Person verstrickt. Und ich begriff auch, was zu dieser Verstrickung führt: Wir werden in das Schicksal von Personen verstrickt, die unserer Familie verloren gegangen sind, weil sie in ihr vergessen oder von ihr ausgeschlossen wurden. Auf einmal verstand ich, was bei den Familienaufstellungen ablief. Dabei kommt über die Stellvertreter ans Licht, wer diese Ausgeschlossenen sind und wie sie wieder in die Familie und in unser Herz zurückgeholt werden können – zur Erleichterung für viele.

Zur gleichen Zeit ging mir beim Schreiben eines Vortrags über Schuld und Unschuld in Systemen auf, dass es eine Ursprungsordnung gibt. Die Früheren in Systemen haben Vorrang vor den Späteren. Das war für mich der Durchbruch zur Familienaufstellung. Die weiteren Ordnungen, die ich Ordnungen der Liebe genannt habe und die in Familiensystemen herrschen, erschlossen sich mir in der Meditation. Damit verbrachte ich ja täglich mehrere Stunden.

Wie alle großen Erkenntnisse kündigte sich das, was später zur Familienaufstellung führen sollte, in verschiedenen klugen Köpfen gleichzeitig an. Eine Ahnung von dem Großen, das in Familiensystemen wirkt, war gleichsam bei mehreren Personen bereits virulent vorhanden. Hierzu zählen sicherlich Eric Berne, Thea Schönfelder und Virginia Satir, Ruth McClendon und Les Kadis, Jeff Zeig und Iván Böszörményi-Nagy.

Auch der große Schweizer Psychiater Carl Gustav Jung (1875 bis 1961) schrieb bereits in seiner 1962 posthum erschienenen Autobiografie: »Als ich an den Ahnentafeln arbeitete, ist mir die merkwürdige Schicksalsverbundenheit deutlich geworden, die mich mit den Vorfahren verknüpft. Ich habe sehr stark das Gefühl, dass ich unter dem Einfluss von Dingen oder Fragen stehe, die von meinen Eltern und Großeltern und den weiteren Ahnen unvollendet und unbeantwortet gelassen wurden. Es hat oft den Anschein, als läge ein unpersönliches Karma in einer Familie, welches von den Eltern auf die Kinder übergeht. So schien es mir immer, als ob auch ich Fragen zu beantworten hätte, die bei meinen Ahnen schon schicksalsmäßig aufgeworfen, aber noch nicht beantwortet worden sind, oder als ob ich Dinge vollenden oder auch nur fortsetzen müsse, welche die Vorzeit unerledigt gelassen hat.« (Carl Gustav Jung: Erinnerungen, Gedanken, Träume. Aufgezeichnet und herausgegeben von Aniela Jaffé. Walter Verlag Zürich und Düsseldorf, Sonderausgabe, 13. Auflage 2003, Seite 237) Für mich ist es beeindruckend, wie früh, nämlich etwa zehn Jahre vor der Entstehung der Familientherapie und rund zwei Jahrzehnte vor der Familienaufstellung, Carl Gustav Jung ein Gefühl für Verstrickungen in der Familie entwickelt hatte. Bis heute bin ich all meinen Lehrmeistern dankbar, die mich zum Verstehen der Gesetze, die in Familiensystemen wirken, geführt und getragen haben. Dass ich diese erkennen durfte, sehe ich als ein großes Geschenk an. Diese Erkenntnis wurde mir gegeben, von welcher Macht auch immer. Einstein würde vielleicht sagen, dass es die Macht der Gedanken war. Denn als er einmal gefragt wurde, was ihn auf die Relativitätstheorie gebracht habe, antwortete er sinngemäß, dass es das ständige Nachdenken darüber gewesen sei.

Ich persönlich glaube, dass das Verstehen größerer Zusammenhänge immer auch eine Gnade ist. Deshalb blicke ich mit großer Demut auf das, was ich mit der Familienaufstellung bewirken durfte. Nie hätte ich mir träumen lassen, dass diese von mir sogenannte Lebenshilfe einmal weltweit praktiziert werden würde. Dass ich damit so vielen Menschen helfen konnte, erfüllt mich mit Glück und tiefer Dankbarkeit gegenüber meinem Schicksal.

Wann fühlen wir uns auf eine besondere Weise erfolgreich? Wenn das, was wir unternehmen, dem Leben dient. In diesem Sinne ist der größte Erfolg ein Kind und später alles, was ein Kind lebenstüchtig macht, bis es das Leben weitergeben kann.

Was immer uns auf eine Weise gelingt, die dem Leben von uns und anderen dient, ist ein bleibender Erfolg. Mit ihm wird das Leben erhalten und weitergebracht.

Sind wir auf solche Erfolge stolz? Auf eine gute Weise ja. Eltern sind auf ihre Kinder stolz, und wir, wenn uns etwas gelingt, das auch sonst reiche Ernte bringt, sind ebenfalls stolz. Hier ist der Stolz das nach außen gezeigte Glück, das wir dem Leben auf eine gute Weise gedient haben. Diese Erfolge sind bleibend, weil das Leben mit ihnen weitergeht.

Siege sind ebenfalls Erfolge. Persönliche, wenn wir in einem Wettkampf die besten waren. Der Wettbewerb um den besten Platz und die Energien, die er freisetzt, dienen dem Leben. Alle, die sich am Wettbewerb beteiligen, auch die, denen er aufgezwungen wird, um zu überleben, bringen das Leben weiter, selbst wenn sie im Einzelfall unterliegen. Alles Leben muss sich durchsetzen, es gelingt, wenn es sich durchsetzt. Wir müssen uns auf allen Gebieten des Lebens dem Wettbewerb stellen und ihn bejahen.

Viele, die miteinander im Wettbewerb standen, können sich zusammentun, um gemeinsam mehr zu erreichen, als es ihnen als Einzelnen möglich gewesen wäre. Ihr Erfolg wird ein gemeinsamer Erfolg. Ihr Erfolg kommt vielen gemeinsam zugute. Dann ist es weniger der Einzelne als die Gruppe, die auf diesen Erfolg stolz ist.

Viele Erfolge zerrinnen, vor allem die, die selbstbezogen bleiben, ohne dem Leben zu dienen. Es sei denn, dass wir auch sie in den Dienst des Lebens stellen.

Diese Erfolge sind eine persönliche Leistung und setzen persönlichen Einsatz voraus. An ihnen sind wir persönlich gewachsen.
Anders ist es bei Erfolgen, die auf Kosten anderer gehen, vor allem auf Kosten des Lebens von ihnen und ihrer Familie.
Wie bleiben wir auf eine gute persönliche Weise erfolgreich? Wenn durch unseren Erfolg andere für ihr Leben etwas gewinnen. Solche Erfolge machen uns und andere glücklich.

Die klassische Familienaufstellung

Ab 1982 bot ich in Seminaren die heute von mir sogenannte klassische Familienaufstellung an, die ich später mit meiner zweiten Frau Sophie zum Neuen Familienstellen weiterentwickelte.

Anfangs glaubte ich, dass die Familienaufstellung ausschließlich eine Bereicherung für die Arbeit von Psychiatern und Psychotherapeuten wäre. Von dieser Ansicht rückte ich später ab. Ich erkannte, dass sie genauso für Laien von Bedeutung ist. Deshalb spreche ich bei der Familienaufstellung – und auch beim Neuen Familienstellen – nicht von einer Therapiemethode, sondern von einer Lebenshilfe. Denn der Aufzustellende will für sich etwas klären – beispielsweise was die Hintergründe für eine Krankheit oder für Schwierigkeiten in der Paarbeziehung sein können oder was seinem Erfolg im Leben im Weg steht.

Die klassische Familienaufstellung läuft eigentlich ganz einfach ab. Der Aufstellungsleiter wählt Stellvertreter für die Familie des Klienten aus, und dieser stellt sie vor einer Gruppe in Beziehung zueinander. Manchmal wählt auch der Klient die Stellvertreter aus. Auf einmal fühlen die Stellvertreter wie die Personen, die sie vertreten, ohne dass sie diese kennen und ohne dass über sie etwas gesagt worden ist. Sie sprechen manchmal mit deren Stimme und bekommen deren Symptome. Zum Beispiel fangen sie an zu zittern oder hören und sehen nicht mehr recht.

Dieses Phänomen lässt sich mit herkömmlichen Vorstellungen nicht erklären. Von den vielen Versuchen kam ihnen bisher am nächsten, dass die Stellvertreter in ein anderes geistiges Feld treten. Der britische Biologe Rupert Sheldrake nennt es ein morphogenetisches Feld. Das heißt, in diesem Feld sind die früheren Ereignisse in einer Familie oder Gruppe und die mit ihnen verbundenen Gefühle in einem gemeinsamen Gedächtnis gespeichert.

Nachdem die Stellvertreter aufgestellt sind, wird der Klient gefragt, wie es ihm gehe. In der Regel ist er vom Ergebnis sehr betroffen, weil es anders ist, als er es sich vorgestellt hat. Dann werden die Stellvertreter befragt, was sie empfinden. Danach werden sie umgestellt, bis sich am Ende alle gut fühlen. Oft werden noch andere Stellvertreter ausgewählt und mit hineingenommen. Wenn zum Beispiel alle in die gleiche Richtung blicken, heißt das: Sie schauen auf jemanden, der in der Familie ausgeschlossen oder vergessen worden ist. Oft war es ein früh verstorbenes Kind. Wenn jemand für dieses Kind aufgestellt wird, atmen die anderen auf. Auf diese Weise kommt eine verborgene Ordnung ans Licht, die sich als grundlegend erweist.

Der Aufstellungsleiter führt die Aufstellung, er entscheidet, welche zusätzlichen Personen als Stellvertreter von Familienmitgliedern mit hinzugenommen werden müssen, und hilft durch die Vorgabe von lösenden Sätzen, die Ordnung im Familiensystem wiederherzustellen. Anzumerken ist noch, dass eine Aufstellung nicht nur auf den Klienten wirkt, sondern auch auf alle realen Mitglieder seiner Familie, die durch Stellvertreter repräsentiert worden sind. Eine Familienaufstellung wirkt so bis zu zehn Jahre nach.

Das Augenmerk bei diesen Aufstellungen liegt entweder auf der Gegenwarts- oder der Herkunftsfamilie. Wenn es vorwiegend um ein Paar und seine Kinder geht, zeigt sich oft, dass ihre Probleme mit etwas Unerledigtem in ihren Herkunftsfamilien zusammenhängen. Der Fokus bleibt auf diese beiden Familien begrenzt.

Meine Leistung war es, dass ich erkannte, welche Gesetze in Familiensystemen wirken. Die wesentlichen Einsichten in die Ordnungen menschlicher Beziehungen kamen mir nur langsam, Schritt für Schritt, auf einem langen Erkenntnisweg. Dabei bin ich rein phänomenologisch vorgegangen, das heißt, ich habe mich ausschließlich daran orientiert, was sich bei Aufstellungen immer wieder zeigte und sich dadurch verifizierte. Diese Gesetze haben nichts mit Ethik oder Moral zu tun, sie richten sich auch nicht nach dem Verstand. Wird ihnen zuwidergehandelt, entstehen seelische Leiden, aber auch körperliche Erkrankungen. Es sind universelle, eherne Gesetze. Ich habe sie die »Ordnungen der Liebe« genannt.

Die Unterscheidung der Gewissen

Dem Verstehen der Ordnungen der Liebe ging bei mir eine andere, revolutionäre Erkenntnis voraus: Ich begriff, dass es verschiedene Arten von Gewissen gibt. In der Zeit, als ich mit der klassischen Familienaufstellung arbeitete, waren mir zwei Formen des Gewissens bewusst geworden: das persönliche und das kollektive, auch Sippengewissen genannt. Dabei handelt es sich um geistige Felder. Später, bei dem Neuen Familienstellen, kam noch eine dritte Art des Gewissens hinzu. Doch ich will hier nicht vorgreifen und beschränke mich deshalb zunächst auf die Beschreibung der beiden ersten Gewissensarten.

Das persönliche Gewissen wird als ein Sinn erlebt, durch den wir unmittelbar wahrnehmen, was notwendig ist, damit wir zur Familie oder zu einer Gruppe dazugehören. Das ist ähnlich wie beim Gleichgewichtssinn: Sobald wir vom Gleichgewicht abweichen, haben wir ein Schwindelgefühl. Das Schwindelgefühl veranlasst uns, unsere Haltung sofort zu korrigieren, damit wir wieder ins Gleichgewicht kommen und standfest bleiben. Ähnlich wirkt das persönliche Gewissen. Sobald jemand von dem abweicht, was in seiner Familie oder Gruppe gilt, wenn er also befürchten muss, dass er durch sein Handeln die Zugehörigkeit verspielt, hat er ein schlechtes Gewissen. Und weil es so unangenehm ist, veranlasst ihn dieses schlechte Gewissen, sein Verhalten zu ändern, damit er wieder dazugehören darf.

Das persönliche Gewissen erfahren wir also als gutes und als schlechtes Gewissen. Beim guten Gewissen fühlen wir uns gut, beim schlechten Gewissen fühlen wir uns schlecht. Wir bekommen ein schlechtes Gewissen, wenn wir etwas denken, fühlen und tun, das nicht im Einklang mit den Erwartungen und Forderungen jener Menschen und Gruppen steht, denen wir angehören wollen und oft auch müssen. Sie sind für unser Wohlbefinden und Überleben wichtig. Diese gesicherte Zugehörigkeit empfinden wir als wohltuend und gut. Wir müssen uns nicht sorgen, plötzlich allein und schutzlos dazustehen. Unser Gewissen wacht also gleichsam darüber, dass wir mit diesen Menschen und Gruppen in Verbindung bleiben. Es nimmt unmittelbar wahr, wenn wir diese Zugehörigkeit gefährden und uns von den anderen wegbewegen. Dann reagiert es mit einem Gefühl der Angst. Von daher kann die Bedeutung des persönlichen Gewissens nicht hoch genug eingeschätzt werden. Das zeigt sich auch an seinem hohen Stellenwert in Gesellschaft und Kultur.

Weil dieses Gewissen uns nur an bestimmte Menschen und Gruppen bindet und gleichzeitig andere ausschließt, ist es ein enges Gewissen. Die Unterscheidungen von Gut und Böse sind demnach Unterscheidungen dieses Gewissens. Alles, was unsere Zugehörigkeit sichert, erfahren wir als gutes Gewissen. Dabei denken wir nicht lange darüber nach, ob es – aus einiger Entfernung betrachtet – auch wirklich gut ist oder möglicherweise für uns oder andere sogar schlimm sein kann. Das sogenannte Gute wird gedankenlos gefühlt und verteidigt, da es nur als gutes Gewissen gefühlt wird – selbst wenn es einem Betrachter außerhalb dieses geistigen Felds eher seltsam oder gar das Leben vieler gefährdend erscheint.

Das Gleiche gilt vom Bösen, nur wird es von uns stärker als das Gute gefühlt. Denn es ist mit der Angst verbunden, dass wir unsere Zugehörigkeit und damit auch unser Recht zu leben verlieren. Die Unterscheidung von Gut und Böse dient also dem Überleben des Einzelnen in seiner Gruppe.

Das persönliche Gewissen bindet uns am stärksten, wenn wir in einer Gruppe unten stehen und ihr ausgeliefert sind. Sobald wir aber in der Gruppe Macht gewinnen oder von ihr unabhängig werden, lockert sich die Bindung, und mit ihr lockert sich auch das Gewissen.

Die Schwachen aber sind gewissenhaft und bleiben treu, weil sie gebunden sind. In einer Familie sind es die Kinder, in einem Betrieb die unteren Arbeitnehmer, in einer Armee die gemeinen Soldaten und in einer Kirche das gläubige Volk. Zum Wohl der Starken riskieren sie gewissenhaft Gesundheit, Unschuld, Glück und Leben, auch wenn die Starken sie vielleicht für das, was sie die höheren Ziele nennen, gewissenlos missbrauchen. Das sind dann die Kleinen, die für die Großen ihren Kopf hinhalten, die Henker, die die schmutzige Arbeit tun, die Helden auf verlorenem Posten, die Schafe hinter ihrem Hirten, wenn er sie zur Schlachtbank führt, und die Opfer, die die Zeche zahlen.

Wo das Gewissen bindet, grenzt es auch ein und aus. Oft müssen wir daher, wenn wir bei unserer Gruppe bleiben wollen, anderen die Zugehörigkeit, die wir für uns in Anspruch nehmen, verweigern oder aberkennen, nur weil sie anders sind. Wer immer seinem Gewissen folgt, lehnt also andere ab. Um zu seiner Familie oder Gruppe gehören zu dürfen, muss er andere, die anders sind, weil sie ein anderes Gewissen haben, für minder erachten und für weniger gut und sich für besser als sie halten. So werden wir durch das Gewissen für andere furchtbar. Denn was wir für uns selbst als schlimmste Folge einer Schuld und als die äußerste Bedrohung fürchten, das müssen wir im Namen des Gewissens den anderen, nur weil sie anders sind, wünschen oder antun: den Ausschluss aus der Gruppe.

Doch so wie wir mit ihnen verfahren andere im Namen des Gewissens auch mit uns. Dann setzen wir uns gegenseitig für das Gute eine Grenze, und für das Böse heben wir, im Namen des Gewissens, diese Grenze auf. Alle Unterscheidungen von Gut und Böse und von Auserwählt und Verworfen oder von Himmel und Hölle kommen aus dem Gewissen.

Schuld und Unschuld sind also nicht dasselbe wie Gut und Böse. Denn oft vollbringen wir die schlimmen Taten mit gutem Gewissen und die guten Taten mit schlechtem Gewissen. Wir vollbringen die schlimmen Taten mit gutem Gewissen, wenn sie der Bindung an die für unser Überleben wichtige Gruppe dienen, und wir vollbringen die guten Taten mit schlechtem Gewissen, wenn sie die Bindung an diese Gruppe gefährden.

So wird das gute Gewissen der einen und das gute Gewissen der anderen zum Spaltpilz, der Menschen und Völker und Religionen voneinander trennt. Ihr gutes Gewissen bringt sie gegeneinander auf. Es rechtfertigt die schlimmsten Grausamkeiten gegen andere, zum Beispiel in den Religionskriegen. Damit steht das Gewissen der Achtung und Liebe für andere, die anders sind, entgegen.

Maßstab für das Gewissen ist also, was in der Gruppe, der wir angehören, gilt. Daher haben Menschen, die aus verschiedenen Gruppen kommen, auch unterschiedliche Gewissen, und wer mehreren Gruppen angehört, der hat für jede Gruppe auch ein anderes Gewissen. Das Gewissen hält uns bei der Gruppe wie ein Hund die Schafe bei der Herde. Doch wenn wir die Umgebung wechseln, wechselt es wie ein Chamäleon zu unserem Schutz die Färbung. Daher haben wir ein anderes Gewissen bei der Mutter als beim Vater. Ein anderes in der Familie als im Beruf. Ein anderes in der Kirche als am Stammtisch. Immer aber geht es um die Bindung und die Bindungsliebe und um die Furcht vor Trennung und Verlust.

Wenn man sich das persönliche Gewissen genauer anschaut, stellt man fest, dass es drei Bedürfnissen folgt. Im Grunde genommen ist es sogar identisch mit diesen Bedürfnissen:

1. **Das bereits beschriebene Bedürfnis nach Zugehörigkeit.**

2. **Das Bedürfnis nach Ausgleich von Geben und Nehmen.** Dieses Bedürfnis macht den Austausch zwischen den Mitgliedern des Systems möglich. Da es verbunden ist mit dem Bedürfnis nach Zugehörigkeit, äußert es sich in der Regel so: Wenn ich etwas Gutes erhalten habe, dann habe ich das Bedürfnis auszugleichen. Weil ich mich aber zugehörig fühle und liebe, gebe ich etwas mehr, als ich bekommen habe. Beim anderen ist es das Gleiche: Er gibt auch ein bisschen mehr zurück. So steigert sich der Austausch und vertieft sich die Beziehung.

   Nun hat dieses Bedürfnis nach Ausgleich auch eine negative Seite: Wenn mir einer etwas antut, habe ich das Bedürfnis, ihm auch etwas anzutun. So steigert sich der Austausch im Schlimmen. Dieses Bedürfnis nach Recht und Rache ist so stark, dass ihm das Bedürfnis nach Zugehörigkeit oft geopfert wird. Sehr viel Zwist und Streitigkeit, auch zwischen den Völkern, haben mit diesem Bedürfnis nach Recht und Rache zu tun. Der richtige und sozusagen gute Ausgleich wäre, dem anderen ein bisschen weniger Schlimmes anzutun, als man selbst von ihm erfahren hat.

3. **Das Bedürfnis nach Ordnung.** Es gelten gewisse Spielregeln, die eingehalten werden müssen. Wer diesen folgt, der fühlt sich gewissenhaft, wer ihnen nicht folgt, fühlt, dass er dafür einen Preis bezahlen, dass er zum Beispiel eine Strafe abbüßen muss.

Hinter dem Gewissen, das wir fühlen, wirkt aber noch ein anderes Gewissen. Es ist ein mächtiges Gewissen, von seiner Wirkung her ungleich stärker als das persönliche Gewissen. Dennoch bleibt es uns vom Gefühl her weitgehend unbewusst. Dieses zweite Gewissen, das kollektive oder Sippengewissen, ist weiter. Es vertritt auch die Belange der vom persönlichen Gewissen Ausgeschlossenen. Daher steht es mit dem persönlichen Gewissen oft in Konflikt. Der Grund dafür ist, dass in unserem Gefühl das persönliche Gewissen vor diesem kollektiven Gewissen Vorrang hat. Da das kollektive Gewissen unbewusst wirkt, können wir seine besondere Kraft nicht fühlen, sondern nur in seinen Auswirkungen auf unser Leben feststellen. Doch das gelingt uns nur, wenn wir die ehernen Gesetze des kollektiven Gewissens, die Ordnungen der Liebe kennen. Meine Frau Sophie hat für sie später den Begriff »Lebensbasisprinzipien« geprägt. Ich muss zugeben, dass dieser Ausdruck die Bedeutung der Gesetze wesentlich besser trifft. Denn von ihrer Befolgung hängt unser Glück, unser Erfolg und sogar unsere Gesundheit ab. Zugespitzt ausgedrückt: Das Wissen um die Ordnungen der Liebe entscheidet über Leben und Tod.

Die erste Ordnung der Liebe: Das Recht auf Zugehörigkeit

Das kollektive oder Sippengewissen ist ein Gruppengewissen. Denn jeder ist mit seinen Eltern und seiner Sippe in einer Schicksalsgemeinschaft verbunden. Mit unseren Eltern teilen wir auch deren Sippen und gehören nun zu einer Sippe, in der sich die von Vater und Mutter verbinden.

Eine Sippe verhält sich, als würde sie von einer alle Mitglieder bindenden Kraft und von einem in allen Mitgliedern gleichermaßen wirkenden Ordnungs- und Gleichgewichtssinn zusammengehalten. Wen diese Kraft bindet und steuert und wen dieser Sinn noch berücksichtigt, der gehört zur Sippe. In der Regel handelt es sich dabei um folgende Personen:

1. Alle Kinder, auch die abgetriebenen, abgegangenen, totgeborenen, weggegebenen und vergessenen. Auch Halbgeschwister zählen als volle Familienmitglieder.
2. Die Eltern und ihre leiblichen Geschwister, einschließlich der abgetriebenen, abgegangenen, totgeborenen, weggegebenen und vergessenen.
3. Frühere Partner der Eltern.
4. Die Großeltern, doch ohne ihre Geschwister, obwohl es in dieser Hinsicht Ausnahmen gibt.
5. In Ausnahmefällen auch die früheren Partner der Großeltern.

6. Alle, durch deren frühen Tod oder Verlust die Mitglieder der Familie einen Vorteil hatten und wenn sie dadurch zum Überleben der jetzigen Familie und ihrer Nachkommen beigetragen haben.
7. Wenn Mitglieder der Familie am Tod anderer Menschen schuldig wurden, gehören ihre Opfer mit zur Familie.
8. Das gilt auch umgekehrt: Wenn es in der Familie Opfer von Mördern außerhalb der Familie gab, gehören auch die Mörder mit zur Familie.
9. Wenn die Familie zum Schaden eines anderen einen Vorteil hatte, gehört auch der Geschädigte mit zur Familie.

Während das persönliche Gewissen vom Einzelnen gefühlt wird und seiner persönlichen Zugehörigkeit und seinem persönlichen Überleben dient, hat das kollektive oder Sippengewissen die Familie als Ganzes im Blick. Denn eng mit der Schicksalsbindung hängt der Erhalt der Vollkommenheit in der Sippe, also deren Vollständigkeit zusammen.

Die erste Ordnung, der dieses Gewissen dient, heißt deshalb: Jedes Mitglied der Familie hat das gleiche Recht auf Zugehörigkeit. In vielen Familien und Sippen aber wird Mitgliedern dieses Recht verwehrt. Wenn zum Beispiel ein verheirateter Mann ein uneheliches Kind hat, sagt manchmal seine Frau: »Von diesem Kind und seiner Mutter will ich nichts wissen, die gehören nicht dazu.« Oder wenn ein Familienmitglied ein schweres Schicksal hatte, wenn zum Beispiel die erste Frau des Großvaters im Kindbett starb, dann macht ihr Schicksal den anderen Angst, und sie lassen es unerwähnt, als gehöre die Frau nicht mehr dazu.

Auch früh verstorbenen oder totgeborenen Kindern wird dieses Recht oft abgesprochen, zum Beispiel indem sie vergessen werden. Manchmal ist es auch so, dass Eltern dem folgenden Kind den Namen des toten Kindes geben. Damit sagen sie gleichsam dem toten Kind: »Du gehörst nicht mehr dazu, für dich haben wir einen Ersatz.« Dann behält das tote Kind nicht einmal mehr seinen Namen. Oft wird auch einem Familienmitglied, das ein abweichendes Verhalten zeigt, von den anderen gesagt: »Du bist für uns eine Schande, und deshalb schließen wir dich aus.«

Sehr viel überhebliche Moral heißt in der Praxis nichts anderes, als dass die einen den anderen sagen: »Wir haben mehr Recht dazuzugehören als ihr.« Und: »Ihr habt weniger Recht dazuzugehören als wir.« Oder auch: »Ihr habt euer Recht auf Zugehörigkeit verspielt.« Gut heißt dann nichts anderes als: »Ich habe mehr Rechte.« Und böse heißt nichts anderes als: »Du hast weniger Rechte.«

Wenn die Mitglieder einer Sippe einem früheren sein Recht auf Zugehörigkeit verweigern, sei es, weil sie ihn verachten, weil sie sein Schicksal fürchten, weil sie nicht anerkennen wollen, dass er für spätere Platz gemacht hat, oder wenn sie nicht anerkennen, was sie ihm sonst noch verdanken, dann ahmt ihn ein späterer unter dem Druck des Ausgleichsinns im Sippengewissen über Identifizierung nach, ohne dass er das merkt und ohne dass er sich dagegen wehren kann. Oft kennt er den Ausgeschlossenen nicht einmal und weiß nichts von seiner Existenz.

Dieses Mitglied übernimmt dann stellvertretend das Schicksal des Ausgeschlossenen. Es denkt wie dieser, hat ähnliche Gefühle, lebt auf ähnliche Weise, wird auf ähnliche Weise krank und stirbt sogar auf ähnliche Weise. Dieses Familienmitglied steht dann im Dienst der ausgeschlossenen Person und vertritt deren Rechte. Es wird gleichsam von der ausgeschlossenen Person in Besitz genommen, ohne dabei sein eigenes Selbst zu verlieren. Denn wo immer einem Mitglied die Zugehörigkeit verweigert wird, gibt es in der Sippe einen unwiderstehlichen Drang, die verlorene Vollständigkeit wiederherzustellen und das geschehene Unrecht auszugleichen.

Ich gebe dazu ein Beispiel: Ein verheirateter Mann lernt eine andere Frau kennen und sagt der ersten: »Ich will nichts mehr von dir wissen.« Wenn er dann mit seiner neuen Frau Kinder hat, wird ein Kind die verlassene erste Frau vertreten und den Vater vielleicht mit dem gleichen Hass bekämpfen, den die Verlassene hat. Oder es wird sich mit der gleichen Traurigkeit wie die Verlassene von ihm zurückziehen. Es weiß aber nicht, dass es die Ausgeschlossene vergegenwärtigt und zur Geltung bringt.

Das heißt, dass in der Sippe ein machtvoller, in allen Mitgliedern gleichermaßen wirkender Ordnungssinn darüber wacht, dass jeder, der zur Sippe gehört, ihr auch erhalten bleibt – über den Tod hinaus. Denn die Sippe umfasst sowohl die Lebenden als auch die Toten, gewöhnlich bis in die dritte und manchmal sogar noch bis in die vierte und fünfte Generation zurück. Niemand wird durch seinen Tod von der Familie getrennt. Das kollektive Gewissen will sogar vor allem die ausgeschlossenen toten Mitglieder wieder in die Familie zurückbringen. Das heißt: Wir verlieren durch den Tod zwar das jetzige Leben, aber nie unsere Zugehörigkeit zur Familie.

Es ist auch nicht so, dass die ausgeschlossene Person von sich aus will, dass sie auf diese Weise vertreten wird. In erster Linie ist es das kollektive Gewissen, das diese Stellvertretung will und bewirkt. So etwas nenne ich eine Verstrickung. Sie erklärt häufig das befremdende Verhalten eines Familienmitglieds.

Verglichen mit dem persönlichen Gewissen zeigt sich das kollektive Gewissen somit als vollkommen unmoralisch oder amoralisch. Es unterscheidet weder zwischen Gut und Böse noch zwischen Schuld und Unschuld. Man darf sich dieses Gewissen deshalb auch nicht wie eine Person vorstellen, die nach reiflicher Überlegung persönliche Ziele verfolgt. Es wirkt vielmehr wie ein Trieb, ein Gruppentrieb, der nur eines will: die Vollständigkeit retten und wiederherstellen. Daher ist es in der Wahl seiner Mittel blind. Es nimmt sich quasi willkürlich ein vollkommen unschuldiges Familienmitglied und bindet es an das Schicksal des Ausgeschlossenen. Andererseits schützt das Sippengewissen aber auch alle auf die gleiche Weise, indem es ihre Zugehörigkeit wiederherstellen will, wenn diese verweigert wurde.

Wie extrem das Sippengewissen über Generationen hinweg auf tragische Weise immer wieder durch ein stellvertretendes Familienmitglied an ein vergessenes Mitglied erinnert, zeigt folgendes Beispiel. Es wurde mir von einem Klienten brieflich mitgeteilt, und ich halte mich genau an seine Angaben:

Die Urgroßmutter dieses Klienten heiratete einen Jungbauern und wurde von ihm schwanger. Noch während der Schwangerschaft starb dieser Mann mit siebenundzwanzig Jahren am 31. Dezember – wie es hieß am Nervenfieber. Massive Vorkommnisse ab dieser Zeit deuten aber darauf hin, dass die Urgroßmutter schon während dieser Ehe eine Beziehung zu ihrem späteren zweiten Mann hatte und dass der Tod des ersten Mannes damit zusammenhing. Es wurde sogar der Verdacht geäußert, dass er ermordet worden sei.

Die Urgroßmutter heiratete ihren zweiten Mann (den Urgroßvater des Klienten) am 27. Januar. Dieser Urgroßvater ist tödlich verunglückt, als sein Sohn siebenundzwanzig Jahre alt war. Auf den Tag siebenundzwanzig Jahre später ist ein Enkel des Urgroßvaters auf gleiche Weise tödlich verunglückt. Ein weiterer Enkel wurde mit siebenundzwanzig Jahren vermisst.

Ein Urenkel ist genau hundert Jahre nach dem Tod des ersten Mannes der Urgroßmutter mit siebenundzwanzig Jahren am 31. Dezember, also im Alter und zum Datum, an dem der erste Mann der Urgroßmutter starb, verrückt geworden und hat sich am 27. Januar, dem Hochzeitstag der Urgroßmutter mit dem zweiten Mann, erhängt.

Seine Frau war zu dieser Zeit schwanger, so wie es die Urgroßmutter war, als ihr erster Mann starb.

Der Sohn des Mannes, der sich erhängt hatte, also der Ururenkel der Urgroßmutter des Klienten, wurde einen Monat vor dem Datum seiner Mitteilung an mich siebenundzwanzig Jahre alt. Mein Klient hatte das ungute Gefühl, dass diesem Sohn etwas passieren könnte, meinte aber, dass es eher zum genauen Sterbetag von dessen Vater, also am 27. Januar, gefährlich werden könnte. Er ist zu ihm gefahren, um ihn zu schützen, und hat mit ihm das Grab von dessen Vater besucht. Danach erzählte seine Mutter, dass dieser Sohn am 31. Dezember durchgedreht war, schon mit einem Revolver hantiert und alle Vorbereitung getroffen hatte, sich umzubringen. Er konnte aber von ihr und ihrem zweiten Mann davon abgebracht werden. Dies geschah genau hundertsiebenundzwanzig Jahre, nachdem der erste Mann der Urgroßmutter mit siebenundzwanzig Jahren am 31. Dezember gestorben war. Anzumerken bleibt hier noch, dass diese Angehörigen nichts vom ersten Mann der Urgroßmutter wussten. Hier wirkte also ein schlimmes Geschehen tragisch bis in die vierte und fünfte Generation nach.

Doch diese Geschichte geht noch weiter. Einige Monate nach seinem Brief an mich kam der Klient zu mir in höchster Panik, da er selbstmordgefährdet war und sich nicht mehr gegen seine Selbstmordgedanken wehren konnte. Ich habe ihm gesagt, er solle sich vorstellen, er stehe vor dem ersten Mann der Urgroßmutter. Er solle ihn anschauen, sich tief vor ihm verneigen, bis auf den Boden, und ihm sagen: »Ich gebe dir die Ehre. In meinem Herzen hast du einen Platz. Bitte segne mich, wenn ich bleibe.«

Dann habe ich ihn zur Urgroßmutter und zum Urgroßvater sagen lassen: »Was immer eure Schuld war, ich lasse sie bei euch. Ich bin nur ein Kind.« Dann habe ich ihn sich vorstellen lassen, er ziehe vorsichtig seinen Kopf aus einer Schlinge, gehe langsam rückwärts und lasse sie hängen. Das hat er gemacht. Danach fühlte er sich erleichtert und von seinen Selbstmordgedanken befreit. Der erste Mann der Urgroßmutter ist ihm seitdem ein schützender Freund.

Mit diesem Beispiel habe ich auch eine Lösung gezeigt. Sie erfüllt auf heilende Weise, was das Sippengewissen fordert. Die Ausgeschlossenen werden gewürdigt und bekommen den ihnen zustehenden Platz und Rang. Dann braucht sie niemand mehr nachzuahmen. Und die Späteren lassen die Schuld und ihre Folgen dort, wo sie hingehören. Sie ziehen sich demütig daraus zurück. Das ist in erster Linie ein innerer Vorgang. So kommt es zu einem Ausgleich, der Anerkennung und Frieden für alle bringt.

Wie wird dieser Vorgang in der Familienaufstellung bewirkt? Wie kann ein Familienmitglied, das einen Ausgeschlossenen nachahmt, aus der Verstrickung befreit werden? Nehmen wir noch einmal den Fall von der verlassenen Frau. In der Aufstellung müsste dann beispielsweise die zweite Frau der ersten sagen: »Du bist die erste, ich bin die zweite. Ich erkenne an, dass du für mich Platz gemacht hast.« Wenn der ersten Frau unrecht getan wurde, kann sie hinzufügen: »Ich erkenne an, dass dir Unrecht geschah und dass ich meinen Mann auf deine Kosten habe.« Und sie kann sagen: »Bitte sei freundlich zu mir, wenn ich meinen Mann als meinen Mann nehme und behalte, und bitte sei freundlich zu meinen Kindern.« Bei Familienaufstellungen kann man sehen, wie sich das Gesicht der ersten Frau löst und wie sie zustimmt, weil sie geachtet wird. Dann ist die Ordnung wiederhergestellt, und kein Kind braucht sie mehr zu vertreten.

Ich bringe noch ein Beispiel aus meiner Arbeit: Ein junger Mann, Unternehmer und Alleinvertreter eines Produktes in seinem Land, kommt mit einem Porsche vorgefahren und erzählt von seinen Erfolgen. Es ist offensichtlich, dass er etwas kann, und er hat einen unwiderstehlichen Charme. Aber er trinkt, und sein Buchhalter macht ihn darauf aufmerksam, dass er zu viel Geld für private Zwecke aus der Firma nimmt und das Unternehmen gefährdet. Trotz seiner bisherigen Erfolge hatte er es insgeheim doch darauf abgesehen, alles zu verlieren.

Es stellte sich heraus, dass seine Mutter ihren ersten Mann weggeschickt hatte, weil er, wie sie sagte, ein Schlappschwanz war. Dann heiratete sie den Vater dieses jungen Mannes und brachte aus der ersten Ehe einen Sohn mit. Der aber durfte seinen leiblichen Vater in Zukunft nicht mehr sehen, und bis zu diesem Tag hatte er keine Verbindung zu ihm aufgenommen. Ja, er wusste nicht einmal, ob sein Vater noch lebte.

Der junge Unternehmer merkte, dass er sich nicht traute, auf Dauer Erfolg zu haben. In der Familienaufstellung zeigte sich, dass er den ausgeschlossenen ersten Mann seiner Mutter vertrat und dessen Erfolglosigkeit unbewusst übernehmen wollte. Gleichzeitig erkannte er, dass er sein Leben dem Unglück seines Bruders verdankte. In der Familienaufstellung wurde dem ersten Mann der ihm zustehende Platz zuerkannt. Außerdem fand der junge Unternehmer für sich noch folgende eigene Lösung für sein Handeln:

Als Erstes konnte er anerkennen, dass die Ehe seiner Eltern und sein eigenes Leben in einem schicksalhaften Zusammenhang standen mit dem Verlust, den sein Bruder und dessen Vater erdulden mussten.

Zweitens konnte er sein Glück trotzdem bejahen und den anderen sagen, dass er sich ihnen als gleichberechtigt und ebenbürtig zumuten werde.

Drittens war er bereit, seinem Bruder einen besonderen Dienst zu erweisen, als Beweis seiner Bereitschaft, Nehmen und Geben auszugleichen. Daher nahm er sich vor, den verschollenen Vater seines Bruders ausfindig zu machen und ein Wiedersehen der beiden zu vermitteln.

Wo die Ordnungen der Liebe herrschen, hört die Sippenhaftung für geschehenes Unrecht auf. Denn die Schuld und deren Folgen bleiben dort, wohin sie gehören, und an die Stelle des dumpfen Ausgleichsbedürfnisses im Bösen, das fortzeugend Böses aus Bösem gebiert, tritt nun der Ausgleich im Guten. Er gelingt, wenn die Späteren von den Früheren nehmen, was immer der Preis gewesen sein mag, und wenn sie die Früheren ehren, was immer sie sonst noch getan haben mögen, und wenn das Vergangene, ob schlimm oder gut, auch vergangen sein darf. Die Ausgeschlossenen bekommen dann ihr Gastrecht und, statt uns zu ängstigen, bringen sie Segen. Und wir, wenn wir ihnen in unserer Seele den Platz, der ihnen gebührt, auch gewähren, sind mit ihnen im Frieden und fühlen uns vollkommen und ganz, weil wir alle, die zu uns gehören, auch bei uns haben.

Die zweite Ordnung der Liebe: Die Rangordnung

Ein weiteres Grundgesetz wirkt im kollektiven Gewissen: In jeder Familie oder Gruppe herrscht eine archaische und hierarchische Rangordnung, die sich am Früher oder Später orientiert. Sie wird also durch die Zeit der Zugehörigkeit bestimmt. Wer eher ein Mitglied der Familie war, hat Vorrang vor denen, die nach ihm kamen. Es gibt also einige, die zuerst kommen und von daher höher stehen, und einige, die nach ihnen kommen und unter ihnen stehen. Ein Großvater ist somit seinem Enkel vorgeordnet, entsprechend die Eltern ihren Kindern und das erstgeborene dem zweitgeborenen und so weiter. Beim Sippengewissen sind also die Späteren den Früheren nicht gleichberechtigt. Viele Schwierigkeiten von Kindern – aggressives und anderes merkwürdiges Verhalten, sogar Krankheiten – hängen damit zusammen, dass sie am falschen Platz stehen. Wenn man in einer Familienaufstellung den richtigen Platz für sie findet, sind sie verändert.

Jeder in der Familie hat also seinen eigenen, ihm zustehenden Platz. Niemand kann und darf ihm diesen Platz streitig machen, beispielsweise indem er sich über ihn erhebt oder ihn von seinem Platz verdrängen will. Die Rangordnung wird in unserer Kultur oft verletzt, weil sie mit Berufung auf die persönliche Freiheit und auf das Recht, sich nach seinen eigenen Vorstellungen zu entfalten, von vielen rücksichtslos übergangen wird.

Doch die Folgen einer Verletzung der Rangordnung sind für denjenigen, der gegen sie verstößt, verheerend. Wenn es daher in einer Familie selbstzerstörerisches Verhalten gibt und wenn einer im Verfolgen scheinbar ehrbarer Ziele sehenden Auges sein Scheitern und seinen Untergang inszeniert, dann ist der Handelnde meist ein Nachgeordneter, der durch sein Scheitern wie erleichtert einem Vorgeordneten endlich die Ehre gibt. So endet angemaßte Macht als Ohnmacht, angemaßtes Recht als Unrecht und angemaßtes Schicksal tragisch.

Das kollektive Gewissen gestattet es nicht, dass sich Spätere in die Angelegenheiten der Früheren einmischen – so gut gemeint dies oft auch sei. Dabei gibt es in der Seele wie beschrieben zwei Bewegungen, die sich entgegenstehen: das persönliche und das kollektive Gewissen. Wenn zum Beispiel ein Sohn etwas für seinen Vater übernimmt, hat er ein persönliches gutes Gewissen. Er fühlt, dass er seinen Vater liebt und dass er unschuldig ist. Gleichzeitig verstößt er gegen die Rangordnung des kollektiven Gewissens. Denn dieses Gewissen ist mächtig und bestraft den Verstoß mit Scheitern und Tod. Deswegen enden die großen Tragödien mit dem Tod von denen, die meinten, es gut zu machen. Die Späteren dürfen sich deshalb nicht dazu berufen fühlen, das Recht der Früheren an deren Stelle durchzusetzen, deren Schuld für sie zu sühnen oder sie von einem schlimmen Schicksal nachträglich zu erlösen. Der Nachgeordnete kann dem Vorgeordneten nie helfen. Geschieht dies dennoch, reagiert der Spätere auf diese Anmaßung unter dem Einfluss des Sippengewissens mit einem Bedürfnis nach Scheitern und Untergang.

Auf die Verletzung der Rangordnung steht letztlich die Todesstrafe in einem umfassenden Sinn, obwohl die Rangordnung meistens sowohl unwissend als auch aus Liebe verletzt wird. Wenn ein Kind beispielsweise innerlich wahrnimmt, dass sich ein Elternteil in Richtung Tod bewegt, sagt es in seiner Seele: »Lieber ich als du.« Das heißt zum Beispiel:

»Lieber werde ich krank als du.«
»Lieber sterbe ich als du.«
»Lieber bezahle ich für ein Vergehen als du.«
»Lieber trage ich die Schuld als du.«
»Lieber verschwinde ich als du.«
»Lieber bringe ich mich um als du.«

Doch das Kind steht in der Rangordnung unter den Eltern. Wenn es deren Schicksal übernehmen will, erhebt es sich über die Eltern, so als könne es über Leben und Tod verfügen. Durch die inneren Sätze stellt sich das Kind an die erste Stelle. Doch das ist ihm nicht bewusst, denn es erhebt sich mit einer Liebe, die bereit ist, für die Eltern das eigene Leben zu opfern. Doch diese Liebe, die innerhalb der Ordnungen der Liebe eine Anmaßung ist, führt für das Kind zum Tod, ohne dass es anderen ihr Schicksal abnehmen könnte.

Es herrscht also in der Sippe eine archaische Ordnung, die das Unglück und Leid mehrt, statt dass sie es hindert. Denn wenn unter dem Druck eines blinden Ausgleichssinns ein Nachgeordneter für einen Vorgeordneten etwas Vergangenes nachträglich noch in Ordnung bringen will, dann findet das Böse kein Ende. Diese Ordnung behält ihre Kraft, solange sie unbewusst bleibt. Wenn sie aber ans Licht kommt, können wir sie auf andere Weise und ohne ihre schlimmen Folgen erfüllen. Das passiert in einer Familienaufstellung. Ich verdeutliche es an einigen Beispielen, zuerst in Bezug auf die Sätze »Ich folge dir nach« und »Lieber ich als du«.

Wenn jemand innerlich solche Sätze sagt, dann lasse ich sie ihn bei der Familienaufstellung gegenüber der betreffenden Person, repräsentiert durch einen Stellvertreter, von Angesicht zu Angesicht wiederholen. Wenn er dieser Person dabei in die Augen schaut, kann er die Sätze nicht mehr sagen. Denn dann erkennt er, dass auch diese Person ihn liebt und dass sie ein solches Angebot ablehnen würde. Der nächste Schritt wäre, dass er dieser Person sagt: »Du bist groß, und ich bin klein. Ich verneige mich vor deinem Schicksal, und ich nehme meines, wie es mir geschenkt ist. Bitte segne mich, wenn ich bleibe und wenn ich dich gehen lasse – mit Liebe.« Dann ist er mit dieser Person in einer viel tieferen Liebe verbunden, als wenn er ihr nachfolgen oder ihr Schicksal stellvertretend auf sich nehmen will. Und diese Person wird nun, statt dass sie sein Glück bedroht, wie er vielleicht befürchtet hatte, darüber mit Liebe wachen.

Oder wenn jemand einem Verstorbenen in den Tod nachfolgen will, zum Beispiel ein Kind einem früh verstorbenen Geschwister, dann kann es ihm sagen: »Du bist mein Bruder (oder meine Schwester), ich achte dich als meinen Bruder (oder als meine Schwester). In meinem Herzen hast du einen Platz. Und ich verneige mich vor deinem Schicksal, wie immer es war, und ich stehe zu meinem Schicksal, wie es mir bestimmt ist.« Statt dass dann die Lebenden zu den Toten kommen, kommen die Toten zu den Lebenden und wachen über sie mit Liebe.

Oder wenn ein Kind sich schuldig fühlt, weil es lebt, während sein Geschwister tot ist, kann es dem toten Geschwister sagen: »Lieber Bruder, liebe Schwester, du bist tot, ich lebe noch ein bisschen, dann sterbe ich auch.« So hört die Anmaßung gegenüber den Toten auf, und gerade deswegen kann das überlebende Kind leben, ohne sich schuldig zu fühlen.

Nur innerhalb geschlossener Systeme ist das Gesetz der Rangordnung genau umgekehrt. Hier hat das Spätere Vorrang vor dem Früheren. Somit gilt: Gegenwartsfamilie vor Herkunftsfamilie, neue Familie durch beispielsweise zweite Ehe vor erster Familie, aber nur wenn es mindestens ein Kind gibt. In diesem Fall wird nur die Rangordnung innerhalb der Geburt der Kinder eingehalten. Dazu ein Beispiel: Das erste und zweite Kind aus der ersten Familie stehen von der Rangordnung her vor den Kindern aus der zweiten Familie. Das dortige Erstgeborene rückt in diesem Beispiel also auf Platz drei, die weiteren Kinder entsprechend auf die folgenden Plätze.

Beim Familienstellen kommt die Verletzung einer Rangordnung ans Licht. In der Aufstellung wird die Ordnung wiederhergestellt und so die geistige Voraussetzung für das Gelingen des Lebens geschaffen. Doch die Umsetzung dieser Ordnung muss der Klient selbst übernehmen. Denn eine Aufstellung ersetzt nicht das eigene Handeln.

Die dritte Ordnung der Liebe: Der Ausgleich von Geben und Nehmen

Die Ordnung von Geben und Nehmen wird uns durch unser Gewissen vorgegeben. Wenn wir von jemandem etwas nehmen oder bekommen, fühlen wir uns verpflichtet, dies entsprechend auszugleichen. Erst danach fühlen wir uns wieder frei. Es besteht keine Abhängigkeit mehr, beide können ihrer Wege gehen. Wenn jedoch zu wenig zurückgegeben wird, besteht die Beziehung in zweierlei Hinsicht weiter: Der zuerst Beschenkte fühlt sich dem anderen gegenüber in der Schuld. Und der andere erwartet noch etwas von ihm.

Doch nicht nur im Guten, sondern auch im Schlimmen muss ein Ausgleich stattfinden. Merkwürdigerweise warten beide Seiten darauf, nicht nur das Opfer, das auf Rache sinnt. Der Täter möchte seine Schuld loswerden, indem er dafür Sühne leistet. Doch was passiert, wenn das Opfer dem Täter noch etwas mehr des Schlimmen antut? Dann spürt der Täter: Das ging zu weit, sinnt seinerseits auf Rache und tut dem anderen nochmals etwas Schlimmes an. So steigert sich der Ausgleich im Schlimmen.

Anders verhält es sich bei der Paarbeziehung. Denn zusätzlich zum Bedürfnis nach Ausgleich spielt hier noch die Liebe eine Rolle. Das heißt: Sobald ich von jemandem, den ich liebe, etwas bekomme, gebe ich ihm etwas mehr als das Ebenbürtige zurück. Dadurch fühlt sich der andere erneut mir gegenüber in der Schuld und gibt wieder etwas mehr zurück. So entsteht eine positive Aufwärtsbewegung, die Beziehung gewinnt an Tiefe und an Liebe.

Eine Unordnung besteht allerdings, wenn ich dem anderen immer mehr gebe, als er zurückgeben kann. Damit büßt die Beziehung ihr Gleichgewicht ein. Die Folge ist: Derjenige, der im Übermaß erhalten hat, wird böse und verlässt die Beziehung unter fadenscheinigen Vorwänden.

Der Ausgleich im Bereich des Schlimmen ist auch in der Paarbeziehung nötig. Wer dem Partner das Schlimme immer ohne Ausgleich verzeiht, gefährdet die Beziehung, mehr noch: Im Geheimen will er den anderen loswerden, ohne sich dessen bewusst zu sein. Der andere fühlt sich nicht mehr gleichgestellt, sondern unterlegen. Wie sieht die gute Lösung aus? Derjenige, dem das Schlimme angetan wurde, rächt sich mit Liebe. Das heißt, er gibt ein bisschen weniger Schlimmes zurück. Weil er den anderen nicht verlieren will, ist es weniger des Bösen. Auf einmal wundert sich der andere. Beide schauen sich an und erinnern sich an ihre alte Liebe. So wird der Teufelskreis von immer mehr gegenseitigen Verletzungen durchbrochen. Dieser Ausgleich hat noch einen weiteren Vorteil: Beide sind durch ihn vorsichtiger geworden und gehen achtsamer miteinander um. Als Ergebnis dieses Ausgleichs hat sich ihre Liebe vertieft.

Nur in der Beziehung zwischen Eltern und Kindern ist der Ausgleich von Geben und Nehmen aufgehoben. Kinder können das, was ihnen die Eltern geben, nie ausgleichen. Sie schaffen dann später durch das Geben an ihre eigenen Kinder den Ausgleich. Doch es kann auch passieren, dass ein Elternteil ein Kind mit Materiellem überschüttet.

Die Ordnung des Gebens und Nehmens in der Familie wird auf den Kopf gestellt, wenn ein Späterer, statt dass er vom Früheren nimmt und ihn dafür ehrt, dem Früheren geben will, als sei er ihm gleich oder sogar überlegen. Das geschieht, wenn zum Beispiel Eltern von ihren Kindern nehmen und Kinder ihren Eltern geben wollen, was diese von ihren Eltern oder von ihrem Partner nicht nehmen. Denn dann wollen die Eltern nehmen wie Kinder, und die Kinder wollen geben wie Eltern. So soll das Geben und Nehmen, statt von oben nach unten, entgegen der Schwerkraft von unten nach oben fließen. Doch solches Geben kommt wie ein Bach, der bergauf statt bergab fließen will, nicht dort an, wo es hinwill. Eine Ausnahme ist, wenn Kinder ihre Eltern im Alter pflegen. Hier geben die Kinder den Eltern, und hier fordern und nehmen die Eltern mit Recht von ihren Kindern. Denn Eltern und Kinder bilden eine Schicksalsgemeinschaft, in der jeder nach seinem Vermögen zum gemeinsamen Wohl beitragen muss. Hier gibt jeder und nimmt jeder.

Wenn ein Kind allerdings gegen die Rangfolge des Gebens und Nehmens verstößt, dann bestraft es sich schwer, oft mit Scheitern und Untergang, und ohne dass es um die Schuld und den Zusammenhang weiß. Wenn es gibt oder nimmt, was ihm nicht zusteht, verstößt es gegen die Ordnung der Liebe – es merkt die Anmaßung nicht und meint, es sei gut. Die Ordnung aber lässt sich durch die Liebe nicht überwinden. Denn vor aller Liebe wirkt in der Seele ein Gleichgewichtssinn, der der Ordnung der Liebe, selbst um den Preis des Glücks und des Lebens, zum Recht und zum Ausgleich verhilft. Daher ist der Kampf der Liebe gegen die Ordnung auch Anfang und Ende jeder Tragödie, und es gibt nur einen Weg des Entrinnens: Einsicht in die Ordnung und ihr dann mit Liebe folgen. Einsicht in die Ordnung ist Weisheit, und ihr mit Liebe folgen ist Demut.

Die Ordnungen der Liebe zwischen Mann und Frau

Wenn ein Mann und eine Frau sich zueinander hingezogen fühlen, durchströmt beide ein bislang ungeahntes Glücksgefühl und Verlangen. Sie sagen einander: »Ich liebe dich«, verbinden sich und werden ein Paar. Die Beziehung beginnt mit riesigen Erwartungen, und die Partner heben sich gegenseitig in den Himmel. Das nennt man »Verliebtheit«. Verliebt ist man nicht auf dem Boden, sondern im Himmel.

Doch ist diese Liebe stark genug für eine dauerhafte Verbindung? Was wissen die beiden im Hochgefühl der Verliebtheit wirklich voneinander, vom Dunkel ihrer Herkunft, ihrem besonderen Schicksal und ihrer besonderen Bestimmung? Es dauert daher auch nicht lange, dann fallen beide enttäuscht vom Himmel auf die Erde. Der andere ist anders, als man gedacht hatte. Dann gibt es vielleicht den nächsten Partner, und das Verlieben beginnt aufs Neue. Irgendwann muss es doch gelingen! Das sind die Träume, die Illusionen der Liebe.

Einige sind auch davon überzeugt, dass es den idealen Partner gibt. Aber was ist, wenn man so einen hätte? Dann braucht man selbst nichts mehr zu tun, denn der andere würde alles übernehmen. Mit dem idealen Partner würde man also wieder zum Kind. Aber zum Glück kommt der ideale Partner nie, und wir müssen uns mit einem gewöhnlichen Partner begnügen.

Die wirkliche Liebe bleibt auf dem Boden, sie bleibt unten. Je mehr sie am Boden ist, desto tiefer ist ihre Kraft. Dann schauen wir den Partner an, wie er ist, ohne den Wunsch, dass er in irgendeiner Weise anders sein sollte. Wir stimmen seinem Reichtum und auch seinen Grenzen zu. Das ist der Anfang des Glücks. Statt »Ich liebe dich« lautet das Bekenntnis: »Ich liebe dich und das, was mich und dich führt.« Damit werden die Partner in eine andere Weite und Tiefe geführt, sie schauen nicht mehr nur auf sich und ihr Verlangen, sondern auf etwas, das sie übersteigt. Auch wenn sie noch nicht erfassen können, was dieser Satz von ihnen an Besonderem verlangt und ihnen auch schenkt, welches Schicksal später auf sie einzeln und gemeinsam zukommt.

Manche Paare betrachten allerdings ihre Partnerschaft wie eine Übereinkunft, deren Ziele beliebig festgelegt und deren Dauer oder Ordnung von ihnen je nach Laune oder Wohlbefinden vorherbestimmt, verändert oder aufgehoben werden können. Dadurch liefern sie die Partnerschaft dem Leichtsinn und der Willkür aus. Dann erkennen sie vielleicht zu spät, dass in der Paarbeziehung eine Ordnung herrscht, der sie sich fügen müssen. Wenn zum Beispiel ein Partner die Beziehung rücksichtslos und leichten Herzens löst, stirbt manchmal ein Kind aus der Verbindung oder nimmt sich das Leben, so als müsse es ein schweres Unrecht sühnen. Denn die Ziele einer Partnerschaft sind uns vorgegeben, und sie fordern, wenn wir sie erreichen wollen, Beständigkeit und Opfer. Hierzu hatte ich einmal eine Reflexion aufgeschrieben.

Ordnung und Liebe

Die Liebe füllt, was die Ordnung umfasst.
Sie ist das Wasser, die Ordnung der Krug.
Die Ordnung sammelt,
die Liebe fließt.
Ordnung und Liebe wirken zusammen.

Wie sich ein klingend Lied den Harmonien fügt,
so fügt die Liebe sich der Ordnung.
Und wie das Ohr sich schwer gewöhnt
an Dissonanzen, auch wenn man sie erklärt,
so gewöhnt sich unsere Seele schwer
an Liebe ohne Ordnung.
Mit dieser Ordnung gehen manche um,
als wäre sie eine Meinung,
die wir beliebig haben oder ändern können.
Doch sie ist uns vorgegeben.
Sie wirkt, auch ohne dass wir sie verstehen.
Sie wird nicht gedacht, sie wird gefunden.
Wir erschließen sie, wie Sinn und Seele,
aus der Wirkung.

Auch in der Paarbeziehung wirken Gesetze, die für ihr Gelingen befolgt werden müssen. So gehört beispielsweise der Verzicht zur Ordnung der Liebe zwischen Mann und Frau. Er beginnt bereits in der Kindheit. Denn um Mann zu werden, muss der Sohn auf die erste Frau in seinem Leben, nämlich die Mutter, verzichten; und um Frau zu werden, muss die Tochter auf den ersten Mann in ihrem Leben, nämlich den Vater, verzichten. Der Sohn muss deshalb früh aus dem Bannkreis der Mutter in den des Vaters treten und die Tochter aus dem des Vaters in den der Mutter. Im Bannkreis der Mutter bringt es der Sohn oft nur zum Jüngling und zum Frauenhelden, aber nicht zum Mann; und im Bannkreis des Vaters bringt es die Tochter oft nur zum Mädchen und zur Geliebten, aber nicht zur Frau.

Bleibt der Sohn im Bannkreis der Mutter, überschwemmt das Weibliche seine Seele. Es hindert ihn, seinen Vater anzunehmen, und engt damit sein Männliches ein. Entsprechend überschwemmt das Männliche die Seele der Tochter, wenn sie im Bannkreis des Vaters bleibt. Es hindert sie, ihre Mutter anzunehmen, und engt damit ihr Weibliches ein. Den weiblichen Anteil der Seele nannte Carl Gustav Jung Anima, den männlichen Animus.

Bleibt der Sohn im Bannkreis der Mutter, entwickelt seine Seele zu viel Anima. Merkwürdigerweise hat er dann weniger Verständnis und Mitgefühl für Frauen, und er findet auch generell weniger Anklang bei anderen Menschen. Will er sich vom weiblichen Anteil seiner Seele lösen, erfolgt das auf Kosten seiner Frau. Entsprechend verhält es sich, wenn die Tochter im Bannkreis des Vaters bleibt. In ihrer Seele entfaltet sich zu viel Animus, und sie hat in der Folge weniger Verständnis und Mitgefühl für Männer. Auch ihr werden weniger Sympathien entgegengebracht.

Auch ist ein Mann, der im Bannkreis der Mutter geblieben ist, nicht bereit, größere Verantwortung zu übernehmen. Bedenkenlos stürzt er sich in waghalsige Abenteuer und scheut keine Gefahr. Im Grunde genommen sind die meisten Helden – ob sie nun furchtlos aus der Stratosphäre springen oder sich leichtfertig in die Todeszone des Mount Everest begeben – und alle harten Kerle – ob bewaffnete Rotlichtgrößen oder Mitglieder brutaler Motorradgangs – einfach nur Muttersöhnchen. Denn ein wirklicher Mann begibt sich nicht leichtfertig in Gefahr. Er ist sich der Verantwortung für seine Familie bewusst.

Was passiert nun, wenn Mutters Sohn Vaters Tochter heiratet? Dann sucht sich der Mann oft Ersatz für die Mutter und findet ihn in einer Geliebten. Und die Frau sucht sich oft Ersatz für den Vater und findet ihn in einem Geliebten. Wenn aber Vaters Sohn Mutters Tochter heiratet, werden sie eher ein verlässliches Paar. Das hat sich in Hunderten von Familienaufstellungen gezeigt.

Übrigens versteht sich Vaters Sohn oft gut mit seinem Schwiegervater und Mutters Tochter mit ihrer Schwiegermutter. Umgekehrt versteht sich Mutters Sohn oft gut mit seiner Schwiegermutter und schlecht mit seinem Schwiegervater, und Vaters Tochter versteht sich gut mit ihrem Schwiegervater und schlecht mit ihrer Schwiegermutter.

Eine Ordnung der Liebe in der Paarbeziehung fordert, dass die Frau dem Mann folgt. Das heißt, dass sie ihm in seine Familie, an seinen Ort, in seine Sprache, in seine Kultur folgt und dass sie auch zustimmt, dass die Kinder ihm folgen. Ich kann diese Ordnung nicht begründen, doch sie erweist sich in ihrer Wirkung als der richtige Weg. Man braucht nur Familien, in denen dies geschieht, mit solchen vergleichen, in denen der Mann seiner Frau und die Kinder der Mutter folgen. Oft scheitern solche Ehen, weil der Mann die Familie verlässt. Wenn es allerdings in der Familie des Mannes schwere Schicksale oder Krankheiten gibt, dann ist es sowohl für ihn als auch für die Kinder angebracht und vor allem auch sicherer, wenn sie in den Bannkreis der Frau und deren Sippe treten.

Als Ausgleich dafür, dass die Frau dem Mann folgt, muss der Mann dem Weiblichen dienen. Auch das gehört zur Ordnung der Liebe zwischen Mann und Frau.

Dienen, das aus dem Herzen kommt, ist der tiefste Lebensvollzug. Das heißt, wir dienen so, dass es das Herz des anderen erreicht, dass sein Herz durch unser Dienen höherschlägt, mit unserem Herzen im gleichen Takt der Freude.
Was heißt hier Dienen, das einem anderen Freude macht?
Erstens heißt dienen, mit dem anderen und für den anderen da zu sein, einfach mit ihm da zu sein, ohne etwas Besonderes zu tun. Schon dass der andere weiß, dass ich da bin, macht ihn selig.
Zweitens heißt dienen: Ich schenke dem anderen etwas von mir, das er für sein Leben und den Alltag seines Lebens braucht. Oft ist es nur ein gutes Wort, eine kleine Geste der Zuneigung. Oder ich mache etwas für ihn aus Fürsorge, nehme ihm etwas ab und sorge in vielerlei Weise für ihn.

Drittens heißt dienen, gemeinsam etwas zu unternehmen, etwas, das beiden Freude macht. Zum Beispiel gemeinsam ein Fest zu feiern. Es heißt auch, gemeinsam einer Sache zu dienen. Meistens in erster Linie den Kindern, aber auch Nachbarn und Freunden und Menschen, die in Not geraten sind.

Dabei ist zu bedenken, wem vor allem wir mit unserem Dienen dienen. Wer kommt in unserem Dienen zuerst? Ist es der andere, oder kommen wir in ihm zuerst? Schlägt unser Herz für den anderen, oder schlägt es in erster Linie für uns? Wollen wir vielleicht den anderen durch unser Dienen für eine Sache gewinnen, bei der er und sein Anliegen in den Hintergrund treten?

Dienen, das dem Leben dient, dient in erster Linie dem anderen, und dem, was er im Augenblick für sein Leben braucht. In dieser Hinsicht bleibt unser Dienen zurückhaltend. Wir sind da, wenn er uns braucht, und wir lassen ihn frei, wenn sein Weg in eine andere Richtung führt.

Soll eine Paarbeziehung gelingen, dürfen die Ordnungen der Liebe zwischen Mann und Frau nicht identisch sein mit denen zwischen Eltern und Kindern. Wenn zum Beispiel ein Partner beim anderen bedingungslose Liebe wie ein Kind bei seinen Eltern sucht, wird eine Sicherheit erwartet, die nur Eltern ihren Kindern geben können. Das führt zu einer Krise in der Partnerschaft, an deren Ende derjenige, von dem zu viel erwartet wurde, geht. Und das mit Recht. Aber ein Partner muss auch gehen, wenn ihm gesagt wird: »Ohne dich kann ich nicht leben.« Oder: »Wenn du gehst, dann bringe ich mich um.« Diese Drohung ist eine Zumutung, die unter ebenbürtigen Erwachsenen unzulässig und unerträglich ist. Wenn aber ein Kind so etwas zu seinen Eltern sagt, ist es stimmig. Denn es kann ohne seine Eltern wirklich nicht leben.

Eine unangemessene Übertragung einer Ordnung aus der Kindheit auf die Paarbeziehung liegt auch vor, wenn ein Partner dem anderen in dem Maße gibt wie Eltern ihrem Kind.

Das ist zum Beispiel der Fall, wenn jemand dem Partner während der Ehe ein Studium finanziert. Wer vom anderen so viel bekommen hat, kann keinen Ausgleich im Geben und Nehmen mehr schaffen und hat deshalb seine Ebenbürtigkeit verloren. Da er das nicht aushält, wird er in der Regel nach dem Studium den Partner verlassen. Um wieder ebenbürtig zu werden, müsste er sowohl sämtliche Kosten als auch die damit verbundene Mühe in voller Höhe zurückerstatten.

Mann und Frau sind in einer Paarbeziehung von der Ursprungsordnung her gleichwertig. Sie sind gleichzeitig miteinander in Verbindung getreten, es gibt kein Früher oder Später. Doch bei Familienaufstellungen zeigt sich oft, dass der Mann in der Rangfolge an erster Stelle steht. Nicht weil er besser ist, sondern aufgrund seiner Funktion. Das ist der Fall, wenn der Mann arbeitet und die Frau zu Hause bleibt. Denn dann sorgt der Mann für den Unterhalt der Familie. Arbeitet die Frau und bleibt der Mann zu Hause, steht natürlich die Frau an erster Stelle. In dieser Hinsicht hat sich inzwischen viel verändert. Mann und Frau sind heutzutage in Hinblick auf die Sorge für den Unterhalt der Familie oft ebenbürtig.

Zu Hause regiert dennoch in der Regel die Frau – nicht weil sie besser ist. Sie hat vielmehr eine andere Kraft, sie ist diejenige, die die Familie zusammenhält. Frauen verstehen das Wesentliche besser und wissen, worauf es im Augenblick ankommt. Das muss man anerkennen.

Das Verhältnis zwischen den Partnern zeigt sich bei der Familienaufstellung an dem Platz, an dem sich die beiden wohlfühlen. Steht der Mann rechts von der Frau, dann verlässt sie sich auf ihn und fühlt sich von ihm beschützt. Steht der Mann links von der Frau, dann fühlt er sich weniger verantwortlich. Er genießt eine gewisse Narrenfreiheit, und die Frau übernimmt oft die Verantwortung für ihn. Doch dann ist er klein. Es hat sich oft gezeigt, dass der Mann, der rechts steht, bleibt und dass derjenige, der links steht, geht. So bringen Aufstellungen die Wirklichkeit ans Licht.

Die schlimmsten Folgen für eine Paarbeziehung entstehen durch Verstrickungen in die eigene Sippe, beispielsweise wenn einer der Partner für die Lösung vergangener Konflikte stellvertretend in die Pflicht genommen wird. Hier ist häufig der Grund zu finden, warum ein Partner die Beziehung und die Familie verlassen will, obwohl man sich sehr geliebt hat. Erst wenn diese Verstrickungen in einer Familienaufstellung ans Licht gebracht und gelöst werden, hat die Beziehung eine Zukunft.

Zu diesen Verstrickungen gehört als Erstes, dass jemand einem Mitglied seiner Familie innerlich gesagt hat: »Ich folge dir nach in den Tod.« Das ist häufig der Fall, wenn ein Elternteil eines Partners früh gestorben ist. Dann hat er als deren Kind das Bedürfnis, ihm nachzufolgen, und strebt aus der Verbindung heraus. Das kann der Auslöser für eine Kettenreaktion sein. Ein Kind will dieses Nachfolgen oft für den Elternteil übernehmen und sagt aus einer Verstrickung heraus: »Ich tue es an deiner Stelle.« Wenn dieses Kind später heiratet, verspürt es noch immer diesen Drang und will, wie bereits sein Elternteil, die Beziehung verlasssen. Und dann sagt vielleicht sein eigenes Kind ebenfalls: »Ich tue es für dich.« So setzen sich Verstrickungen über Generationen hinweg fort.

Eine außergewöhnliche Verstrickung erlebte ich vor Jahren bei einem Paarkurs in Washington, zu dem eine Frau ohne ihren Mann erschienen war. Ich stellte ihr einen Stellvertreter für ihren Mann gegenüber. Der fing an zu zittern, ja sogar richtig zu schlottern. Da fragte ich die Frau: »Hast du schon einmal daran gedacht, ihn umzubringen?« Sie bejahte es. An dieser Stelle brach ich die Aufstellung ab. Ich erklärte der Frau, dass der Wunsch, den Partner umzubringen, immer mit einem Ereignis in der Herkunftsfamilie zusammenhänge.

Später kam die Frau zu mir und sagte, sie habe etwas Wichtiges über ihre Herkunftsfamilie herausgefunden. Ihr Vater wäre an der Produktion der Atombombe beteiligt gewesen. In einem Nebensatz erwähnte sie, dass sie sich wundere, warum sie einen Japaner geheiratet hätte. In der dann folgenden Familienaufstellung kam ans Licht: Die Frau war mit der Atombombe identifiziert. In ihrer Ehe wurde der Konflikt zwischen Japan und den USA stellvertretend weitergeführt. Weder der Frau noch dem Mann war das bewusst. Sie waren beide ohnmächtig ihren Verstrickungen ausgeliefert. Erst als diese ans Licht kamen, konnte sich ihre Liebe entfalten.

Ich möchte noch auf eine weitere wichtige Beobachtung hinweisen. In vielen Paarbeziehungen streiten sich die Partner immer wieder um das Gleiche. Das liegt an einer sogenannten doppelten Verschiebung. Dabei übernimmt eine Person das Gefühl von einem Familienmitglied, beispielsweise Wut auf jemanden. Doch es verschiebt sich nicht nur das Subjekt, sondern auch das Objekt. Die übernommene Wut richtet sich dann auf jemanden, der mit der Angelegenheit nichts zu tun hat und sich auch nichts hat zuschulden kommen lassen.

Dazu ein Beispiel aus einem Seminar: Ein Mann und eine Frau wissen sich einander sehr verbunden, und doch kommt es zwischen ihnen immer wieder zu Konflikten, die sie sich selbst nicht erklären können. Das war auch während des Seminars der Fall. Ich beobachtete, wie die Frau ihrem Mann gegenüberstand und wie sich ihr Gesicht dabei veränderte. Sie sah auf einmal aus wie eine alte Frau. Dann warf sie ihrem Mann Dinge vor, die sich nicht auf ihn beziehen konnten. Ich fragte sie: »Wer ist die alte Frau?« Da erinnerte sie sich, dass ihre Großmutter, eine Wirtin, oft von ihrem Mann, dem Großvater der Frau, an den Haaren durch die Gaststube gezogen wurde – und das vor den Augen aller Gäste. Die Frau begriff, dass die Wut, die sie ihrem Mann gegenüber empfand, die damals unterdrückte Wut ihrer Großmutter auf den Großvater war.

Viele unerklärliche Ehekrisen gründen in einer solchen Verschiebung. Es ist ein unbewusster Vorgang, dem man, solange man ihn nicht erkannt hat, ausgeliefert ist und der einen erschreckt. Weiß man um die Existenz solcher Verstrickungen, kann man sich besser im Griff haben, wenn man versucht ist, dem anderen ohne Grund etwas antun zu wollen.

Man kann eine solche doppelte Verschiebung auch ohne Familienaufstellung bei sich selbst erkennen und lösen. Dafür erforscht man den Ursprung des Gefühls. Der liegt oft Generationen zurück. Denn immer wenn jemand für Recht und Ordnung streitet, setzt er sich für das Recht eines Familienmitglieds ein. Deswegen hat er diesen besonderen Eifer, und deswegen entzündet sich immer wieder der gleiche Streit.

Ich verrate noch ein Geheimnis: Ich kenne die drei Zauberworte für eine glückliche Paarbeziehung. Sie lauten: Ja. Bitte. Danke. Sie können einmal die Augen schließen und sich Folgendes vorstellen:

Wir blicken unseren Partner an, zu dem wir eine innige Beziehung haben, und er schaut uns in die Augen. Dann sagt jeder zum anderen: »Ja, ich stimme dir zu, wie du bist. Für mich bist du richtig, wie du bist. Ja, ich liebe dich, genau wie du bist. Ich liebe deine Mutter, genau wie sie ist. Ich liebe deinen Vater, genau wie er ist. Ich liebe deine Familie, wie sie ist, als der meinen ebenbürtig.« **Ja** ist das erst Zauberwort.
Dann kommt das zweite Zauberwort. Beide schauen sich an und sagen einander: »**Bitte**. Bitte unterstütze mich in meiner Entwicklung. Und bitte unterstütze mich auf meinem eigenen Weg.« Was verändert sich in der Seele, einfach durch dieses Wort »bitte«? Es öffnet das Herz und lässt die Liebe fließen.
Dann kommt das dritte Zauberwort. Beide blicken sich an, und jeder sagt dem anderen: »**Danke**. Danke. Danke.« Es gibt täglich so viele Möglichkeiten, Danke zu sagen, zum Beispiel wenn der Part-

ner ein gemeinsames Essen vorbereitet, wenn er geduldig zuhört und einen Rat erteilt oder wenn er mit einer vielleicht noch so kleinen Geste seine Liebe zeigt.

Die Eltern-Kind-Beziehung

Die größte Freude, die ich in meinen über neunzig Jahren beobachtet habe, ist, wenn Eltern auf ihr kleines Kind schauen. Es gibt nichts Schöneres und auch nichts Einfacheres. Das ist die Freude am Leben. Hier zeigt sich wieder einmal, dass das Glück einfach und tief ist. Manche warten dagegen auf ein großes Ereignis, um glücklich zu sein. Doch das alltägliche Leben birgt das größte Glück.

»Aller guten Dinge sind drei«, sagt ein Sprichwort. Wieso? Aus eins plus eins – wird drei. Was ist hier die Drei? Die Drei ist für ein Paar das Kind. Die gute Drei ist das Kind. Die Drei ist eine Zahl der Fülle.

Es gibt noch eine Zahl der Fülle: die Sieben. Sie ist die Zwei plus zwei plus zwei plus eins. Drei Paare plus ein Kind: die Eltern, die Großeltern, das Kind. Wir können auch sagen: die Drei plus zwei plus zwei. Für das Kind ist nicht nur die Drei eine Zahl der Fülle, sondern noch mehr die Sieben.

Auch in der Woche ist die Sieben eine Zahl der Fülle. Erst die Sieben macht sie voll. Sie ist drei plus drei plus eins. Die erste Drei ist der Vater mit seinen Eltern, die zweite Drei die Mutter mit ihren Eltern und die Eins, die die Sieben voll macht, ist das nächste Kind.

Nur in der Familie ist die Drei die Zahl der Fülle. In sonstigen Beziehungen ist die Drei die Zahl, die etwas auseinanderbringt. Sobald man nach dem Grundmuster der Drei in der Familie andere Beziehungen zu einer Dreiergruppe macht, zu einer Dreierbeziehung, spaltet die dritte Person die Gruppe. Ebenbürtig können in dieser Gruppe nur zwei sein, so wie in der Paarbeziehung der Mann und die Frau. Kommt eine dritte Person hinzu, wie zum Beispiel in einer Dreiecksbeziehung, bringt sie die Zwei auseinander. Außerhalb der Familie verhalten sich in einer Dreiergruppe zwei wie einander ebenbürtig und schließen die dritte Person aus der Gleichberechtigung aus. Daher arbeiten je zwei gut miteinander zusammen. Kommt ein Dritter hinzu, lässt die Leistung nach.

Eine Vierergruppe arbeitet ebenfalls gut zusammen, denn sie verhalten sich sofort wie zwei plus zwei. Kommt ein Fünfter hinzu, bleibt er außen vor, wie das sprichwörtliche fünfte Rad am Wagen.

Ähnliche Wirkungen haben die Zahlen unter den Geschwistern. Zwei Geschwister halten gut zusammen. Kommt ein drittes Geschwister dazu, fühlt sich eines der drei bald wie ein Außenseiter. Kommt ein viertes Kind, gibt es wieder zwei plus zwei. Sie halten gut zusammen, aber als zwei plus zwei. Das fünfte Kind fühlt sich weniger zugehörig, obwohl natürlich jedes zusätzliche Kind für alle Geschwister eine Bereicherung ist.

Das dritte Kind – oder eines von den drei Kindern – fühlt sich auch deshalb als ein Außenseiter, weil der Vater und die Mutter zu einem ihrer Kinder eine engere Beziehung haben. Dann ist die erste Zwei der Vater und ein Kind – und sie sind am innigsten, wenn dieses Kind eine Tochter ist. Die zweite Zwei ist die Mutter mit einem Kind und am innigsten, wenn dieses Kind ein Sohn ist. So wird das dritte Kind wie ein fünftes, das außerhalb dieser beiden Zweierbeziehungen bleibt.

Die Spaltung für eine Zwei durch das Dritte kann man schon nach der Geburt des ersten Kindes beobachten. Denn manchmal wird die Beziehung der Mutter zu diesem Kind inniger als die zum Mann. Dann bilden die Mutter und das Kind eine Zwei, und der Vater gerät in die Rolle des Dritten, der dann zum Außenseiter wird. Kann man etwas daran ändern? Oder soll man sogar etwas

daran ändern? Es genügt, wenn wir um diese Ordnungen wissen.
Wenn ein Mann nach Geburt des ersten Kindes auf gewisse Weise zum Außenseiter wird, engagiert er sich mehr nach außen, was für die Familie ein Vorteil sein kann. Er erobert sich seinen Platz durch eine besondere Leistung für die Familie. Zu erwarten, dass er sich in gleicher Weise wie die Mutter um das Kind kümmert, kann die Beziehungen in der Familie eher belasten als für alle hilfreich sein. Denn er kann das nie wie die Mutter und fühlt sich dadurch eher als Außenseiter, als wenn er vor allem durch seine Leistung außerhalb für die Familie sorgt.
Das dritte Kind, gerade weil es auch ein Fünftes ist, kann sich am leichtesten aus der Familie lösen. Oft ist es auch weniger durch die Schicksale der Familie belastet und muss weniger auf sich nehmen als die Geschwister. Es ist aber nicht immer das der Zahl nach dritte Kind, sondern jenes Kind, das aus der Dynamik der Beziehungen der Eltern zu den einzelnen Kindern dadurch zum dritten Kind wird, dass es nicht die gleiche bevorzugte Innigkeit zu einem seiner Eltern haben kann wie seine Geschwister.
Warum sage ich das alles? Warten wir auf die Drei der Fülle mit Liebe, und hüten wir uns manchmal auch vor der Drei!

Beziehungen verschiedener Art folgen den verschiedenen Ordnungen. Deshalb gibt es auch eigene Ordnungen für die Beziehung des Kindes zu seinen Eltern. Als Erstes gilt hier, dass die Eltern geben und die Kinder nehmen. Dabei geben die Eltern das, was sie vorher von ihren Eltern genommen haben und was sie als Paar voneinander nehmen, an die Kinder weiter. So ist der notwendige Austausch von Geben und Nehmen gewährleistet. Entsprechend geben die Kinder, was sie von ihren Eltern bekommen haben, später an ihre eigenen Kinder weiter. Jeder, der nimmt, muss die Gabe, die er bekommen hat, und den Geber, von dem er genommen hat, ehren. Das zeigt, wie die Haltung der Kinder zu ihren Eltern sein sollte.

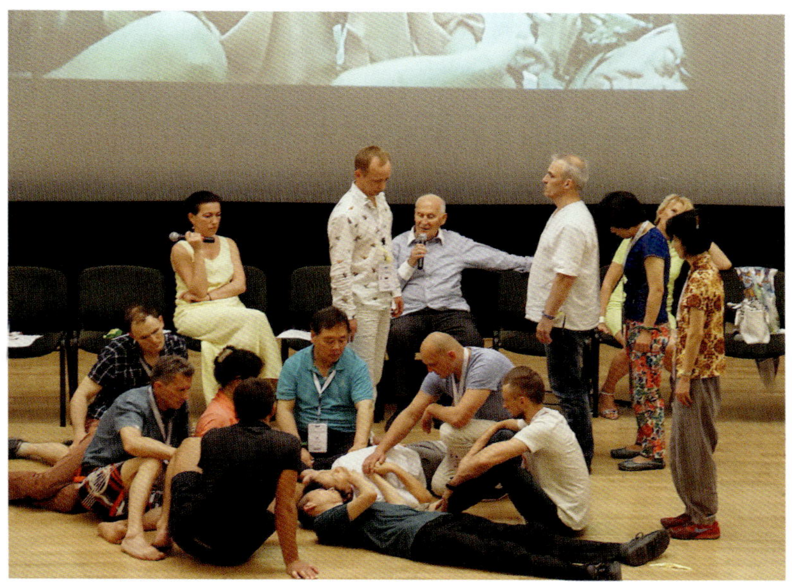

Bert Hellinger bei der Leitung einer Aufstellung 2015 in Irkutsk, Russland.

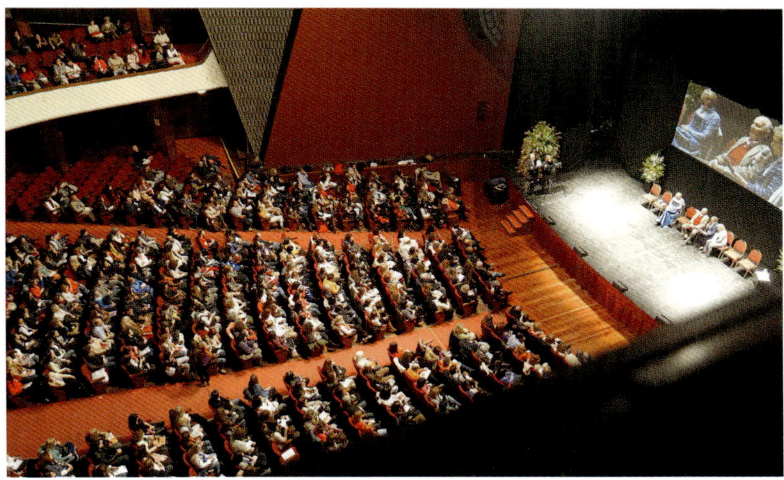

Riesiger Zulauf: Aufstellungs-Seminar 2015 im Buenos Aires, Argentinien.

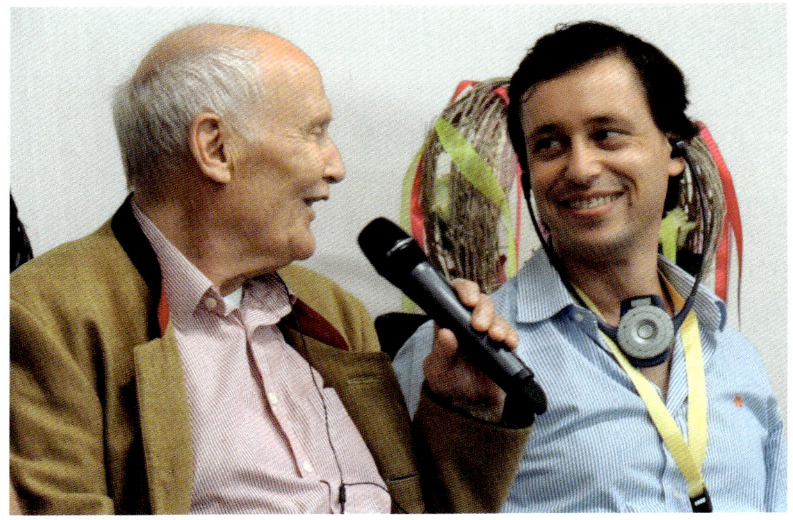

Bert Hellinger im Gespräch mit einem Seminarteilnehmer.

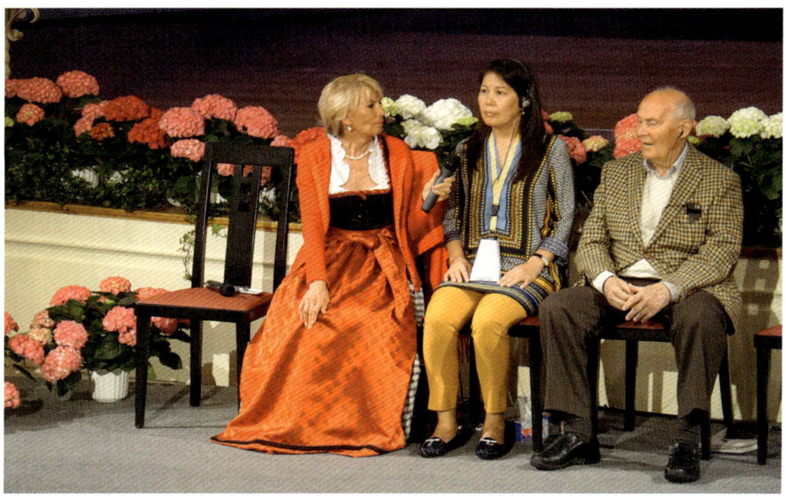

Bert und Sophie Hellinger 2014 mit einer Seminarteilnehmerin beim Trainingscamp in Bad Reichenhall.

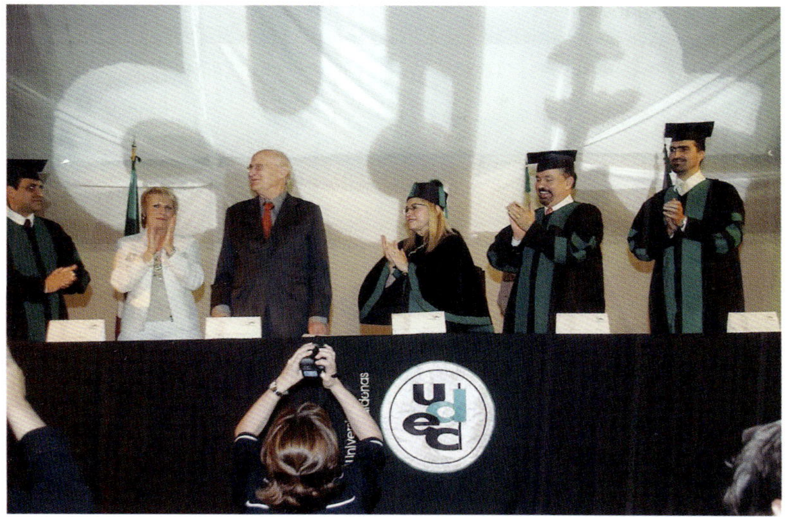

Bei einer Veranstaltung der Universität CUDEC in Mexiko-City. Links neben Bert Hellinger seine Frau Sophie, rechts neben ihm Angelica Olivera Malpica und CUDEC-Direktor Alfonso Malpica Cardenas.

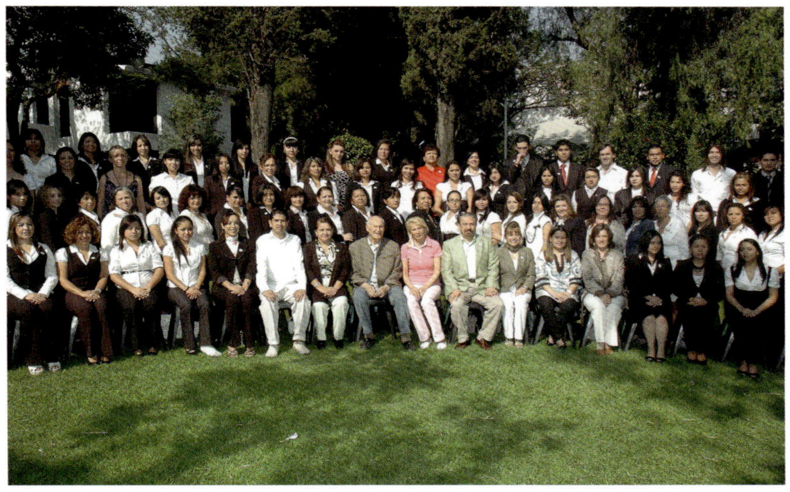

Die ersten Diplom-Abgänger der Universität CUDEC.

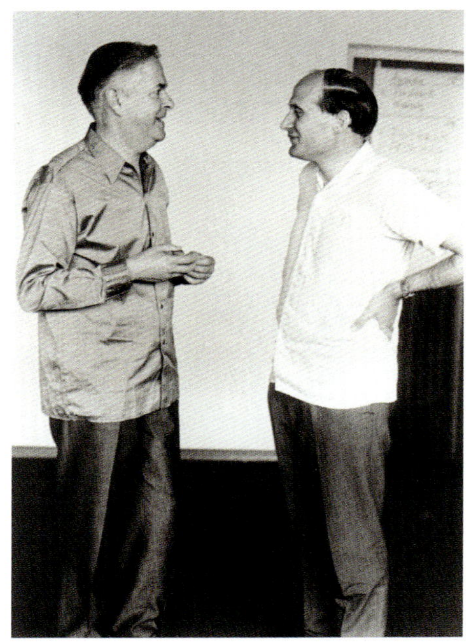

Bert Hellinger (rechts) mit Pater Hermann Stenger 1970.

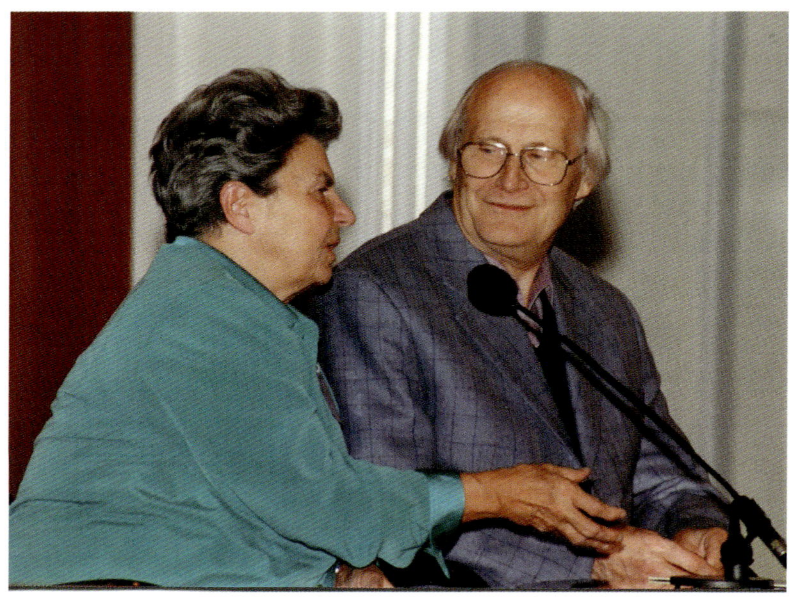

Mit der Psychologin Jirina Prekop war Bert Hellinger freundschaftlich verbunden. Sie kam 1970 aus der Tschechoslowakei nach Deutschland.

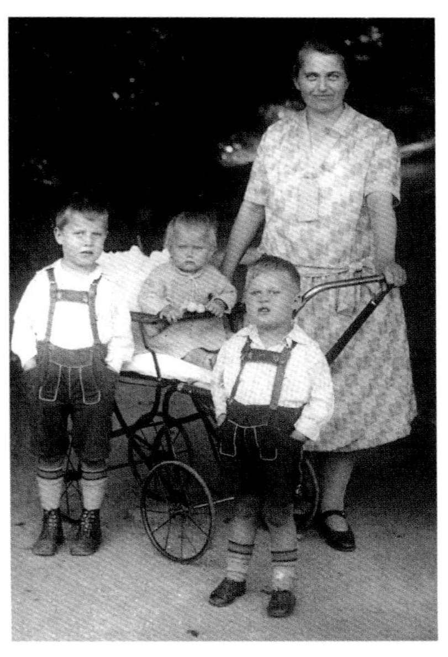

Bert mit seinen Geschwistern und seiner Mutter im Jahr 1929.

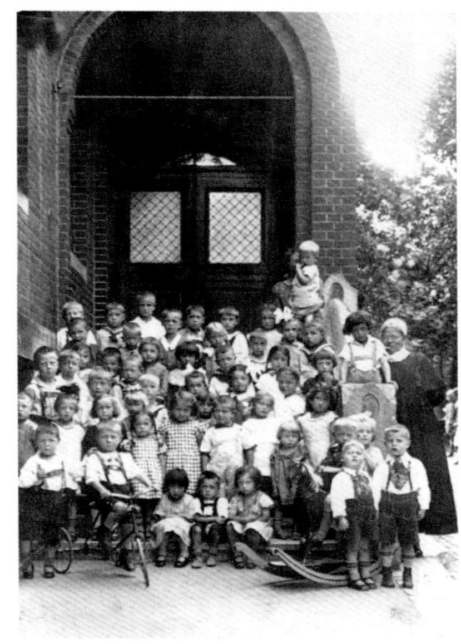

Bert (1. Reihe, Zweiter von rechts) mit seinem Bruder Robert (1. Reihe ganz rechts) im Kindergarten 1929.

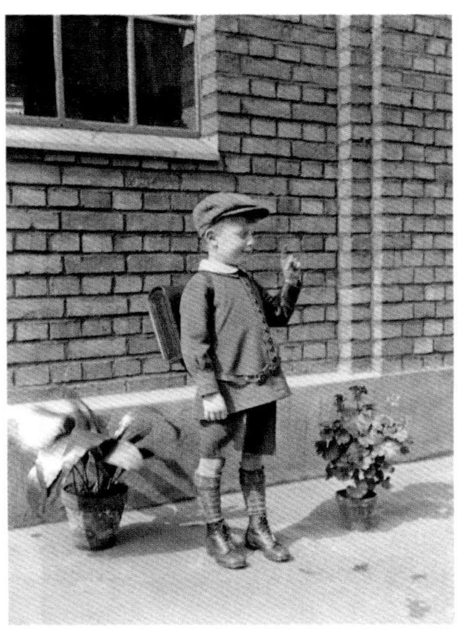

Bert am ersten Schultag 1931.

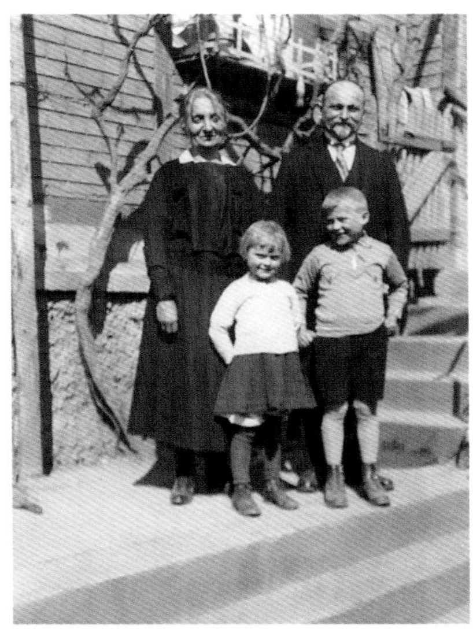

Bert mit seiner Schwester Marianne und den Großeltern mütterlicherseits 1931.

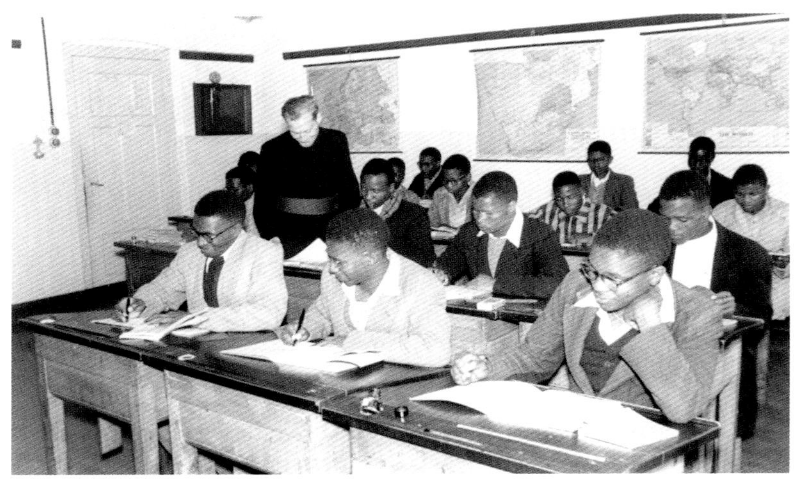

Bert Hellinger beim Unterricht in Südafrika.

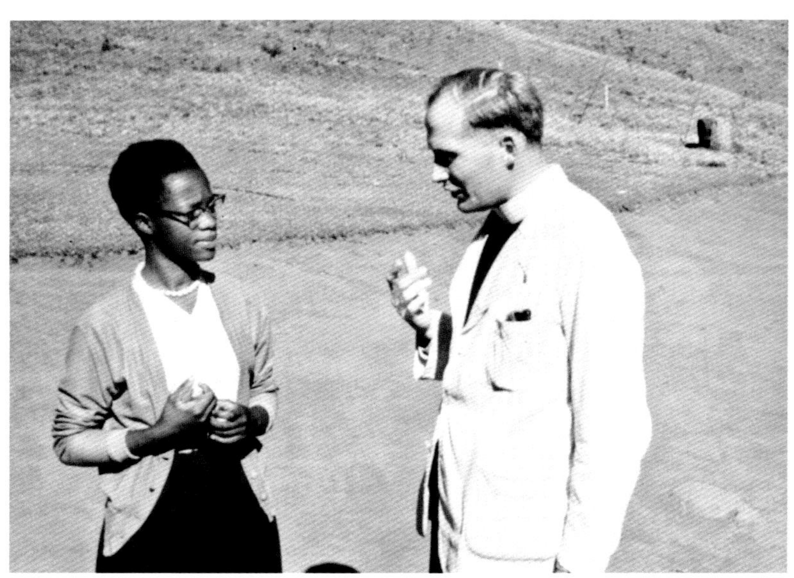

Bert Hellinger 1960 mit einer Schülerin in Südafrika.

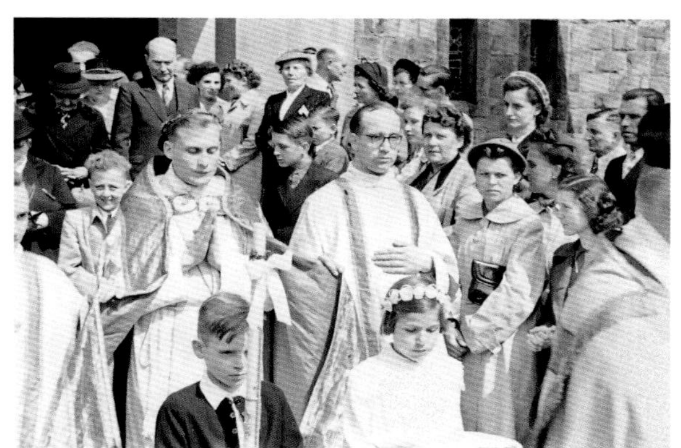

Ein großer, feierlicher Tag: Bert Hellingers Primiz im Jahr 1952.

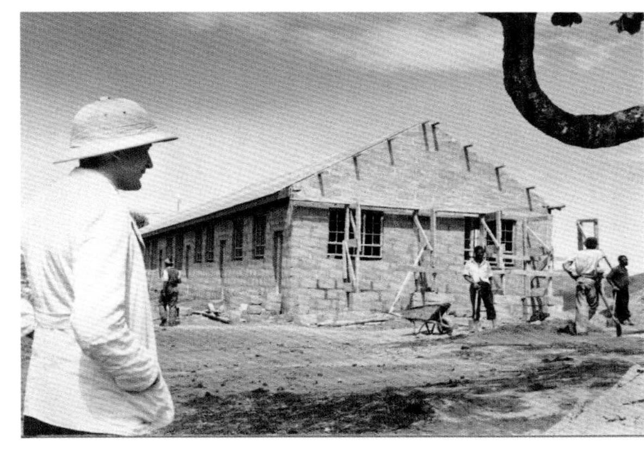

Ende der 50er Jahre beim Bau einer Kirche in Südafrika.

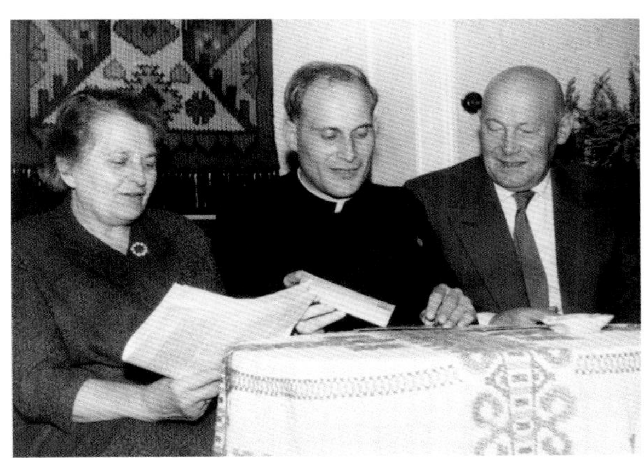

1960 auf Heimaturlaub von Südafrika mit seinen Eltern.

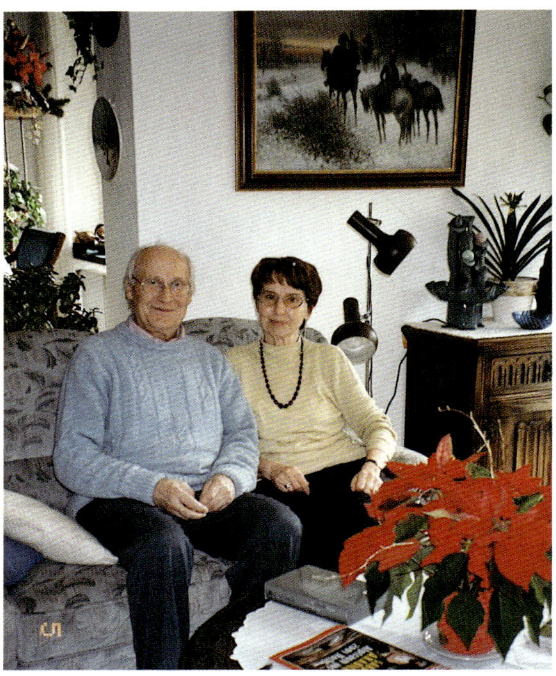

Bert Hellinger
mit seiner
ersten Frau Herta.

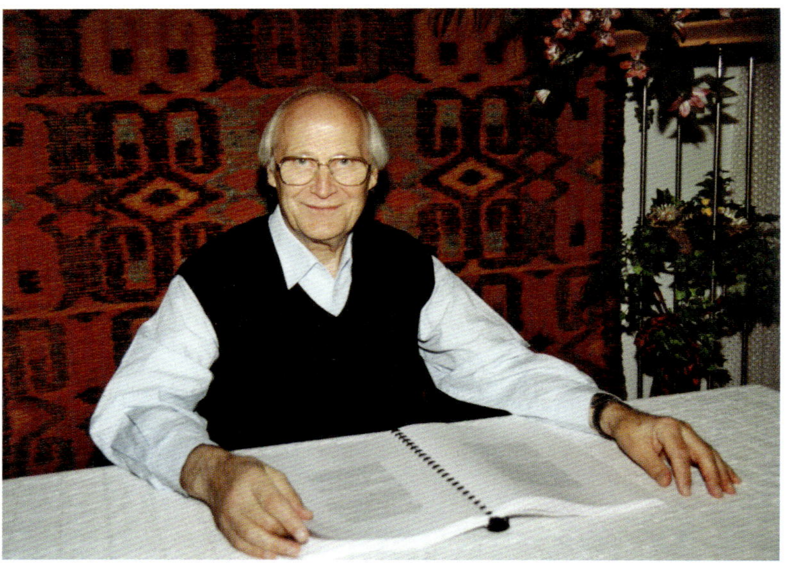

Beim Lesen eines seiner Buchmanuskripte.

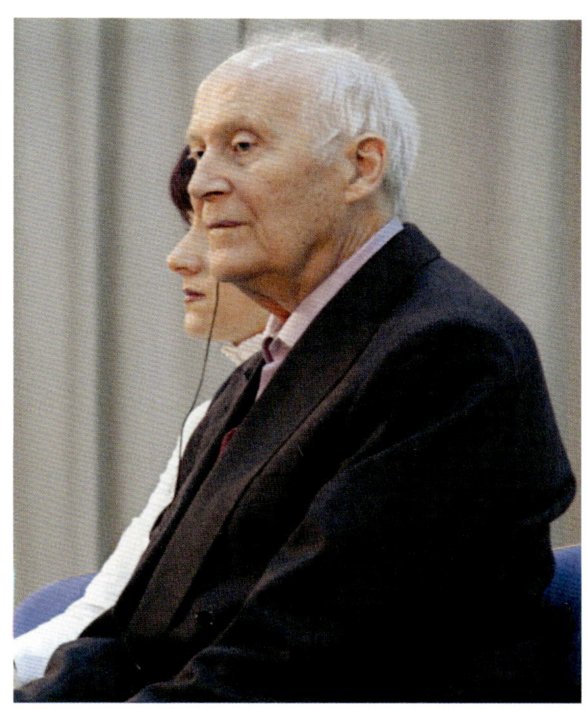

Bert und Sophie Hellinger. Mit ihr entwickelte er das klassische Familienstellen zum Neuen Familienstellen weiter.

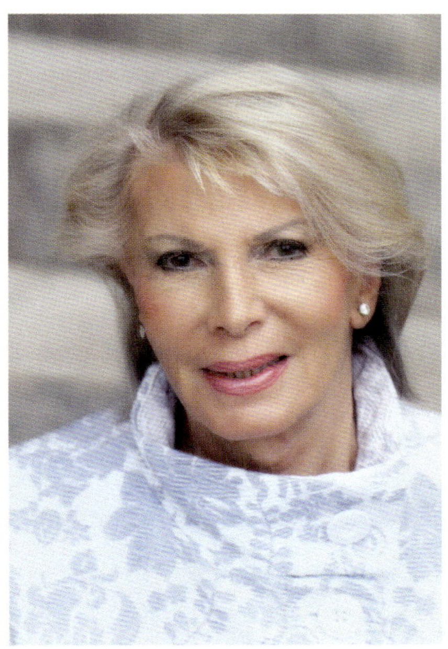

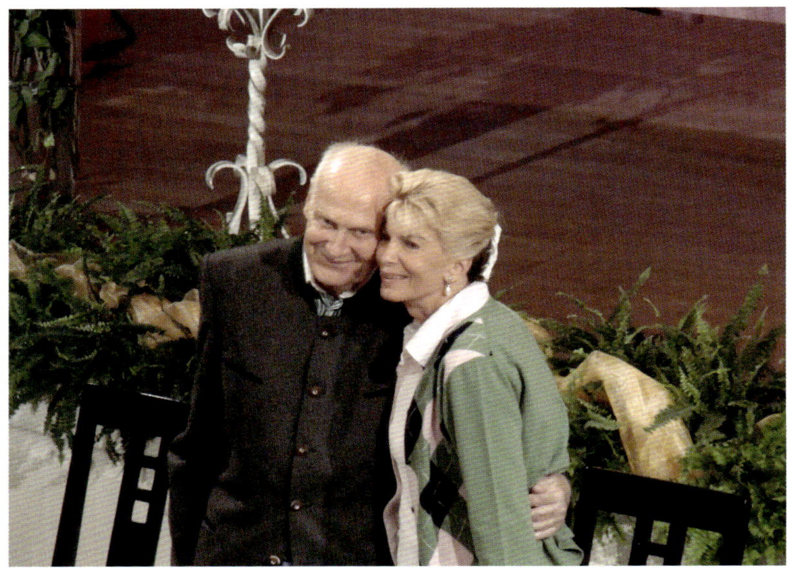

Bert und Sophie Hellinger sind seit 2003 verheiratet und bis heute in inniger Liebe verbunden.

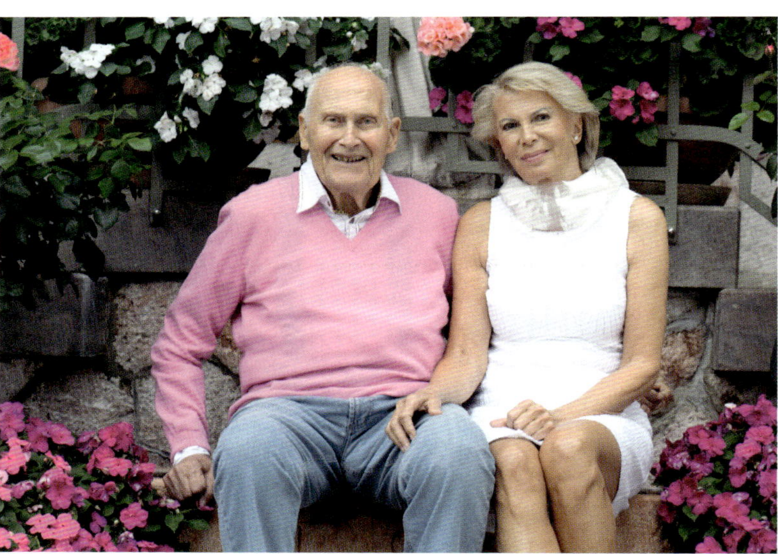

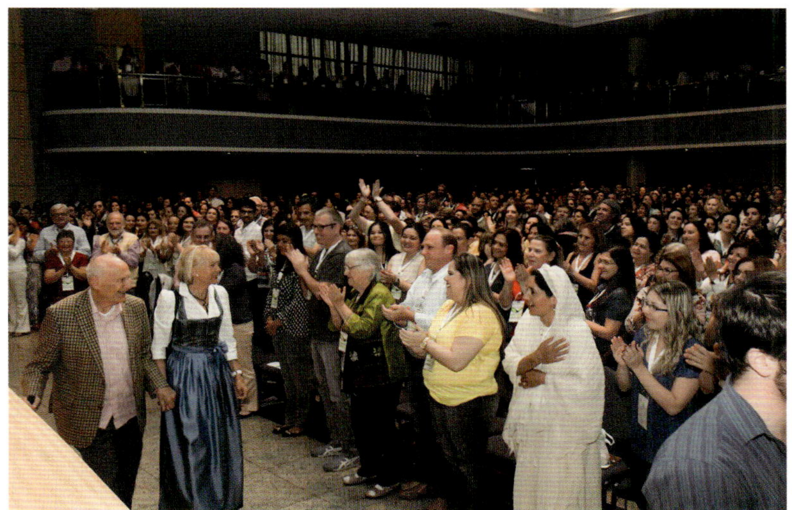

Bert und Sophie Hellinger 2015 bei einem Seminar in Sao Paulo, Brasilien.

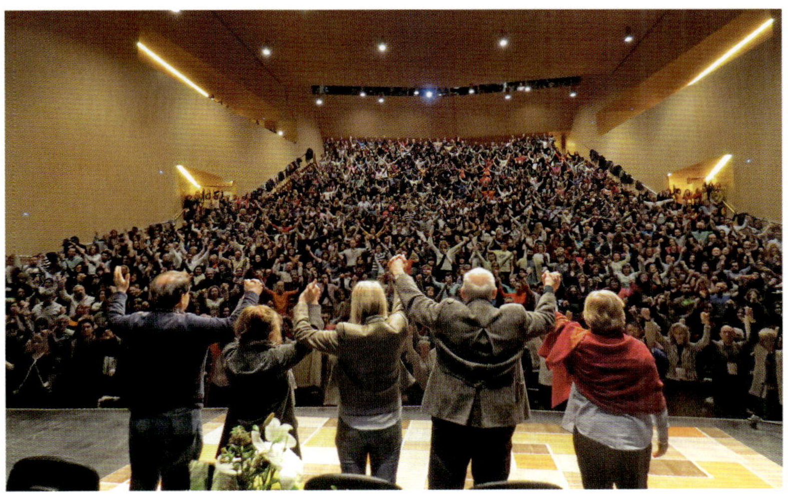

Bis auf die letzte Reihe besetzt: Seminar in Avila, Spanien.

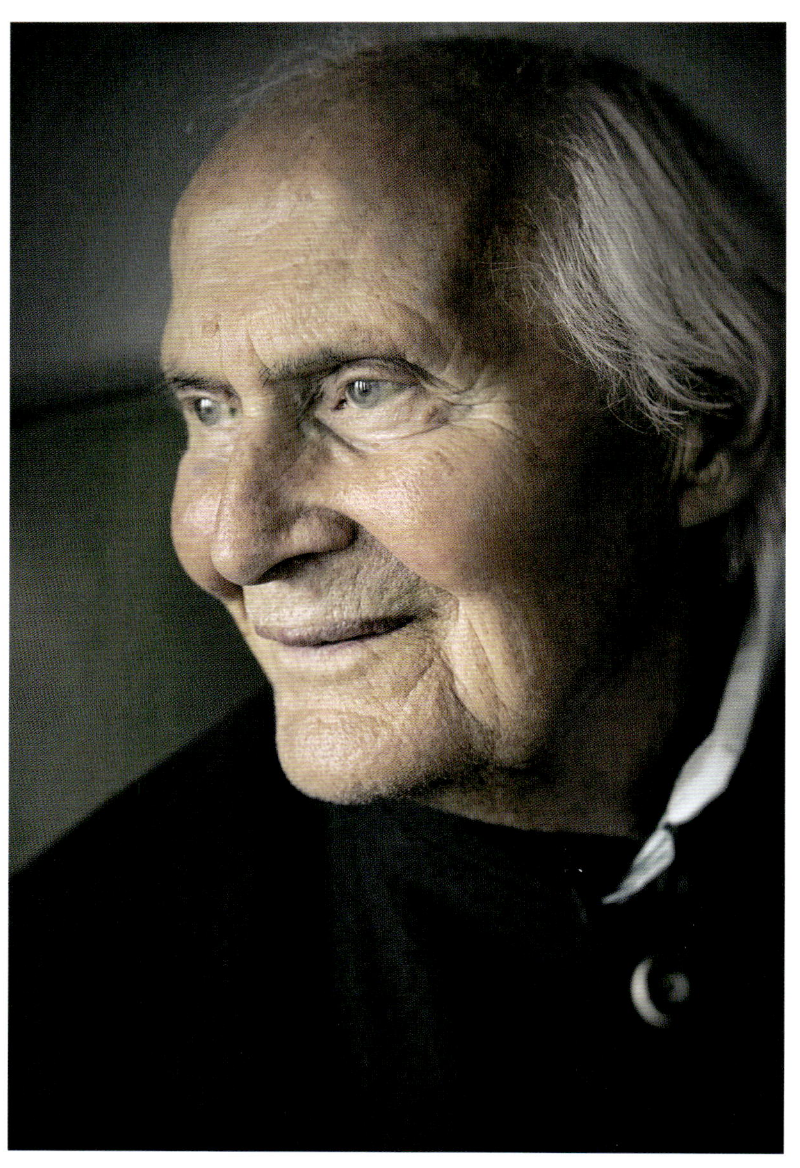

Bert Hellinger im Alter von 92 Jahren in seinem Haus.

Zusätzlich zu dem, was die Eltern sind und geben, haben sie auch etwas, was sie als Verdienst erworben oder als Verlust erlitten haben. Das gehört ihnen persönlich. Die Kinder nehmen daran nur mittelbar teil, aber die Eltern dürfen und können dies ihren Kindern nicht geben. Denn hier ist jeder selbst seines Glückes Schmied. Wenn sich ein Kind das persönliche Gute und den persönlichen Anspruch der Eltern ohne eigene Leistung und ohne eigenes erlittenes Schicksal und Leid als eigenes aneignet, wenn ein Kind von seinen Eltern eine Schuld oder eine Verpflichtung oder eine Krankheit auf sich nimmt, dann erhebt es sich als Späterer über einen Früheren und verstößt gegen die Rangordnung. Das wird auf der Ebene des unbewussten Gewissens als Anmaßung empfunden und mit Scheitern und Untergang bestraft.

Noch etwas muss in diesem Zusammenhang beachtet werden: Das persönliche Schicksal des Früheren, also der Eltern, gehört zu seiner Würde, und es hat, wenn es ihm die Späteren lassen, eine besondere Kraft. Ich hatte einmal in einem Kurs eine Frau, deren Vater blind und deren Mutter taub war. Die beiden hatten sich gut ergänzt. Die Tochter aber meinte, dass sie sich um die Eltern kümmern müsse. Ich habe die Familie aufgestellt, und während der Aufstellung hat sich das Kind verhalten, als sei es groß und die Eltern klein. Doch die Mutter hat dem Kind gesagt: »Das mit dem Papa kann ich allein.« Und der Vater hat gesagt: »Das mit der Mama kann ich allein. Wir brauchen dich nicht dazu.« Da war die Frau sehr enttäuscht. Sie wurde auf ihr Kindermaß zurückgestutzt.

In der folgenden Nacht konnte sie nicht schlafen und fragte am nächsten Seminartag, ob ich ihr helfen könne. Ich sagte ihr: »Wer nicht schlafen kann, meint, er müsse aufpassen.« Deshalb erzählte ich ihr eine kleine Geschichte von Wolfgang Borchert: »Nachts schlafen die Ratten doch«. Sie handelt von einem Jungen, der nach dem Krieg in Berlin auf seinen toten Bruder aufpasste, damit ihn die Ratten nicht fraßen. Das Kind war ganz erschöpft, weil es meinte, es müsste wachen. Da kam ein freundlicher Mann und sagte: »Nachts schlafen die Ratten doch.« In der nächsten Nacht konnte die Frau besser schlafen.

Entsprechend der Rangfolge in Familien haben Eltern als die Früheren Vorrang vor ihren Kindern. Deshalb ist es wichtig, dass in der Familie die Eltern groß sind und auch groß bleiben. Kinder haben dagegen nicht die gleichen Rechte wie ihre Eltern und auch nicht die gleichen Ansprüche. Sie müssen klein bleiben, denn nur so werden sie groß. Kinder, die sich groß aufspielen, bleiben ihr Leben lang klein. Aufgeblasen, aber klein.

Weil die Kinder von ihren Eltern das Leben bekommen, können sie dem nichts hinzufügen und auch nichts davon weglassen oder zurückweisen. Denn sie haben ihre Eltern nicht nur, sie sind auch ihre Eltern. Zur Ordnung der Liebe gehört daher, dass das Kind sein Leben so nimmt, wie die Eltern es geben, als Ganzes, und dass es seinen Eltern zustimmt, wie sie sind, ohne irgendeinen anderen Wunsch und ohne Abwehr oder Furcht.

Wir können die Wirkung eines solchen Nehmens in uns erfahren, wenn wir uns Folgendes vorstellen: Wir knien uns vor Vater und Mutter, verneigen uns tief, bis auf den Boden, legen die Arme nach vorn mit den Handflächen nach oben und sagen ihnen: »Ich gebe euch die Ehre.« Dann richten wir uns auf, schauen Vater und Mutter in die Augen und danken ihnen für das Geschenk des Lebens. Zum Beispiel indem wir ihnen sagen:

»Liebe Mutter,
ich nehme es von dir,
alles, das Ganze,
mit allem Drum und Dran,
und zum vollen Preis, den es dich gekostet hat
und den es mich kostet.

Ich mache etwas daraus, dir zur Freude.
Es soll nicht umsonst gewesen sein.
Ich halte es fest und in Ehren,
und wenn ich darf, gebe ich es weiter, so wie du.
Ich nehme dich als meine Mutter,
und du darfst mich haben als dein Kind.
Du bist für mich die Richtige,
und ich bin dein richtiges Kind.
Du bist die Große, ich die/der Kleine.
Du gibst, ich nehme – liebe Mutter.
Und ich freue mich, dass du den Vater genommen hast.
Ihr beiden seid die Richtigen für mich.
Nur ihr!«

Und dann das Gleiche zum Vater. Wem dieser Vollzug gelingt, der ist mit sich selbst im Reinen und weiß sich richtig und ganz.

Manche meinen, wenn sie ihre Eltern auf diese Weise nehmen, dass dann auch etwas Schlimmes in sie einfließen könnte, etwas, das sie fürchten. Zum Beispiel eine Eigenart der Eltern oder eine Behinderung oder eine Schuld. Doch dann verschließen sie sich auch vor dem Guten der Eltern und nehmen nicht das Leben als Ganzes. Viele, die sich weigern, ihre Eltern als Ganzes zu nehmen, suchen diesen Mangel auszugleichen. Dann streben sie vielleicht nach Selbstverwirklichung und Erleuchtung. Das ist dann nur die heimliche Suche nach dem noch nicht genommenen Vater und der noch nicht genommenen Mutter. Wer aber seine Eltern ablehnt, der lehnt sich selbst ab und fühlt sich entsprechend unverwirklicht, blind und leer.

Das Leben ist unabhängig davon, wie der Vater und die Mutter eines Kindes sind. Aus dieser Sicht können wir und müssen wir anders auf unsere Eltern schauen – und zwar mit Ehrfurcht. Denn wenn das Kind auf seine Eltern schaut, blickt es auch durch sie hindurch weit in die Vergangenheit zurück, woher das Leben ursprünglich kam. Es nimmt das Leben nicht nur von den Eltern, sondern zugleich von weit her. Dieses Nehmen ist ein demütiger Vollzug. Es bedeutet die Zustimmung zum Leben und zum Schicksal, wie es mir durch meine Eltern vorgegeben ist: zu den Grenzen, die mir dadurch gesetzt sind; zu den Möglichkeiten, die es mir schenkt; zu den Verstrickungen in das Schicksal der Familie, in die Schuld dieser Familie, in das Schwere und Leichte dieser Familie, was immer es ist. Aus dieser Sicht gibt es keine besseren Eltern und keine schlechteren Eltern. Es gibt nur Eltern.

Wenn wir das erkennen und uns dem auch fügen, können wir das Leben ganz von unseren Eltern nehmen. Wer aber innerlich einen seiner Elternteile ablehnt, wer den Eltern Vorwürfe macht, der verschließt sein Herz gegenüber der Fülle des Lebens. Er bekommt dann sozusagen nur einen Teil, oder genauer gesagt: Er nimmt sich nur einen Teil. Dennoch wird jeder durch seine Eltern auf eine ganz bestimmte Weise auch festgelegt.

Ich habe vor mir das Bild eines Baumes. Im Herbst weht der Wind und verstreut die Samen. Der eine Samen fällt auf fruchtbares Erdreich, ein anderer auf steiniges Erdreich, und jeder Samen muss sich dort entwickeln, wohin er fällt. Er kann sich den Ort nicht aussuchen. So können auch wir uns unsere Eltern nicht aussuchen. Sie sind der Ort, an dem unser Leben sprießt, nur dort. Ob nun der Samen eines Baumes auf fruchtbares Erdreich gefallen ist oder auf steinigen Grund, wie immer er wächst, er wird ein richtiger Baum. Und er bringt auch Frucht. Seine Samen werden wieder zerstreut, und der gleiche Baum wächst wieder unterschiedlich an verschiedenen Plätzen.

Damit wir wirklich wachsen können, müssen wir daher dem Ort zustimmen, an den wir gebunden sind, wie immer er ist.

Ob er nun »Vorteile« hat oder »Nachteile«, jeder Ort zwingt zu einer besonderen Entwicklung, hat besondere Chancen und setzt bestimmte Grenzen. Aber das Leben ist auf dem einen wie auf dem anderen Platz rein und unverfälscht.

Nun geben uns die Eltern aber nicht nur das Leben. Sie nähren uns auch, erziehen uns, beschützen uns, sorgen für uns, geben uns ein Zuhause. Und es ist richtig, dass wir es so nehmen, wie wir es von unseren Eltern bekommen. Damit sagen wir den Eltern: »Ich nehme alles – mit Liebe.« Das ist eine Form des Nehmens, die gleichzeitig ausgleicht, weil die Eltern sich geachtet fühlen. Sie geben dann umso lieber. Wenn das Kind aber den Eltern sagt: »Ihr müsst mir noch mehr geben«, dann schließt sich das Herz der Eltern. Sie können dem Kind nicht mehr so gern und so viel geben, weil es fordert. Wenn ein Kind auf seinen Ansprüchen an die Eltern beharrt, kann es sich nicht von ihnen lösen.

Mit zunehmendem Alter müssen Eltern Kindern Grenzen setzen, an denen diese sich reiben und reifen können. Sind Eltern dann weniger lieb zu ihren Kindern? Wären sie bessere Eltern, wenn sie ihnen keine Grenzen setzen würden? Oder erweisen sie sich gerade dadurch als gute Eltern, dass sie von ihren Kindern etwas verlangen, was sie auf das Erwachsenenleben vorbereitet?

Viele Kinder sind ihren Eltern in dieser Phase böse, weil sie lieber die ursprüngliche Abhängigkeit aufrechterhalten wollen. Doch gerade dadurch, dass sich die Eltern zurücknehmen und diese Erwartungen enttäuschen, helfen sie ihren Kindern, sich aus der Abhängigkeit zu lösen und Schritt für Schritt selbstverantwortlich zu handeln. Nur so nehmen die Kinder ihren Platz in der Welt der Erwachsenen ein und werden von Nehmern zu Gebern.

Wenn das Kind erwachsen geworden ist, sollte es seinen Eltern sagen: »Ich habe viel bekommen, und es genügt. Ich nehme es mit in mein Leben.« So wird das Kind zufrieden und reich. Und es fügt hinzu: »Den Rest mache ich selbst.« Auch das ist ein schöner Satz. Er macht selbstständig. Anschließend sagt das Kind noch den Eltern: »Und jetzt lasse ich euch in Frieden.« Dann ist es von seinen Eltern gelöst, und dennoch behält es sie, und die Eltern behalten das Kind.

Doch wie sollte sich die Eltern-Kind-Beziehung bei einer Scheidung gestalten? Hier gilt, dass die Kinder bei dem Elternteil am besten aufgehoben sind, der in den Kindern den Partner am meisten achtet und ehrt. Am besten ist es, wenn beide Elternteile den anderen achten und lieben, auch wenn sie getrennt sind. Dann ist es auch für die Kinder gut.

Als Regel gilt, dass Jungen besser beim Vater aufgehoben sind, dann können sie das Männliche besser entwickeln. Etwa nach dem siebten Lebensjahr sollten sie zum Vater kommen. Wenn die Mutter sie festhält, behindert sie die Entwicklung des Männlichen im Jungen. So ist es auch für die Mädchen besser, wenn sie bei der Mutter sind. Das ist das Bild der Ordnung. Es gibt natürlich Situationen, in denen das nicht möglich und auch nicht richtig ist. Eben Situationen, in denen alle Kinder, ob Jungen oder Mädchen, bei der Mutter sein sollten oder umgekehrt beim Vater. Das hängt von den Umständen ab.

Grundsätzlich gilt: Jedes Kind braucht beide Eltern. Ein Kind muss beide Eltern lieben dürfen. Es versteht nicht, warum sich seine Eltern trennen, denn es hat beide gleichermaßen lieb. Das Kind ist jedoch nach der Trennung in jeder Hinsicht von dem Elternteil abhängig, bei dem es lebt. Ihm gegenüber hat es Angst zu zeigen, dass es das andere Elternteil gleichermaßen liebt. Denn es hat Angst, dass der Elternteil, bei dem es aufwächst, böse werden könnte und es ihn auch noch verliert. Aber heimlich liebt es immer auch die Mutter oder den Vater. Wenn das Kind nun beispielsweise von seiner Mutter, bei der es lebt, hört, dass sie seinen Vater sehr geliebt hat, dann darf es der Mutter zeigen, dass es den Vater auch liebt. Dann fühlt sich das Kind erleichtert.

Ich gebe dazu ein Beispiel aus einem Seminar. Eine Mutter war mit ihrer sechzehnjährigen Tochter gekommen. Ich forderte das Mädchen auf, sich neben mich zu setzen. Es schaute kurz zu mir hinüber, lächelte und blickte auf den Boden. Den weiteren Verlauf gebe ich im Wortlaut wieder:

Hellinger zur Gruppe: Wenn ihr sie anschaut, wie alt ist sie in ihrer Seele und in ihrem Gefühl? Drei Jahre. Da ist etwas passiert.
Zum Mädchen: Was ist passiert?
Sie schüttelt den Kopf und schaut zu ihrer Mutter in der Gruppe.
Hellinger ruft die Mutter. Sie setzt sich neben ihn.
Hellinger zur Gruppe: Was ist passiert, als sie drei Jahre alt war?
Mutter: Als sie drei Jahre alt war, sind wir zu meinem jetzigen Mann gezogen.
Das Mädchen beginnt zu weinen und schluchzt.
Hellinger: Was ist mit ihrem Vater?
Mutter: Ihr Papa hat uns verlassen. Er ist mit einer anderen Frau weggegangen.
Hellinger: Ihr fehlt der Vater, das sehen wir sofort.
Hellinger schaut zu ihr hinüber. Sie schüttelt heftig den Kopf.
Hellinger zur Gruppe: Sie schüttelt den Kopf. Wisst ihr, warum? Sie hat Angst, es vor ihrer Mutter zuzugeben.
Hellinger schaut zur Mutter: Sag ihr: »Ich habe deinen Vater sehr geliebt.«
Mutter: Ich habe deinen Vater sehr geliebt.
Hellinger: Sag es mit Liebe.
Als sie gleich antworten will: Langsam. Erinnere dich daran, wie sehr du ihn geliebt hast. Dann sage es ihr aus der Seele.
Sie seufzt tief.
Hellinger: Schau sie an.
Mutter: Ich habe deinen Vater sehr geliebt.
Die Mutter ist sehr bewegt. Das Mädchen weint.

Hellinger bittet die Mutter, sich neben die Tochter zu setzen und sie in den Arm zu nehmen. Sie umarmt die Tochter, küsst sie und streichelt sie. Dann sitzen sie Hand in Hand nebeneinander.
Hellinger zur Gruppe: Die Mutter hier hat gut verstanden, worum es geht. Jetzt kann das Kind ganz leicht sagen, dass es den Vater liebt. Es weiß auch, dass es zu ihm gehen darf. Da wird es sich wohlfühlen. Jetzt freut es sich.
Mutter und Tochter lachen sich an. Die Mutter legt den Arm um sie und küsst sie.
Hellinger zur Gruppe: Das war noch fällig.

Im Zusammenhang mit der Eltern-Kind-Beziehung möchte ich noch ein besonders schwieriges Thema ansprechen: den Inzest. Ein Mädchen zum Beispiel, das mit dem Vater in einen Inzest verwickelt war, kommt nicht von ihm los und hat später Schwierigkeiten, eine Bindung einzugehen, wenn die erste Bindung nicht mit Liebe gelöst wurde. Diese Aussage wird sicher von vielen mit Empörung zur Kenntnis genommen. Doch dieser Weg, diese erste Bindung in Liebe zu lösen, hat sich in unzähligen Aufstellungen als der richtige erwiesen. Oder soll ich etwa aus Angst vor der Empörung anderer den Opfern die Möglichkeit zum Beenden ihres seelischen Leidens vorenthalten? Das entspricht nicht meinem Charakter. Ich habe immer gesagt, was ich gedacht und erkannt habe – ohne Rücksicht auf mögliche Reaktionen. Denn was sich in Familienaufstellungen zeigt, ist nicht eine Ansicht oder Meinung, sondern die ans Licht gekommene Wirklichkeit und Wahrheit. Ob die anderen passt oder nicht, ist mir immer egal gewesen.

Wenn man also, wie manche Therapeuten es tun, entrüstet gegen den Inzesttäter vorgehen will, beispielsweise indem man ihn vor Gericht bringt, hat das Auswirkungen auf das Kind. Diese Entrüstung ist ganz schlimm. Wenn es aber dem Vater sagen darf: »Ich habe dich sehr geliebt, und für dich habe ich alles getan«, wird die Liebe anerkannt. Dann kann sich das Kind vom Vater trennen.

In diesem Zusammenhang muss man aber bedenken, dass Inzest fast immer eine Dreiecksbeziehung ist. Es gibt nämlich in der Regel zwei Schuldige. Im Fall von Inzest zwischen Vater und Tochter ist die Mutter fast immer involviert. Oft, indem sie sich dem Mann entzieht und ihm die Tochter als Ausgleich zuführt. Oder wenn eine Frau eine Tochter in eine zweite Ehe mitbringt und vom Mann mehr verlangt, als sie ihm gibt. Zum Ausgleich gibt es dann den Inzest. Deswegen findet er häufig zwischen Stiefvater und Stieftochter statt.

Um diese Dynamik zu lösen, müsste die Tochter dem Vater oder dem Stiefvater sagen: »Ich habe es für die Mutter gern getan.« Und sie müsste ihrer Mutter sagen: »Für dich habe ich es gern getan.« In diesem Augenblick kommt die geheime Dynamik ans Licht. Dann kann die Mutter der Tochter sagen: »Es tut mir leid.« Und der Vater oder der Stiefvater kann der Tochter sagen: »Es tut mir leid, und jetzt ziehe ich mich zurück.« Nun kann sich auch die Tochter zurückziehen. Ihre Liebe und auch ihre Unschuld sind ans Licht gekommen. Sie ist frei und kann eine andere Bindung eingehen.

Die Abtreibung

Zu Beginn der Aufstellungsarbeit ging ich noch davon aus, dass abgetriebene Kinder nicht zum System als Ganzes, sondern zur intimen und deshalb geheimen Paarbeziehung der Eltern gehören. Deshalb, so nahm ich damals an, sollte man den eigenen Kindern auch nicht von einer Abtreibung erzählen. Bei der Weiterentwicklung der Familienaufstellung zum Neuen Familienstellen war es besonders die Leistung meiner zweiten Frau Sophie zu erkennen, dass auch die abgetriebenen Kinder dem Familiensystem zuzurechnen sind.

Ich sage hier gleich zu Beginn meiner Ausführungen zur Abtreibung etwas, das viele empört aufschreien lassen wird: Im Familiensystem wird eine Abtreibung auf der unbewussten Gewissensebene als Mord empfunden. Diese Aussage hat nichts mit meinen persönlichen Moralvorstellungen oder einem Anhängen an kirchliche Verbote oder konservative Überzeugungen zu tun. Ich habe mich nie von irgendwelchen politischen Richtungen gleich welcher Couleur oder gesellschaftlichen und religiösen Vorgaben vereinnehmen lassen. Ich bin vollkommen frei und schaue nur auf das, was sich zeigt und was die Wirklichkeit ist. Dabei arbeite ich rein phänomenologisch und empirisch. In Tausenden Familienaufstellungen hat sich nun mal gezeigt, dass Abtreibungen als Mord angesehen werden. Im Familiensystem wird nicht danach gefragt, ob jemandem das, was ans Licht kommt, passt oder nicht.

Da die abgetriebenen Kinder vollwertige Mitglieder des Familiensystems sind, müssen die lebenden Kinder von ihnen erfahren. Denn in den Aufstellungen hat sich gezeigt: Abgetriebene Kinder zählen als volle Geschwister. Werden sie verschwiegen, kommt es zu einer Verletzung der Rangfolge – mit den bekannten schwerwiegenden Konsequenzen.

Wenn eine Frau zum Beispiel zwei Abtreibungen hatte und bekommt danach zum ersten Mal ein Kind, wird sich dieses Kind – wenn es nicht von den abgetriebenen Kindern weiß – in der Rangordnung der Geschwister innerhalb der Ebene des unbewussten Gewissens auf Platz eins statt auf Platz drei einreihen. Infolgedessen wird dieses Kind sein Leben lang unter einem starken Druck stehen. Es fühlt sich oft für alles mögliche verantwortlich und glaubt, besonders viel leisten zu müssen. Doch trotz großer Anstrengungen bleibt der verdiente Erfolg aus.

Häufig wirkt sich diese Haltung auch auf die spätere Paarbeziehung aus. Der Ausgleich von Geben und Nehmen ist oft gestört, da dieses Kind in der Partnerschaft glaubt, besonders gefordert zu sein. Dann erfüllt es vielleicht dem Partner alle Wünsche, ohne eine Gegenleistung zu erwarten, schlimmstenfalls lehnt es eine solche sogar ab. Unbewusst wird bei dieser Haltung ein Partner gewählt, der zum Beispiel aufgrund einer narzisstischen Persönlichkeitsstörung immer nur fordert, ohne etwas zurückzugeben. Solche Verbindungen sind zum Scheitern verurteilt. Denn der, der immer nur nimmt, ohne zu geben, wird mit der Zeit böse und geht.

Erfährt das Kind sogar erst als Erwachsener von den abgetriebenen Geschwistern, nimmt es die ihm gemäße Stelle in der Geschwisterreihe ein. Die Rangordnung ist wiederhergestellt, der Druck endet und – so kann beobachtet werden – die Paarbeziehung oftmals auch.

Aber Abtreibungen haben noch dramatischere Auswirkungen auf die lebenden Kinder. So kommt es vor, dass ein Kind sich mit dem abgetriebenen Geschwister auf der unbewussten Gewissensebene identifiziert und sich in den Tod gezogen fühlt. Oder das Kind übernimmt vom abgetriebenen Geschwister das Gefühl, abgelehnt zu sein, und wird aggressiv.

Während eines Kongresses vor Jahren in Spanien stellte die Mutter eines siebenjährigen Jungen, die ursprünglich aus Südamerika stammte, ihre Familie auf. Das Kind war so aggressiv, dass die Frau nicht mehr mit ihm fertigwurde. Bei der Aufstellung zeigte sich: Da fehlte noch jemand, zu dem sich der Junge hingezogen fühlte. Es stellte sich heraus, dass die Frau zahlreiche Abtreibungen gehabt hatte. Daraufhin wurden die abgetriebenen Kinder in das Familiensystem hineingenommen – und der Stellvertreter des Jungen wurde sofort friedlich. Der Sohn hatte also darauf gewartet, dass die Mutter ihre Liebe auch den abgetriebenen Geschwistern gab.

Nach dieser Aufstellung meldete sich einer der Kongressteilnehmer, ein Richter, zu Wort. Er berichtete von seinen Erfahrungen mit Frauen und ihren Kindern, die oft so aggressiv waren, dass die Mütter vor ihnen Angst hatten. Sie riefen sogar die Polizei, weil sie nicht mehr wussten, wie sie mit diesen Kindern umgehen sollten. Der Richter erzählte, dass es Jahre vor der Fristenregelung in Spanien keine derartigen Fälle gegeben hatte. Dann wurde das Verbot von Schwangerschaftsabbrüchen, obwohl es noch bestand, liberaler gehandhabt. Zunächst gab es drei oder vier Fälle sehr aggressiver Kinder pro Jahr, nach zwölf Monaten zwanzig und ein weiteres Jahr später bereits zweihundert. Die Aggression der Kinder richtete sich immer gegen die Mutter, nie gegen den Vater.

Wie kann man seinen Kindern am besten von einer Abtreibung erzählen? Bei einer Geburtstagsfeier kann man beispielsweise ein zusätzliches Gedeck auf den Tisch stellen und sagen: »Es gehört noch jemand mit an den Tisch. Es ist dein

Bruder/deine Schwester. Doch er/sie ist tot.« Wenn nun das Kind auf das abgetriebene Geschwister schaut und ihm sagt: »In meinem Herzen hast du einen Platz«, dann geht von diesem eine Bewegung des Segens auf das lebende Kind aus.

Die Schwierigkeit bei der Abtreibung ist, dass sie weitgehend mit der Illusion verbunden ist, man könne etwas ungeschehen machen. Das Kind wird wie eine Sache behandelt, über die man beliebig verfügen kann. Es erscheint nicht als ein Gegenüber. Doch es ist als Kind eines Elternpaares wirklich da und wirkt im Familiensystem. Eine Abtreibung hat deshalb immer eine einschneidende Wirkung auf die Paarbeziehung, in der Regel ist sie danach vorbei. Denn im Kind wird ja auch der Partner abgetrieben, wenn man im Bild bleibt. Das verträgt die Liebe in der Regel nicht. Geschieht die Abtreibung in einer Ehe, endet danach häufig die sexuelle Beziehung. Das ist insbesondere der Fall, wenn die Abtreibung verdrängt wird.

Grundsätzlich ist eine Frau nach einer Abtreibung für den Mann nicht mehr ganz da, denn ein Teil von ihr bleibt bei dem Kind. Der Mann sagt dann zu ihr: »Du bist innerlich immer irgendwo anders, nicht richtig bei mir.« Es ist deshalb wichtig, dass der Mann weiß, was in der Frau nach einer Abtreibung vor sich geht. Dann kann er sie besser verstehen und dem zustimmen, dass sie für ihn und die Familie nur noch teilweise verfügbar ist. Wenn er allerdings mehr von ihr will, als sie geben kann, bleibt für sie als Ausweg manchmal nur, dass sie ihn verlässt.

Aber auch eine Abtreibung, die aus einer anderen Beziehung stammt, wirkt auf die gegenwärtige Partnerschaft und mindert die Bindung. Selbst wenn der neue Mann von der Abtreibung weiß, kann er nichts lösen. Denn zu der alten Beziehung herrscht durch die Abtreibung weiterhin eine feste Bindung, zumal sie als die frühere zusätzlich Vorrang vor der späteren hat.

Häufig ist es bei einer Abtreibung so, dass der Mann sich vor der Verantwortung drückt und sie der Frau zuschiebt. Doch die volle Verantwortung liegt bei beiden Eltern. Die Frau kann sich dabei sowieso nie aus der Verantwortung stehlen, da sie ja die letzte Entscheidung trifft. Dagegen ist der Mann nur frei, wenn er voll zu der Frau und dem Kind gestanden hätte. Auch wenn er nichts von der Abtreibung gewusst hat und deshalb keine Entscheidung treffen musste, ist er trotzdem in die Entscheidung eingebunden. Denn wenn er später von der Abtreibung erfahren würde, müsste er sich nachträglich fragen, wie er sich dazu gestellt hätte. Denn die Abtreibung ist ein Extremfall von Nehmen und Geben. Das Kind gibt alles, und die Eltern nehmen alles. Auch der Vater, der davon nichts weiß, hat – je nachdem wie seine Haltung zu der Frau und dem Kind ausgesehen hätte – alles genommen. Die Frau schuldet deshalb dem Mann, ihn über die Abtreibung zu unterrichten.

Meine Beobachtung ist, dass die Abtreibung in der Regel viel folgenschwerer ist als die Zustimmung zum Kind. Das Statement »Mein Bauch gehört mir« sollte deshalb in »Mein Bauch gehört mir – mit allen Folgen« geändert werden. Die Last, die man mit einer Abtreibung auf sich nimmt, ist wesentlich größer als die, wenn man das Kind bekommen hätte. Denn wie immer auch die Begründungen oder Erklärungen für eine Abtreibung lauten mögen, immer sühnen die Eltern dafür, besonders die Frau. Sie sühnt die Abtreibung oft, indem sie keinen Partner mehr findet oder hält. Oft ist auch eine schwere Krankheit Sühne für ein abgetriebenes Kind. Das habe ich manchmal bei Aufstellungen mit Krebskranken beobachtet.

Doch Sühne ist nichts anderes als der Versuch, mit gleichem Leid und Schicksal etwas auszugleichen, damit man sich besser fühlt. Doch auf wen schaut hier derjenige, der sühnt? Auf das abgetriebene Kind oder auf sich? Bei der Sühne schließt man die Augen. Man blickt den anderen, dem man wehgetan oder geschadet hat, nicht an. Man schaut nur auf sich, und der andere bleibt allein.

In diesem Zusammenhang habe ich noch etwas Interessantes beobachtet: Viele Frauen haben nach einer Abtreibung in ihren Augen einen Ausdruck großer Sehnsucht. Männer werden davon angezogen. Aber diese Sehnsucht geht woanders hin, oft zu einem abgetriebenen Kind. Doch das weiß der Mann nicht und will die Frau retten. Aber was kann er wirklich tun? Nichts, denn diese Sehnsucht richtet sich nicht auf ihn, sondern auf das abgetriebene Kind. Wenn er dennoch helfen will, gibt er mehr, als die Frau nehmen kann. Damit ist der Ausgleich von Geben und Nehmen gefährdet und das Scheitern der Beziehung vorprogrammiert.

Was ist nun die Lösung bei einer Abtreibung? Sie besteht darin, dass das abgetriebene Kind, das ja abge*trieben* ist, wieder in die Familie zurückgenommen oder aufgenommen wird. Das geschieht durch die Trauer um das Kind, die sich in einem tiefen Schmerz zeigt. So kommt das Kind in den Blick. Wenn man in einer Familienaufstellung mit einem Paar arbeitet, das ein Kind hat abtreiben lassen, kann man so vorgehen: Man sagt ihnen, dass sie auf das Kind herunterschauen sollen. Dann lässt man sie eine Hand auf den Kopf des Kindes legen. So entsteht ein Kontakt. Wenn das Kind in den Blick kommt, kommen auch die Tränen. Mit den Tränen fließt die Liebe zu dem Kind, und es ist getröstet. Der Schmerz ehrt das Kind und versöhnt es mit den Eltern. Die Mutter kann dann sagen: »Ich bin deine Mutter, und du bist mein Kind. Jetzt nehme ich dich als mein Kind und gebe dir einen Platz in meinem Herzen.« Und der Vater kann das Gleiche sagen. Das bringt eine Erleichterung, aber nie vollständig. Denn das, was geschehen ist, lässt sich nicht ungeschehen machen.

Die gemeinsame Trauer und das Hineinnehmen des Kindes in die Familie verbindet das Paar wieder, das durch die

Abtreibung getrennt war. Doch ist es nicht die gleiche Beziehung wie zuvor. Denn sie ist durch einen Sterbeprozess hindurchgegangen. Die Partner finden zwar wieder zueinander, doch nicht mehr mit der früheren unbeschwerten Innigkeit. Gleichzeitig wird die Beziehung jedoch durch die Anerkennung der gemeinsamen Schuld gefestigt.

Aber auch Schuld muss nach einiger Zeit vorbei sein. Das ist nicht nur für die Täter, sondern auch für die Opfer gut. Wenn also der Schmerz um das abgetriebene Kind hochkommt, behält man es im Herzen. In dieser Situation ist es eine schöne Übung, wenn die Eltern das Kind innerlich mit sich tragen oder an der Hand nehmen und ihm die Welt zeigen. Nach etwa einem Jahr kann das Kind mit viel Zurückhaltung und Respekt in den Tod entlassen werden, dann darf es wirklich tot sein. Durch das gemeinsame Leid der Eltern gewinnt die Beziehung an Fülle, die sogar die frühere oberflächliche Heiterkeit und Freude in ihrer Wirkung übersteigt. Das ist der Lohn dafür, dass man das Kind anerkannt hat. Zu seinem Andenken kann man noch etwas Gutes tun, was man sonst nicht gemacht hätte, und das muss nicht einmal etwas Großes sein.

Was in Familien krank macht

Die Krankheit in unserem Körper steht am Ende einer Kette. Sie beginnt mit der Liebe, die uns an unsere Familie und ihre Schicksale bindet. Diese Bindungsliebe ist ein elementares Bedürfnis, sie ist das tiefe Verlangen, zu unserer Familie dazuzugehören. Einerseits bindet sie uns als Kraftquelle an alles Große und Gelungene in unserer Familie, andererseits an alles Unerledigte und Schwere, an alle Last und Schuld. Dafür werden wir mitverantwortlich gemacht, obwohl wir oft von allem weder etwas wissen noch uns etwas zuschulden kommen ließen. Dennoch müssen wir es mittragen. Deshalb wollen jene, die einen Vorteil haben, denen ähnlich werden, die im Nachteil sind. So wollen beispielsweise gesunde Kinder ihren kranken Eltern ähnlich werden und unschuldige spätere Familienmitglieder den schuldig gewordenen Eltern und Ahnen. So fühlen sich die Gesunden für die Kranken verantwortlich, die Unschuldigen für die Schuldigen, die Glücklichen für die Unglücklichen und die Lebenden für die Toten.

Der Hintergrund für diese Opferbereitschaft ist, dass wir in eine gemeinsame Seele hineingeboren wurden. Dabei handelt es sich um ein geistiges Feld, das wir mit allen Mitgliedern unserer Familie teilen und das uns auf tiefe Weise mit ihnen verbindet. Gleichzeitig werden auch wir zum Schicksal der anderen. So oder so bleiben wir aufeinander bezogen.

Am stärksten wirkt diese Schicksalsbindung zwischen Kindern und Eltern, aber auch stark zwischen Geschwistern sowie zwischen Mann und Frau. Eine besondere Schicksalsbindung entsteht außerdem zu denen, die für andere in der Familie Platz gemacht haben, vor allem zu denen, die ein schweres Schicksal hatten.

Die Bindungsliebe zu unserer Familie geht sogar über unser eigenes Bedürfnis zu überleben hinaus. Viele Menschen haben deshalb die Vorstellung, sie könnten durch eine Krankheit oder ihren Tod das Leid oder die Schuld anderer in der Familie auf sich nehmen. Denn sie hegen die Hoffnung, dass sie durch den Verzicht auf das eigene Leben und das eigene Glück das Leben und das Glück anderer in dieser Schicksalsgemeinschaft sichern, retten oder wiederherstellen können, auch wenn es schon lange für immer verloren ist.

In der Schicksalsgemeinschaft der Familie herrscht also aufgrund der Bindungsliebe ein unwiderstehlicher Drang nach Ausgleich zwischen dem Vorteil der einen und dem Nachteil der anderen, zwischen der Unschuld und dem Glück der einen und der Schuld und dem Unglück der anderen, zwischen der Gesundheit der einen und der Krankheit der anderen und zwischen der einen Leben und der anderen Tod. Aus diesem Bedürfnis heraus will ein Familienmitglied, wenn ein anderer unglücklich wurde, auch unglücklich werden. Wenn ein Familienmitglied krank oder schuldig wurde, wird ein Gesunder oder Unschuldiger auch krank oder schuldig, und wenn ein geliebtes Familienmitglied starb, will es ein ihm Nahestehender auch. So kommt es zu dem Versuch, für der anderen Heil mit dem eigenen Unheil zu bezahlen.

Da dieses Bedürfnis nach Gleichwerden und Ausgleich die Krankheit und den Tod gleichsam herbeiwünscht, sehnt die Seele die Krankheit herbei. Doch es gibt Wege, sich aus den krank machenden Fesseln dieser Bindung zu befreien. Mithilfe der Familienaufstellung kommen die Hintergründe ans Licht und können Wege der Heilung beschritten werden.

Die Übertragung des Schicksals und der Verantwortung eines Familienmitglieds auf ein anderes habe ich Verschiebung genannt. Sie läuft auf mehreren Ebenen ab. Zum einen folgt das Familienmitglied dabei dem inneren Satz: »Ich folge dir nach.« Das ist der Fall, wenn es ein Kind zu seiner früh verstorbenen Mutter zieht. Damit die Trennung aufgehoben wird, will es ebenfalls sterben. Das Gleiche sieht man oft bei einer Mutter, die einem früh verstorbenen Kind in den Tod nachfolgen will, vor allem wenn sie sich an seinem Tod schuldig fühlt. Bei genauerer Betrachtung erscheinen diese Vorstellungen widersinnig, nicht aber innerhalb der gemeinsamen Seele. Zu ihr gehören die Lebenden und die Toten gleichermaßen. Die Trennung zwischen ihnen ist innerhalb dieser Seele sowohl in der Vorstellung als auch im Gefühl nicht vorhanden. Der Wunsch, dem anderen nachzufolgen, kann zu lebensbedrohenden Krankheiten und vorzeitigem Tod führen.

Eine andere Verschiebung folgt dem inneren Satz: »Ich für dich.« Er hat ebenfalls weitreichende Folgen für die Gesundheit. Denn er impliziert den Wunsch, anstelle eines anderen Familienmitglieds zu erkranken oder zu sterben. Dieser Satz wird meist von einem Kind gesagt. Gleichzeitig kann man dabei eine andere Verschiebung beobachten, nämlich dass ein Familienmitglied sagt: »Du für mich.« Das ist immer eine Person, die sich schuldig fühlt, beispielsweise eine Mutter, die ein Kind weggegeben oder abgetrieben hat. Denn damit übernimmt das Kind die Folgen für das Tun der Mutter.

Ein weiterer bedeutsamer Satz, mit dem sich jemand innerlich vom Leben verabschiedet, lautet: »Ich auch.« Er wird meist von einem Kind, beispielsweise zu einem verstorbenen Zwilling oder einem abgetriebenen Geschwister, gesagt. Das bereits beschriebene seltsame aggressive Verhalten eines Kindes hat oft in diesem Satz seine Wurzel.

Wie löst nun eine Familienaufstellung diese Verschiebungen? Indem zunächst der krank machende Satz ans Licht gebracht wird und der Klient sich anschließend von ihm mit sogenannten lösenden Sätzen verabschiedet. Zuerst muss er deshalb mit der ganzen Kraft der Liebe, die ihn bewegt, der geliebten Person, auf die sich die Verschiebung bezieht, den inneren Satz seiner Opferbereitschaft sagen, beispielsweise: »Lieber verschwinde ich als du.« Dabei ist es wichtig, dass der Aufstellungsleiter den Klienten diesen Satz so oft wiederholen lässt, bis die geliebte Person als Gegenüber erkannt und trotz aller Liebe als vom eigenen Ich getrennt wahrgenommen und akzeptiert wird. Sonst bleiben die Symbiose und die Identifizierung erhalten.

Wo das liebende Sagen des Satzes gelingt, zieht der Klient eine Grenze, sowohl um die geliebte Person als auch um das eigene Ich. Er trennt das eigene Schicksal vom dem der geliebten Person. Der Satz zwingt zu erkennen, dass das, was der Liebende anstelle der geliebten Person tun möchte, für diese eine Belastung, aber keine Hilfe darstellt.

Wo der Satz »Ich folge dir nach« als Hintergrund einer schweren Krankheit oder von Unfällen und Selbstmordversuchen ans Licht kommt, muss das Kind der geliebten Person sagen: »Lieber Vater, liebe Mutter (oder wer immer es ist), ich folge dir nach.« Auch hier ist es wichtig, den Satz so oft wiederholen zu lassen, bis die geliebte Person als Gegenüber gesehen und trotz aller Liebe als vom eigenen Ich getrennt wahrgenommen wird. Dann begreift das Kind, dass seine Liebe die Grenze zwischen sich und der geliebten toten Person nicht überwindet und dass es vor dieser Grenze haltmachen muss.

Auch hier zwingt der Satz, sowohl die eigene Liebe als auch die der geliebten Person anzuerkennen und zu verstehen, dass diese ihr Schicksal leichter trägt und erfüllt, wenn niemand sonst, vor allem nicht das eigene Kind, ihr darin folgt.

Dann kann das Kind dem geliebten Toten auch einen zweiten Satz sagen, der es aus der Verpflichtung zur schlimmen Nachfolge entlässt: »Lieber Vater, liebe Mutter, lieber Bruder, liebe Schwester (oder wer immer es ist), du bist tot, ich lebe noch ein bisschen, dann sterbe ich auch.« Oder: »Ich erfülle, was mir geschenkt ist, solange es dauert. Dann sterbe ich auch.«

Wenn das Kind sieht, dass einer seiner Eltern jemandem aus seiner Herkunftsfamilie in Krankheit oder Tod nachfolgen will, muss es sagen: »Lieber Vater, liebe Mutter, auch wenn du gehst, ich bleibe.« Oder: »Auch wenn du gehst, ich halte dich in Ehren, und du bleibst immer mein Vater, du bleibst immer meine Mutter.« Oder, wenn sich einer der Eltern umgebracht hat: »Ich verneige mich vor deiner Entscheidung und vor deinem Schicksal. Du bleibst immer mein Vater, du bleibst immer meine Mutter; und ich bleibe immer dein Kind.«

Auch die folgende Meditation hilft, sich von den eigenen inneren Sätzen zu befreien:

Wir nehmen uns Zeit und gehen in eine tiefe, stille Sammlung. Sie gelingt uns am leichtesten, wenn wir nur beim Augenblick bleiben, wie er ist, ohne in ihn einzugreifen, und wir blicken weder nach vorn noch zurück.

Nach einer Weile gehen wir zurück in unsere Kindheit. Wir schauen auf Situationen, in denen wir uns Sorgen um unsere Mutter machten oder um unseren Vater.

Die Hauptsorge eines Kindes ist immer, ob seine Eltern bleiben, ob sie weggehen, ob sie krank werden oder sterben könnten. Wir schauen auf diese Situation mit den Augen des Kindes, das wir einmal waren. Was ging in unserer Seele vor? Wie gingen wir damals mit unseren Ängsten um?

Gibt es einen inneren Satz, den wir sagten? Haben wir einer größeren Macht gegenüber ein Versprechen abgelegt oder sogar ein Gelübde im Sinne von »Wenn du dafür sorgst, dass sie bleiben, dann werde ich ...«? Das wären Sätze ähnlich wie »Lieber ich als du«.

Die Frage ist: Was haben wir damals preisgegeben und was waren wir zu opfern bereit, als Gegenleistung für das Geschenk, dass es der Mutter oder sonst jemandem aus der Familie besser ging und sie bei uns bleiben konnten? Haben wir innerlich etwas von unserer Gesundheit geopfert? Waren wir sogar dafür zu sterben bereit? Wie sind wir danach mit unserem Körper umgegangen?

Die Frage ist: Wie können wir dieses Versprechen und diesen Satz rückgängig machen? Wie finden wir zu unserer vollen Lebenserwartung zurück und zu unserer Lebensfreude und unserer Gesundheit?

Wir schauen auf jene Personen, für die wir alles zu opfern bereit waren, nur damit sie bleiben würden und es ihnen besser ging. Wir knien uns innerlich vor ihnen hin und schauen zu ihnen auf.

Nach einer Weile, wenn wir uns wirklich unten fühlen und wir ihre Größe vor uns spüren, sagen wir: »Hier seid ihr die Großen. Hier bleibt ihr die Großen. Vor euch bin ich klein und bleibe klein.«

Danach schauen wir über sie hinauf auf eine ewige Macht, in deren Händen ihr Schicksal und unser Schicksal liegen, in ihren Händen allein. Wir schauen dieser Macht in die Augen und sehen vielleicht, wie ihr die Tränen über die Wangen rinnen, weil sie sieht, was wir für unsere Eltern oder andere zu opfern bereit waren. Diese Macht nimmt uns an die Hand. Wir nehmen all unseren Mut zusammen und sagen: »Bitte nimm alle diese Sätze zurück, alle meine Versprechen, alle meine Hoffnungen von damals. Ich lege sie in deine Hände und übergebe sie deiner Liebe. So wie ich dich bat, meine Eltern zu retten (oder wer immer sonst es war), so rette auch mich vor diesen Sätzen. Bitte.«

Danach warten wir so lange, bis wir spüren, was sich in unserem Körper und in unserem Lebensgefühl verwandelt hat, und sagen dieser Macht: »Danke.«

Ich habe hier nur diesen einen Satz aufgenommen. Auf ähnliche Weise kann man für sich die Lösung auch für die beiden anderen Sätze finden: »Du für mich« und »Ich auch«.

Wenn einem auch hier die Lösung gelingt, betritt man ein anderes geistiges Feld, ein dem Leben von jedem von uns freundlich gesinntes Feld. Wie? Glücklich.

Krankheiten haben noch viele andere Gesichter, oft die von Menschen, denen in unserer Seele oder Familie das Recht auf Zugehörigkeit abgesprochen wurde. In den Krankheiten melden sie sich unübersehbar und mit Nachdruck zurück – jedoch ohne uns böse zu sein. Es ist eine andere Macht, die sie durch eine Krankheit an eine ihnen bisher verschlossene Tür anklopfen lässt, damit sie endlich eingelassen werden. Unser Familiensystem ist also in unserem Körper gegenwärtig. Wenn in dem Familiensystem etwas fehlt, fehlt auch im Körper etwas.

Nach meinen Beobachtungen stellt es sich so dar, dass selbst chronische, gefährliche und sogar lebensbedrohende Krankheiten wie Krebs fast alle etwas mit ausgeschlossenen Personen zu tun haben. Genauer gesagt: Die Krankheit schaut auf eine ausgeschlossene Person, sie wird in der Krankheit verkörpert. Dabei kann der zeitliche Zusammenhang einer Krankheit mit einer ausgeschlossenen Person mehrere Generationen zurückliegen. Er ist selten ganz nah, aber auch das gibt es. Eine Frau, die Krebs hatte, erzählte mir, dass ihre kleine Schwester mit zehn Behinderungen geboren worden war. So waren ihr beispielsweise die Augen ausgelaufen. Sie wurde sofort in ein Heim gebracht und nicht mehr besucht. Einige Wochen später starb sie. Der Krebs hatte die Frau an ihre Schwester erinnert. In diesem Fall war es also ganz nah. Manchmal hängt eine Krankheit auch mit einem abgetriebenen Kind zusammen, dann ist es ebenfalls ganz nah. Es kann aber auch mit einem abgetriebenen Kind der Großmutter zusammenhängen, dann ist es weiter weg. Bei bestimmten Krankheiten, beispielsweise der Schizophrenie, kann das Ereignis sogar fünf, sechs Generationen zurückliegen.

Dennoch haben viele Menschen für ihre Krankheit ein freundliches Gesicht. Man erkennt es daran, dass ihr Gesicht zu leuchten beginnt und dass sie lächeln, wenn sie von ihr berichten. Manche zählen bei einer Familienaufstellung zehn, zwölf Krankheiten auf und lächeln dabei. Sie sind also mit den Krankheiten in Liebe verbunden. Oder genauer gesagt: Sie sind über diese Krankheit mit ausgeschlossenen Personen in Liebe verbunden. Kann man dann eine solche Krankheit heilen, wenn die Seele, wenn die Familie doch diese Krankheit will und braucht?

Wenn jemand wegen einer Krankheit zu einer Familienaufstellung kommt, stellt man das Leiden durch einen Stellvertreter mit auf. Sehr schnell zeigt sich, um welche ausgeschlossene Person es sich bei der Krankheit handelt, und man bringt sie zurück in die Familie. Die folgenden Fragen kann jeder für sich selbst beantworten: Wenn nach einer solchen Aufstellung der Kranke zum Arzt geht und einer Behandlung zustimmt, wie groß sind dann die Chancen für die Heilung? Und um wie viel geringer sind die Chancen, wenn die ausgeschlossene Person nicht ans Licht kommt?

Folgendes Beispiel verdeutlicht diesen Vorgang: Am Ende eines Kurses in Hongkong kam eine Frau zu mir und zählte ihre Krankheiten auf – insgesamt elf. Ich habe sie im Kreis um die Frau aufgestellt. Dabei verhielten sie sich wie Personen und fielen zum Beispiel zu Boden. Allen Krankheiten ging es sehr schlecht. Aber es war die letzte Aufstellung in dem Kurs, und ich konnte sie aus Zeitgründen nicht zu Ende führen.

Ein Jahr später besuchte die Frau einen meiner Kurse in Taiwan. Es ging ihr schon viel besser. Sie kam zu mir und sagte, dass sie mir noch etwas von ihrer Familie berichten wolle. Die Familie war sehr arm gewesen und hatte deshalb insgesamt sieben Kinder verkauft. Außerdem wurden noch vier Kinder abgetrieben. Zusammen waren es also elf Kinder – entsprechend der Zahl der Krankheiten der Frau.

Dann stellte ich die Familie auf. Elf Kinder und die Frau bildeten einen Kreis. Die Eltern positionierte ich außerhalb des Kreises. Alle Kinder schauten sich mit unglaublicher Liebe an, weinten und waren innig verbunden. Und die Eltern standen außerhalb und schluchzten. Dann öffnete ich den Kreis, die Eltern traten hinein und fassten die Kinder an der Hand. Alle waren wieder beisammen.

Was ist also volle Gesundheit? Wenn alle da sind.

Eine weitere Dynamik, die zu Krankheiten, Selbstmord, Unfall und Tod führt, ist der Wunsch nach Sühne für eine Schuld. Manchmal wird dabei auch Schicksalhaftes und Unbeeinflussbares als Schuld angesehen wie zum Beispiel eine Fehlgeburt, Behinderung oder der frühe Tod eines Kindes. In solchen Fällen hilft es, die Toten mit Liebe anzuschauen, sich der Trauer zu stellen und in Frieden zu lassen, was vorbei ist.

Ist jemandem etwas schicksalhaft zugestoßen, das anderen einen Schaden zugefügt und ihm selbst einen Vorteil, die Rettung oder das Leben gebracht hat, wird dies ebenfalls als Schuld erlebt. Es gibt aber auch persönlich zu verantwortende Schuld, beispielsweise wenn jemand ohne Not ein Kind weggegeben oder abgetrieben hat oder wenn jemand einem anderen rücksichtslos etwas Schlimmes abverlangt oder zugefügt hat.

Oft sollen dann sowohl die schicksalhafte als auch die persönliche Schuld durch die Sühne getilgt werden. Denn man glaubt, der zugefügte Schaden könne durch den eigenen bezahlt werden. Die Schuld soll mit der Sühne verrechnet werden und so einen Ausgleich schaffen. Solche Vollzüge, so unheilvoll sie für alle Betroffenen sind, werden durch religiöse Lehren und Vorbilder gefördert, etwa durch den Glauben an erlösendes Leiden und Sterben sowie an die Reinigung von Sünde und Schuld durch Selbstbestrafung und äußeres Leid.

Doch was wird wirklich mit einem Ausgleich der Schuld durch Krankheit, Unfall oder Sterben erreicht? Statt eines Geschädigten gibt es dann zwei und statt beispielsweise eines Toten noch einen weiteren. Schlimmer noch: Für die Opfer der Schuld ist die Sühne ein doppelter Schaden und ein doppeltes Unglück, weil durch ihr Unglück anderes genährt wird, aus ihrem Schaden ein weiterer erwächst und ihr Tod noch anderen den Tod bringt.

Noch etwas ist in diesem Zusammenhang zu bedenken: Die Sühne ist billig. Leiden und Sterben allein sollen genügen, ohne dass die Beziehung ins Auge gefasst wird, ohne dass der andere gesehen und sein Schmerz über sein Unglück gefühlt wird. Bei der Sühne wird lediglich Gleiches mit Gleichem bezahlt. Statt zu handeln, genügt es zu leiden, statt zu leben, wird gestorben. Wie durch den Vollzug der Sätze »Lieber ich als du« und »Ich folge dir nach« wird auch durch die Sühne nur Unheil, Leiden und Tod vermehrt.

So fühlt sich beispielsweise ein Kind, dessen Mutter bei seiner Geburt starb, ihr gegenüber immer in der Schuld, weil sie mit ihrem Tod für sein Leben bezahlt hat. Wenn nun das Kind dafür sühnt, indem es für eigenes Leid sorgt und sich weigert, sein Leben auch um den Preis des Lebens der Mutter anzunehmen, oder wenn es sich zur Sühne sogar umbringt, ist das Unglück für die Mutter doppelt so schlimm. Denn das Leben, das sie dem Kind geschenkt hat, wird von ihm nicht gewürdigt und ihre Liebe und Bereitschaft, ihm alles zu geben, nicht geachtet. Ihr Tod war dann umsonst, mehr noch, er hätte statt Leben und Glück nur zusätzliches Unglück und einen weiteren Toten gebracht.

Wenn man einem solchen Kind helfen will, muss man erkennen, dass es sowohl einem Wunsch nach Sühne als auch den inneren Sätzen »Lieber ich als du« und »Ich folge dir nach« gehorcht. Für eine heilende Lösung muss man das Kind sagen lassen: »Liebe Mama, wenn du schon einen solch hohen Preis für mein Leben bezahlt hast, dann soll es nicht umsonst gewesen sein. Ich mache was daraus, dir zum Andenken und dir zur Ehre.« Dann aber muss das Kind handeln, statt zu leiden, leisten, statt zu versagen, und leben, statt zu sterben. Es ist nicht länger symbiotisch dumpf und blind mit der Mutter verbunden, sondern sieht sich ihr liebend gegenüber, hat sie vor Augen und trägt sie im Herzen. Dann fließen von der Mutter Segen und Kraft zum Kind, weil es aus Liebe zu ihr etwas Besonderes aus seinem Leben macht. Im Unterschied zum billigen Ausgleich durch Sühne, der wertlos ist und nur schadet, ist dieser Ausgleich teuer, weil er wertvoll ist und Segen bringt. Er bewirkt, dass sich Mutter und Kind mit ihrem Schicksal versöhnen. Denn das Gute, das durch das Kind zum Andenken an seine Mutter vollbracht wird, geschieht ja durch sie. Durch ihr Kind hat sie Anteil daran, lebt und wirkt darin weiter.

Dieser Ausgleich folgt der Einsicht, dass unser Leben einmalig ist und dass es, indem es vergeht, dem kommenden Leben Platz macht, und dass es, auch wenn schon vergangen, das gegenwärtige nährt.

All das zeigt, wie sehr Familienaufstellungen der Medizin helfen und mit ihr zusammen im Dienst des Lebens stehen. Obwohl die beschriebenen Dynamiken bei Aufstellungen ans Licht kommen und einer Lösung zugeführt werden können, will ich betonen: Ich heile niemanden. Ich bringe nur die Familie zusammen. Dass dies eine gute Wirkung auf Krankheiten hat, soll mir recht sein. Doch ich habe nur die Familie aufgestellt, das ist alles. Die Heilung geschieht von allein, ohne dass ich etwas mache.

Der systemische Hintergrund verschiedener Krankheiten

Bei meiner Arbeit mit dem Familienstellen bin ich unzählige Male mit den verschiedensten Erkrankungen konfrontiert worden. Viele haben einen Hintergrund, der aus dem Familiensystem kommt. Dabei handelt es sich meist um Verstrickungen oder um Verletzungen der Rangordnung. Bei mehreren ließ sich immer wieder die gleiche, für ihre Entstehung verantwortliche Dynamik beobachten. Einige dieser Krankheiten stelle ich im Folgenden vor.

Schizophrenie: Nach meiner Erfahrung ist Schizophrenie keine Krankheit, sie ist ein systemisches Problem. Wir finden sie aber nur dort, wo es innerhalb einer Familie einen Mord gab, wo Mörder und Opfer also zur selben Familie gehören. Allerdings gibt es gewisse Ausnahmen, beispielsweise wenn es sich bei Opfer oder Täter um eine der Familie näherstehende Person handelt, beispielsweise einen früheren Partner. Nach einem solchen Mord innerhalb der Familie gibt es in jeder folgenden Generation schizophrenes Verhalten, das aber meist nicht als solches diagnostiziert wurde.

Manchmal liegt der Mord Generationen zurück, sodass sich niemand mehr an ihn erinnern kann. Doch in der Familienseele ist die Tat gegenwärtig. Und in der Aufstellung kommt sie ans Licht. Denn Schizophrenie entsteht dann, wenn ein späteres Familienmitglied gleichzeitig den Mörder und das Opfer vertreten muss. Beide sind aus dem Familiensystem ausgeschlossen worden. Wenn Mörder und Opfer wieder in die Familie hineingeholt, anerkannt und gewürdigt werden, ist auch die Schizophrenie vorbei.

Natürlich hat es auch eine Wirkung auf die Familie, wenn ein Mitglied von einer nicht zur Familie gehörenden Person ermordet wurde. Doch das führt nicht zur Schizophrenie.

Neurodermitis: Die erste Beobachtung, die ich mit Neurodermitis gemacht habe, war, dass eine Frau auf ihren geschiedenen Mann böse war. Sein Sohn aus einer neuen Verbindung bekam Neurodermitis. Es war wie ein Fluch. Ähnliches habe ich danach oft gesehen. Immer ist hier jemand böse, weil er Unrecht erlitten hat. Merkwürdigerweise ist er aber nicht auf die Person böse, die ihm etwas angetan hat, sondern diese Empfindung wird auf ein Kind verschoben. Denn er ist mit der anderen Person noch in Liebe verbunden.

Bei einer Familienaufstellung wird darauf hingearbeitet, dass das Herz der Person, die böse ist, erweicht wird und der andere sich zu seiner Tat bekennt und sie ihm leidtut. Handelt es sich dabei um frühere Partner, lässt man denjenigen, der sich etwas hat zuschulden kommen lassen, sagen: »Bitte schau freundlich auf meinen Sohn/meine Tochter und auf meine neue Frau/meinen neuen Mann.« Dann wird der andere weich, ist nicht mehr böse, und alle sind für die Zukunft frei.

Bulimie: Hintergrund ist oft, dass eine Mutter ihrem Kind sagt: »Du darfst nur von mir nehmen. Was vom Vater kommt, ist schlecht.« Dann nimmt es das Kind von der Mutter, aber aus Liebe zum Vater spuckt es alles wieder aus. Die Lösung sieht so aus: Das Kind stellt sich vor, es sitze auf dem Schoß des Vaters und vor ihm sei das ganze Essen ausgebreitet.

Dann lässt es sich mit einem kleinen Teelöffel vom Vater füttern, und bei jedem Bissen sagt es: »Papa, bei dir schmeckt es mir. Von dir nehme ich es gern.« Das ist die Intervention bei Bulimie.

Magersucht: Hier zieht es einen Elternteil in den Tod, und das Kind sagt innerlich: »Ich übernehme es an deiner Stelle.«

Süchtige Kinder: Ihnen fehlt eine Person, gewöhnlich ist es der Vater. Er ist aus dem Familiensystem ausgeschlossen worden.

Druckschmerzen: Ein Schmerz, der sich – beispielsweise wie Kopfschmerzen – als Druck äußert, ist ein Hinweis auf angestaute Liebe. Hier muss ein Ventil für den Druck geschaffen werden, damit er abfließen kann. Das ist mit drei Methoden möglich, die alle eine gute Wirkung haben:

1. Der freundliche Blick. Der Aufstellungsleiter sagt dem Klienten: »Schau mich freundlich an.« Auf einmal leuchten die Augen des Klienten, ein großer Druck geht weg. Der freundliche Blick tut auch dem Aufstellungsleiter gut.
2. Das Ausatmen mit Liebe. Der Aufstellungsleiter bittet den Klienten, mit der Vorstellung auszuatmen, dass seine Liebe zu jemandem hinfließt. Das ist, wie auch der freundliche Blick, eine Hinbewegung.
3. Ausstrecken der Hände. Der Aufstellungsleiter fordert den Klienten auf, seine Hände zu jemandem auszustrecken.

Alle drei Methoden zeigen, dass viele Schwierigkeiten aus einer Unordnung in der Beziehung entstehen. Heilung, Freiheit und Glück sind das Resultat der Ordnungen der Liebe.

Krebs: Hier wirken oft die inneren Sätze »Ich folge dir nach« und »Ich für dich«. Bei krebskranken Frauen habe ich aber auch oft beobachtet, dass sie sich von ihrer Mutter abgewandt haben und ihr innerlich sagen: »Lieber sterbe ich, als dir die Ehre zu geben, liebe Mama.« Merkwürdig: Für sie ist der Tod nichts Schlimmes. Er ist ihre Form der Rache.

Sprechstörungen: Hinter vielen Sprechstörungen steht ein ungelöster Konflikt in der Familie. Dies ist beispielsweise der Fall, wenn ein Familienmitglied verheimlicht oder weggegeben wurde und deshalb nicht zu Wort kommen durfte. Oder zwei Personen in der Familie standen sich unversöhnlich gegenüber, zum Beispiel ein Täter und sein Opfer. Als Folge davon vertritt oft ein Nachkomme beide gleichzeitig und kann daher keinen von beiden allein zu Wort kommen lassen. Er beginnt zu stottern.

Stottern hat oft einen ähnlichen familiären Hintergrund wie Schizophrenie. Während bei der Schizophrenie der ungelöste Konflikt in der Verwirrung sichtbar wird, zeigt er sich beim Stotterer im Sprechen. Die Lösung ist daher für den Stotterer oft die gleiche wie für den Schizophrenen. Die noch Unversöhnten in der Familie werden einander gegenübergestellt, bis sie sich gegenseitig anerkennen und versöhnen. Wenn ans Licht kommt, wo der eigentliche Konflikt liegt, können die Sprechgestörten oder die Schizophrenen ihn lassen, wo er hingehört, und sich so aus ihm befreien.

Stottern kann aber auch noch andere Hintergründe haben. Oft kann man beobachten, dass jemand, bevor er zu stottern beginnt, erst zur Seite blickt. Dabei schaut er auf ein inneres Bild, genauer gesagt auf eine verinnerlichte Person, vor der er sich fürchtet und vor der er zu stottern beginnt. Wenn der Stotterer dieser Person in einer Aufstellung offen begegnen kann und wenn er ihr die Ehre gibt, bis auch sie ihn annimmt und ihm ihre Liebe zeigt, dann kann ihr der Stotterer in die

Augen schauen und deutlich sagen, was er fühlt und worum er sie bittet.

Manchmal verbirgt sich hinter dem Stottern und anderen Sprechstörungen ein Geheimnis, das ans Licht kommen will und der Familie zugleich Angst macht, zum Beispiel ein verschwiegenes Kind. Wenn durch die Familienaufstellung dieses Geheimnis gelüftet und angeschaut wird, steht dem deutlichen Sprechen nichts mehr im Weg. Kinder sind also oft sprechgestört, weil ihre Eltern etwas verheimlichen wollen oder müssen. Erst wenn die Eltern offen darüber reden können, haben die Kinder die Möglichkeit, ihre Sprechstörung zu überwinden.

Übergewicht: Ich habe häufig bei übergewichtigen Frauen beobachtet, dass sie ihre abgelehnte Mutter im übertragenen Sinn essen. Deswegen hat das Essen bei ihnen gleichzeitig etwas Aggressives an sich. Hier sieht die Intervention so aus: Die Klientin setzt sich an den Tisch, nimmt den Löffel, schaut innerlich die Mutter an und sagt: »Du zuerst.« Das ist ein kleines Ritual.

Es kann aber sein, dass das Übergewicht noch mit etwas ganz anderem zusammenhängt. Das muss man sich in einer Aufstellung dann genauer ansehen.

Erfolge und neues Glück

Seit Mitte der 1980er-Jahre setzte ich meine Erkenntnisse über die Ordnungen der Liebe in den von mir entwickelten Familienaufstellungen um und bot entsprechende Kurse an. Während ich anfangs noch annahm, dass Familienaufstellungen eine zusätzliche Methode für die Arbeit von Psychotherapeuten wären, erkannte ich bald, dass sie auch für Menschen, die an keiner psychischen Erkrankung litten, hilfreich waren. Ich lehnte deshalb die Bezeichnung »psychotherapeutische Methode« für die Familienaufstellung ab und nannte sie »Lebenshilfe«. So halte ich es bis heute.

Eigentlich hatte ich geplant, mich im Alter von fünfundsechzig Jahren mehr aus dem Berufsleben zurückzuziehen. Dass es dazu nicht kam, ja mehr noch, dass die Familienaufstellung zu einer weltweiten Erfolgsgeschichte wurde, habe ich nicht zuletzt dem Psychiater und Psychotherapeuten Dr. Gunthard Weber zu verdanken. Er hatte an mehreren meiner Seminare teilgenommen und wandte das dort Erfahrene und Erlernte in seiner praktischen Arbeit an. Darüber hinaus hatte sich zwischen Gunthard Weber und mir ein freundschaftliches Verhältnis entwickelt, das von Respekt vor der Person und Achtung der Arbeit des anderen getragen wurde.

1990 trat Gunthard Weber mit der Idee an mich heran, aus Aufzeichnungen meiner Seminare ein Buch zu erstellen. Dieses Anliegen war schon zuvor von mehreren anderen Seiten an mich herangetragen worden, doch ich lehnte es immer wieder ab. Bis zu diesem Zeitpunkt hatte ich noch nichts publiziert. Denn ich zögerte damit, etwas niederzuschreiben, an dem sich andere wie an einer Offenbarung festhalten oder an Missverständnissen laben könnten. Denn was schriftlich niedergelegt ist, verliert allzu leicht den Bezug zum Lebendigen, wird verdinglicht, vereinfacht, unreflektiert verallgemeinert und so zu Schablonen und Leersätzen. Diese Haltung hatte ich über Jahre hinweg eingenommen. Doch als Gunthard Weber an mich herantrat, hatte ich das Gefühl, dass jetzt wohl der richtige Zeitpunkt für eine Veröffentlichung gekommen sei. Ich stimmte seinem Vorschlag zu. In einer großartigen Fleißarbeit transkribierte er Teile aus meinen Seminaren und fügte sie in kluger Abfolge und Kombination zu einem grundlegenden Werk über die Familienaufstellung zusammen. Das war eine große Leistung. Das Buch »Zweierlei Glück« aus dem Jahr 1993 mit Gunthard Weber als Herausgeber wurde zu einem Bestseller und ist mittlerweile in der achtzehnten Auflage und neben Deutsch in achtzehn weiteren Sprachen erschienen. Vor allem aber öffnete es gleich zu Anfang das Feld der Familienaufstellung in die Weite und trug so Wesentliches zu ihrer Bekanntheit bei.

Die Arbeit von Gunthard Weber ermutigte mich, selbst Bücher zu schreiben. Ich begann mit dem Titel »Ordnungen der Liebe«. Dafür transkribierte ich die Videos eines Kurses, den ich 1992 an der Universität Köln gegeben hatte, sowie eines Seminars für Familientherapeuten. Wie bereits »Zweierlei Glück« erschien dieses Buch 1994 im Carl-Auer-Verlag, dem Gunthard Weber bis heute als Geschäftsführer vorsteht und mit dem sich über viele Jahre hinweg eine erfolgreiche und fruchtbare Zusammenarbeit bei der Veröffentlichung meiner Bücher entwickelte.

Kurz danach wurde ich zur Internationalen Konferenz für Humanistische Medizin in Garmisch-Partenkirchen eingeladen und hielt dort einen Vortrag, der wie eine Bombe einschlug. Danach sollte ich auch noch einen Workshop mit Familienaufstellungen abhalten. Er war für fünfunddreißig Teilnehmer ausgerichtet, doch dreihundertfünfzig Personen meldeten sich an. Da sagte ich: »Dann mache ich diesen Kurs für alle.« Ich fand, dass niemand ausgeschlossen werden sollte. Außerdem war ich der Überzeugung, dass dieses große Interesse von einer höheren Macht gelenkt wurde und deshalb auch einen Sinn haben würde. Tatsächlich war das Arbeiten mit einer so großen Gruppe dann auch schön.

Dieser Workshop war der Beginn meiner Großveranstaltungen, die manchmal bis zu tausend, in Würzburg sogar einmal rund zweitausenddreihundert Teilnehmer zählten. Das ist allerdings kein angebrachtes Setting mehr. Ich halte bis zu fünfhundert Teilnehmer für eine angemessene Zahl, alles andere sollten Ausnahmen bleiben.

Die Arbeit mit großen Gruppen hatte sich zufällig ergeben und stellte sich als eine plötzliche Herausforderung heraus. Von mir aus hätte ich so etwas nie gemacht, und theoretisch betrachtet ist ein solches Arbeiten auch nicht möglich. Doch das Seminar in Garmisch-Partenkirchen hatte mir in der Praxis das Gegenteil bewiesen und gezeigt, dass ich ein solches Arbeiten wagen durfte. Dabei muss ich sagen, dass ich gern mit großen Gruppen arbeite, denn dabei wird eine andere Dynamik freigesetzt. Ich lasse mich dann von dieser Kraft führen und erfahre, wie sich die Erkenntnisebenen erweitern. Außerdem ist zu beachten, dass bei einer Familienaufstellung oft schwere Schicksale ans Licht kommen. Diese kann eine kleine Gruppe nicht tragen, das gelingt besser in einer großen Gruppe, in der sich alles auf viele Systeme verteilt.

Später wurde ich von verschiedenen Seiten für das Abhalten von Großveranstaltungen kritisiert. Dass einige Personen daran Anstoß nahmen, war ein Risiko, das ich eingehen musste. Doch für mich stellte es eigentlich kein Risiko dar.

Außerdem: Was wäre aus der Familienaufstellung geworden, wenn ich nur mit kleinen Gruppen und nicht mit Großveranstaltungen gearbeitet hätte? Wäre sie dann so bekannt geworden, wie sie heute ist, und hätte sie dann so vielen Menschen helfen können? Denn es waren die Großveranstaltungen, die für den entscheidenden Durchbruch der Familienaufstellung sorgten.

Wichtig für den richtigen Blick auf diese Veranstaltungen ist es, zu wissen, dass ich dabei immer mit der ganzen Gruppe und nicht mit den Einzelnen privat arbeite. Ich führe den Klienten also nicht vor, wie meine Kritiker behaupten, sondern alle Anwesenden können gleichermaßen etwas lernen. Alle werden innerlich mitbewegt und vermögen so vielleicht ein Problem zu lösen, ohne selbst aufstellen zu müssen.

In den folgenden Jahren erhielt ich immer mehr Einladungen zu Seminaren im Ausland. Frankreich, Spanien und Italien sowie nach dem Niedergang der Sowjetunion viele osteuropäische Staaten von Ungarn bis Russland, aber auch die USA und Südamerika sowie Asien von China über Taiwan, Korea und Hongkong bis zu Japan und Malaysia wurden von mir für die Demonstration der Familienaufstellung bereist. So eroberte sie die Welt und ist bis heute eine internationale Bewegung geblieben.

Von einem Rückzug ins Rentnerdasein konnte natürlich keine Rede mehr sein. Vielmehr ging es für mich jetzt erst richtig los.

Auch privat ereignete sich bei mir viel. Ende der 1990er-Jahre kam eine neue Teilnehmerin in meine Seminare: Sophie Erdödy. Sie hatte mehrere Jahre in Spanien gelebt und war vor einigen Jahren nach Deutschland zurückgekehrt. Durch ihre Tätigkeit im Bau- und Immobilienwesen hatte sie sich aus eigener Kraft ein Vermögen erwirtschaftet. Dadurch war sie finanziell in der Lage, auch Kurse von mir im Ausland, beispielsweise in Südamerika, zu besuchen. Da sie eine regelmäßige Teilnehmerin war, kam ich mit ihr in Kontakt und war tief beeindruckt. Sophie Erdödy hatte sich auf unterschiedlichsten Gebieten der alternativen Medizin weitergebildet und sich intensiv mit spirituellen Richtungen auseinandergesetzt. Ihr Wissen, ihre Intuition und ihre Intelligenz faszinierten mich.

Sophie Erdödy war fast zufällig in eines meiner Seminare gekommen. Seit mehreren Jahren befasste sie sich mit zahlreichen Angeboten bezüglich der heilenden Kräfte für die Seele und mit Antworten auf die Frage nach dem Sinn des Lebens. Doch nirgends fand sie eine befriedigende Antwort. Irgendwann stellte sie entnervt ihre Suche ein. Einige Zeit später brach sie sich den Fuß und hatte deshalb viel Zeit zum Lesen. Einer ihrer Bekannten, Dr. med. Dietrich Klinghardt, dessen Diagnose- und Therapieform ANK (angewandte Kinesiologie nach Dr. Klinghardt) in die Medizin eingegangen ist, empfahl ihr das Buch »Zweierlei Glück« von Gunthard Weber und die von mir verfassten »Ordnungen der Liebe«. Diese Lektüre war für sie wie ein Flash. Danach wollte sie wissen, was für ein Mensch dieser ehemalige Priester wohl wäre, der solche neuen und provozierenden Aussagen traf. Sie kam zu mir in einen Kurs, ohne zu ahnen, dass dies eine einschneidende Wirkung auf ihr und mein Leben haben würde. Was sie in meinem Seminar erlebte, war die Antwort auf die Fragen, die sie seit Jahren bewegten.

Im Laufe der Zeit entwickelte sich eine engere Beziehung zwischen Sophie Erdödy und mir. Ich rief sie jeden Abend an und fragte, was sie am Tag erlebt hätte. Denn sie kam immer wieder mit neuen Menschen in Kontakt, egal ob beim Einkaufen oder beim Spaziergang mit ihrem Hund. Und diese Menschen fanden immer gleich eine Verbindung zu ihr, erzählten von ihren Nöten, aber auch von ihren Freuden.

Im Jahr 2000 eröffnete Sophie Erdödy in Bad Reichenhall eine Hellingerschule, in der die Familienaufstellung gelehrt und praktiziert wurde. Unsere Beziehung wurde enger, ja, beide fühlten wir uns zueinander hingezogen. Doch für Sophie wäre ein Verhältnis mit einem verheirateten Mann nie infrage gekommen. Und auch ich fühlte mich von meinem Gewissen her an meine Frau Herta gebunden, obwohl sich unser Verhältnis in den letzten Jahren immer distanzierter gestaltet hatte. Das lag vor allem auch daran, dass meine Frau nicht an der Entwicklung der Familienaufstellung beteiligt war. Es war allein meine Angelegenheit. Zwar nahm Herta anfangs an manchen Seminaren teil, doch ohne dass ich bereit war, über das Erlebte zu reden oder es ihr zu erklären. Ich war der Ansicht, dass sie es selbst erkennen und spüren müsse. Denn nur auf diesem Weg kann man begreifen, was bei einer Familienaufstellung vor sich geht. Doch mein Verhalten machte meine Frau eher wütend als an meiner Arbeit interessiert. So entwickelten wir uns immer mehr auseinander. Herta schloss sich wieder verstärkt der Kirche an und arbeitete für die Caritas. Was sie dort genau machte, konnte ich nicht einmal sagen.

Dennoch fühlte ich mich ihr verpflichtet. Sie hatte mir über Jahre hinweg den Rücken freigehalten, alle alltäglichen Angelegenheiten erledigt und war mir eine loyale Gefährtin. Doch die Kluft zwischen uns war nicht mehr zu übersehen und auch nicht mehr zu überbrücken.

Ein Paar kann zusammenbleiben, wenn sich die Partner gegenseitig den eigenen Weg zugestehen und wenn ihre Wege nicht allzu verschieden sind. Wenn die Richtungen auseinandergehen, sodass für die Zukunft die Gemeinsamkeit infrage gestellt wird, kann es notwendig sein auseinanderzugehen – um der Treue zum eigenen Wesen und zur eigenen Bestimmung willen.

In den letzten Tagen des Jahres 2001 traf ich eine Entscheidung: Ich würde mich von Herta scheiden lassen und teilte ihr dies mit. Sie war tief erschüttert.

Der Bruch ist schmerzlich, vor allem in einer Beziehung. Er ist besonders schmerzlich, wenn er plötzlich kommt, wie wenn ein volles Glas, das wir zum Trinken ansetzen, uns plötzlich aus der Hand fällt, uns vielleicht aus der Hand gerissen wird und am Boden zerschellt. Doch im Schmerz um das Zerbrochene und um das Köstliche, das es enthielt, bleibt die Erinnerung noch wach: unzerbrochen und weiterhin voll.

Auch mich schmerzte es, dass ich sie so verletzte. Aber es gab keinen anderen Weg.

Wichtig bei einer Trennung ist, dass es keinen Schuldigen geben muss. Es ist daher müßig, bei sich oder beim anderen nach Gründen zu suchen. Es genügt, festzustellen, dass die Beziehung keine Zukunft hat. Die angegebenen Gründe sind in der Regel vorgeschoben und werden der Komplexität der Prozesse und der jeweiligen Loyalitäten nicht gerecht. Daher ist es besser, von vornherein auf Schuldzuweisungen zu verzichten. Dann braucht man auch niemandem unnötig wehzutun.

Die Trennung ist ein schmerzlicher Prozess. Manche warten damit, bis sie genug gelitten haben, um sich damit sozusagen das Recht für die Trennung zu erkaufen. Aber das macht alles nur noch schlimmer. Trennung bedeutet auch, dass beide Partner die Chance eines neuen Anfangs haben. Der »Unschuldige« verweigert manchmal dem »Schuldigen« den neuen Anfang, um ihn nicht zu entlasten. Das wird dann aber zu einer Belastung für beide. Besser ist es, wenn jeder vom anderen nimmt und behält, was er ihm geschenkt hat. Für die Trennung bedeutet das aber, dass jeder jene Anteile des anderen, die dieser bisher in der Beziehung besonders zur Geltung gebracht hat, nun selbst in sich entwickelt beziehungsweise sie wie ein Geschenk des anderen mit in seine Zukunft nimmt. Jeder nimmt seinen Teil der Verantwortung auf sich. Das heißt, er ist bereit, für die Folgen seines Tuns geradezustehen, ohne dass er dem anderen mehr aufbürdet und zumutet als notwendig und richtig.

Wichtig ist auch eine faire finanzielle Regelung, wobei der Teil, der aktiv die Trennung will, auch zu größerem Verzicht bereit sein muss.

Am 1. Januar 2002 rief ich Sophie Erdödy an und sagte: »Ich komme. Ich habe eine Entscheidung gefällt, die ich nicht rückgängig machen werde, auch wenn du mich nicht willst. Aber ich komme erst am 1. Juni zu dir, bis dahin habe ich alles, was zu regeln ist, erledigt.« Sophie wartete auf mich.

Mit dem Glück ist es wie mit einem Zug. Wenn er das richtige Gleis erwischt hat, fährt er und fährt und fährt.

Ich überließ Herta unser Haus in Ainring sowie die Einkünfte aus allen meinen Büchern. Sophie bot auch an, dass Herta bei uns wohnen und mit uns reisen könnte. So wäre sie auch bei einer Krankheit versorgt. Sophie hatte viel Mitgefühl mit meiner ersten Frau und ihrer Situation, nach dreißig Jahren Ehe plötzlich allein zu sein. Ich unterbreitete Herta diesen Vorschlag, erhielt jedoch nie eine Antwort. In gewisser Hinsicht kann ich das verstehen.

Später haben wir Herta mehrfach zu uns eingeladen, doch sie lehnte immer ab. Dennoch brach der Kontakt nicht ganz ab. Hin und wieder habe ich kurz mit ihr telefoniert, zu Weihnachten und zum Geburtstag immer geschrieben. Ich hätte mir gewünscht, mit ihr in eine freundschaftliche Beziehung treten zu können. Doch nach unserer Scheidung gab es nie wieder ein Treffen und auch kein weiteres längeres Gespräch.

Herta schloss sich nach unserer Scheidung noch enger der Kirche an. Im Jahr 2005 wurde sie Wortgottesdienstleiterin in der Pfarrei Feldkirchen in Ainring. Später verkaufte sie unser einst gemeinsames Haus und zog in eine Seniorenresidenz. Ich sah sie erst an ihrem Todestag im April 2016 wieder.

Nachbarn hatten mich informiert, dass sie in Salzburg im Krankenhaus wäre. Ich fuhr sofort hin, doch bei meiner Ankunft lag sie bereits im Koma. Ich verweilte eine Zeit an ihrem Bett und nahm Abschied von ihr. Sieben Stunden nach meinem Besuch verstarb sie.

Im Jahr 2003 heiratete ich Sophie. Von da an arbeiteten wir zusammen. Vieles, was ich nicht erkannte, sah sie. Denn sie hatte mir etwas Wichtiges voraus: Sie war Mutter und auch Großmutter. Dadurch hatte sie Zugang zu seelischen Abläufen, die mir als kinderlosem Mann verschlossen blieben.

Unsere Zusammenarbeit wurde anfangs von vielen argwöhnisch beäugt, manche standen Sophie sogar feindselig gegenüber, als hätte sie ihnen den Vater weggenommen. Ein Grund dafür war auch der große Altersunterschied von fast drei Jahrzehnten zwischen uns. Hinter vorgehaltener Hand wurde getuschelt: Was kann die denn? Was hat die denn an sich, dass der Hellinger sich so mit ihr einlässt? Was will die denn von ihm, wo sie doch so viel jünger ist? Will die sein Geld? Warum mischt die sich in die Aufstellungsarbeit ein? Was macht die sich so wichtig? Ich bezog damals eine klare Position und erklärte: »Wer sie nicht achtet, achtet mich nicht.« Außerdem ist es meine Überzeugung, dass eine Scheidung immer eine ganz persönliche Entscheidung ist. Wer sich da einmischt oder sich ein Urteil erlaubt, maßt sich an, etwas besser zu wissen als die Betroffenen.

Alle diese Mutmaßungen verletzten Sophie. Doch weder ich noch sie äußerten uns jemals dazu. Tatsache war, dass ich nach meiner Scheidung kein reicher Mann war. Tatsache war auch, dass ich wünschte, dass Sophie mit mir zusammenarbeitete. Und Tatsache war ebenfalls, dass Sophie nicht von sich aus in die Aufstellungsarbeit eingriff. Vielmehr hatten wir ein geheimes Zeichen vereinbart, mit dem ich sie zur Mitarbeit aufforderte. Einige meiner Anhänger wandten sich damals von mir ab. Doch Sophie hatte durch ihre Hellingerschule eigene Gefolgsleute. Und die nahmen mich offenen Herzens an. So wurde ein Ausgleich und gleichzeitig ein schönes Fundament für unsere Beziehung geschaffen.

Dennoch muss ich zugeben, dass ich Sophie bei der Arbeit nichts geschenkt habe. Zwar habe ich sie oft nach Aufstellungen gefragt, was ihr aufgefallen sei. Manchmal konnte sie es mir sofort, andere Male erst am nächsten Tag mitteilen, wenn sie innerlich Klarheit gewonnen hatte. So profitierte ich von ihren Antworten. Umgekehrt habe ich aber nie ihre Fragen beantwortet. Doch sie hielt das aus, mehr noch, es war für sie ein Ansporn, selbst immer mehr zu erkennen. Das hat mich tief beeindruckt. Im Laufe der Jahre wurde sie so zu meiner engsten Beraterin. Nur mit ihr zusammen gelang mir die Weiterentwicklung des Familienstellens. Denn sie ist die Einzige, die mich mit provokanten Fragen in andere Richtungen denken lässt. Und sie ist die Einzige, bei der ich ein solches Verhalten akzeptiere.

Familienaufstellungen mit Juden im Dienst der Versöhnung

Einen besonderen Stellenwert innerhalb meiner internationalen Arbeit nahmen für mich meine Seminare in Israel ein. Das ungeheure Leid des jüdischen Volkes, das es durch die Deutschen erlebt hatte, war mir schon immer nahegegangen. Dadurch, dass ich selbst ein Gegner des Nationalsozialismus war, konnte ich den Schmerz beim Blick auf das Schicksal von Millionen ermordeter Juden in meiner Seele zulassen und brauchte mich nicht hinter dem Schild der Empörung, das Mitläufer nach dem Niedergang des Dritten Reiches gern zum Schutz mit sich führten, verstecken. Gleichzeitig durfte ich als jemand, auf den bei einem anderen Ausgang des Zweiten Weltkrieges sicher das KZ gewartet hätte, auf die Schuld der Täter und das in Familien daraus erwachsene Leid schauen.

Ganz langsam war ich in den vorangegangenen Jahren durch meine Beobachtungen bei Familienaufstellungen zu folgender Erkenntnis gelangt: Die Verbrechen der Täter hatten eine Spur in ihren Familien hinterlassen, und zwar nicht nur in den Seelen der unmittelbar beteiligten Generation, sondern auch in denen ihrer Kinder, Enkel und Urenkel, ja sogar in den Seelen der Enkel und Urenkel noch viel tiefer als in denen der eigentlichen Täter und ihrer Kinder. Denn die Opfer werden in der Familie nicht angeschaut und deshalb von einem Kind, manchmal sogar von mehreren, vertreten.

Es fühlt dann wie das Opfer, dem es innerlich verbunden ist, und wagt sein Leben nicht oder nicht in seiner ganzen Fülle zu nehmen. Die Opfer gehören also mit zur Familie der Täter und müssen als Mitglieder anerkannt und gewürdigt werden.

Die Beziehungen der Täter zu ihren Opfern und der Opfer zu ihren Tätern wurden ein großes Thema für mich, wie auch die Frage, was die Ursachen für jene menschenverachtende Haltung gegenüber den Juden war und bis heute oft noch ist.

Im Geist solcher Annäherungen ging ich 2000 erstmals nach Israel, um in einem Seminar in Haifa nach Wegen zu suchen, die es den Nachkommen der Täter und Opfer erlauben, gemeinsam das Vergangene anzuschauen, der Toten zu gedenken, sich die Hand zu reichen und im Andenken an sie zusammen dem Frieden zu dienen. Den Kontakt hierfür hatte mein enger Freund Peter Scott hergestellt, ein jüdischer Unternehmer aus New York. Der Einladung nach Israel folgten in den kommenden Jahren weitere zu Workshops in Tel Aviv, denen meine Bekanntschaft mit Professor Haim Dasberg aus Jerusalem vorausgegangen war. Er hatte in Israel viel für Überlebende des Holocaust und deren Nachkommen getan und war mir im Laufe der Zeit ein guter Freund geworden. 1997 hatte er auf dem Europäischen Kongress über die Folgen von Traumata in Maastricht meine Aufstellungsarbeit kennengelernt und danach mehrere meiner Seminare besucht. Dabei hatte er die Wirkung der Aufstellungen auch an sich selbst erfahren.

Am Vorabend eines Seminars in Tel Aviv war ich eingeladen, vor der Belegschaft des AMCHA, des Nationalen Israelischen Zentrums für die psychosoziale Betreuung von Überlebenden des Holocaust und ihrer Nachkommen, über meine Arbeit mit solchen Klienten zu sprechen. Ich hatte bereits die Erfahrung gemacht, dass Überlebende des Holocaust häufig nicht über ihr früheres Leid sprechen und auch nicht die ermordeten Mitglieder ihrer Familie erwähnen – einfach, weil sie ihre Nachkommen nicht belasten wollen. Es zeigt sich aber, dass die Kinder dieser Überlebenden sehr wohl auf diese Ereignisse reagieren und sich zum Beispiel so verhalten, als seien sie selbst Opfer, um sich auf der unbewussten Gewissensebene mit den ermordeten Angehörigen zu solidarisieren. Wenn dann die aus dem Bewusstsein der Familie ausgeschlossenen Personen in die Aufstellung hineingenommen werden, können alle anderen in der Familie diese Toten anschauen und spüren, dass diese sie segnen, wenn sie am Leben bleiben.

Eine den Stellvertretern von Holocaust-Opfern gemeinsame Erfahrung ist, dass sie sich anfangs oft sehr traurig fühlen und nicht sprechen wollen. Es ist schrecklich, das zu sehen. Sobald aber die lebenden Nachkommen die Toten anschauen und sich darauf einlassen, auch von diesen angeschaut zu werden, und wenn sie den Toten gegenüber eine tief empfundene Achtung und Liebe zeigen, fühlen sich die Toten sehr erleichtert und den Überlebenden gegenüber sehr wohlgesinnt. Und wenn sie dann noch erkennen, dass ihre Nachkommen Kinder haben, freuen sie sich über diese Weitergabe des Lebens.

Doch es geht noch einen Schritt weiter: Wenn die Stellvertreter beider Seiten – der Täter und der Opfer – aufeinander zugehen und gemeinsam um die Toten trauern und weinen, entsteht in ihren Herzen ein Bild, wie die Versöhnung zwischen ihnen gelingt und wie ein Kreis sich endlich schließt.

Auf die besondere Bindung zwischen Opfer und Täter des Holocaust war ich erstmals Ende der 1990er-Jahre bei einem Workshop in Amerika aufmerksam geworden, der sich auch mit dem Thema Holocaust beschäftigte und an dem ein junger holländischer Jude teilnahm. Bei einer der Aufstellungen innerhalb des Workshops ging es um eine jüdische, in den Staaten lebende Familie. Der junge Mann war als Stellvertreter für den Bruder des Klienten ausgewählt worden. Bei der Aufstellung war ganz deutlich zu erkennen, dass er sich mit den Tätern identifizierte. Das fand ich sehr seltsam. Damals wurde mir zum ersten Mal klar, dass die Täter in jüdischen Familien gegenwärtig sind und dass sie von Nachkommen der Holocaust-Generation in der Familie vertreten werden, wenn in der Familie versucht wird, sie auszuschließen.

Einige Monate nach dem Workshop teilte mir der junge Mann in einem Brief ein außergewöhnliches Erlebnis mit. Er schrieb noch einmal, dass er während besagtem Workshop in der Pause mit mir gesprochen und ich ihm damals gesagt habe, er solle – als Übung – in das Reich der Toten herabsteigen, dort die Täter suchen, sich neben sie legen und ihnen sagen: »Ich bin einer von euch.«

Als zweite Übung solle er sich vorstellen, der Tod stünde nicht vor, sondern hinter ihm, und er solle ihn täglich um seinen Segen bitten. Drittens hätte ich ihm gesagt: »Du darfst aber diese Übungen nicht von dir aus machen, du musst warten, bis deine Seele diese Arbeit übernimmt.« Das sei auch eine Übung gewesen.

Drei Monate später hatte er folgendes außerordentliche Erlebnis: Als er im Bett lag und schlief, übermannte ihn so etwas wie ein Traum, was aber mehr als ein Traum war: Er gehörte zu einem Exekutionskommando, das Menschen – offensichtlich jüdische – hinrichtete, er selbst hatte auch Juden auf diese Weise getötet. Dann wurde er vor Gericht gestellt und hatte sich vor dem Richter zu verteidigen. Er sagte: »Ja, es ist wahr, ich bin ein Mörder. Ich habe Menschen getötet, doch meine Verteidigung besteht darin, dass ich ein Mensch bin und es von den Umständen abhängt, ob jemand ein Verbrecher wird – oder eine anständige Person. Jeder Mensch ist zu allem fähig.« Dann wurde er zum Tode verurteilt.

Zwischen dem Urteil und dem Hinrichtungstag lagen aber mehrere Monate, während denen er sich von seinen Verwandten und Lieben verabschiedete. Er fühlte sich sehr ruhig und gesammelt, mit sehr geschärftem Wahrnehmungsvermögen. Am Tage seiner Hinrichtung wurde er in einen Raum geführt, von dem aus er zum elektrischen Stuhl gelangen würde. Aber zunächst musste er noch ein paar Stunden warten. Schließlich erschien jemand mit der Information, dass die Hinrichtung verschoben worden wäre und er noch länger warten müsse.

Trotzdem war er die ganze Zeit innerlich ruhig und bereit zu sterben. Dann wurde ihm gesagt, der Richter hätte das Urteil abgeändert, er würde nicht hingerichtet, sondern verbannt. Es war ihm gestattet, den Ort, an dem er fern von allen Menschen in der Verbannung leben wolle, selbst zu wählen. Also verließ er das Gefängnis und stand draußen.

Noch im Traum sprach er die Worte: »Ich habe den Tod überlebt und bin ein völlig neuer Mensch. Für mich gibt es keine Schuld und keine Unschuld mehr.« Er schrieb, dass er sich nach seinem Erwachen völlig verändert gefühlt habe, und fügte hinzu: »Die Farben waren in meiner Wahrnehmung leuchtender geworden und meine Bewegungen verlangsamt, weil ich allem, was geschah, mit großer Aufmerksamkeit folgte.«

Der junge Mann wollte mich einfach über dieses Erlebnis informieren. Und ich berichte hier davon, weil solche Dinge möglich sind, wenn wir unserer Seele vertrauen und ihr die Führung überlassen.

In der Folgezeit dachte ich viel über das Verhältnis von Juden und Deutschen sowie Juden und Christen nach, verbunden mit den Erfahrungen, die ich bei Aufstellungen gemacht hatte. Das Ergebnis dieser Überlegungen fasste ich in einem Vortrag mit dem Titel »Das Judentum in unserer Seele« zusammen, den ich zunächst in einer evangelischen Kirche in meinem Landkreis, danach auch noch einmal sinngemäß im Januar 2002 in der Grazer Synagoge hielt.

Seele heißt hier bezogen auf den Titel des Vortrags: die Seele der Christen und die Seele der Deutschen. Beides gehört zwar weitgehend zusammen, doch angesichts des Leidens des jüdischen Volkes während der deutschen nationalsozialistischen Herrschaft habe ich mich besonders auch auf die Auswirkungen dieser Zeit auf die Seele der Deutschen konzentriert.

In der Seele der Christen und Juden nimmt das Bild der Auserwählung durch Gott einen zentralen Platz ein. Die Christen haben dieses Bild von den Juden übernommen, sich dann als das neue auserwählte Volk bezeichnet und als Folge davon das jüdische Volk als von Gott verlassen und verworfen betrachtet. Das Bild der Auserwählung unterstellt also Gott, dass er das eine Volk bevorzugt, es über andere Völker erhebt und die Herrschaft über sie in seinem Namen überträgt. Wie kommt ein solches Bild von Gott in unsere Seele? Dürfen wir hier überhaupt von Gott sprechen? Denn dieser Gott, der auserwählt und verwirft, macht Angst. Denn auch die Auserwählten müssen fürchten, dass er sie jederzeit verstoßen kann.

Diese Bilder kommen aus der Tiefe der Seele. Und zwar zuerst aus der eigenen Seele und dann aus den Abgründen einer Seele, die einer größeren Gruppe gemeinsam ist. Aus dieser gemeinsamen Seele steigen die Bilder von Erwählung und Verwerfung auf, werden in den Himmel gestellt und dort als etwas über uns, als etwas Göttliches angeschaut und gefürchtet. Die sich auserwählt Fühlenden identifizieren sich dabei mit dem Gott, der auserwählt und verwirft. Sie wählen selbst aus und verwerfen und werden so für andere, die sie für verworfen halten, furchtbar.

Was aber, wenn andere Gruppen und andere Völker nach gleichen inneren Bildern handeln? Das Ergebnis sehen wir in den Religionskriegen. Dabei nehmen diese Gruppen weder sich noch den anderen als einzelnen Menschen wahr. Beide

Seiten handeln dann wie von einem kollektiven Wahn besessen.

In der Seele der Christen kommt hinzu, dass sie an den gleichen Gott wie die Juden glauben, dass sie also auch im Namen des Gottes der Juden das jüdische Volk als von Gott verstoßen und seiner Rechte vor Gott beraubt betrachten. Welche schrecklichen Ausmaße das annehmen konnte, zeigt der Versuch der Nationalsozialisten, das jüdische Volk als Ganzes zu vernichten. Man könnte hier einwenden, dass die nationalsozialistischen Führer und die nationalsozialistische Bewegung keineswegs christlich waren. Wir dürfen uns hier aber nicht blenden lassen, denn vom Bewusstsein der Auserwählung her trug diese Bewegung wesentlich christliche Züge. Der Führer fühlte sich von der Vorsehung berufen. Berufen, das neue auserwählte Volk unter dem Bild der Herrenrasse zur Weltherrschaft zu führen. Und auf dem Weg dorthin das ältere auserwählte Volk zu vernichten. So verzerrt und blind es uns heute auch erscheinen mag, die nationalsozialistische Bewegung und mit ihr weite Teile des deutschen Volkes zogen die Energie für den Zweiten Weltkrieg weitgehend aus diesem Sendungsbewusstsein. Und die Gräuel, die sie dabei verübten, standen quasi im Dienst eines göttlichen Strafgerichts.

Dass dieses Sendungsbewusstsein mit dem Ende des Dritten Reiches noch nicht überwunden ist, sehen wir an den späteren linksradikalen und rechtsradikalen Gruppen. Sie zeigen ein ähnliches Sendungsbewusstsein und als Folge davon oft eine blinde Gewaltbereitschaft gegen andere Gruppen.

Dennoch lässt sich aus dem Gegensatz des alten und des neuen auserwählten Volkes allein die Abneigung vieler Christen gegenüber den Juden und die Grausamkeit der Pogrome und der Vertreibungen nicht erklären. Sie hat noch eine andere Wurzel, und diese scheint mir die bedeutsamste zu sein. Sie hat etwas zu tun mit dem unversöhnlichen Gegensatz zwischen dem Menschen Jesus von Nazareth und dem Glauben an seine Auferstehung sowie seine Erhöhung zur Rechten Gottes. Der Mensch Jesus tritt bei den ersten Christen sehr bald in den Hintergrund. Sein Bild wird durch das Bild des erhöhten Christus überlagert und unkenntlich gemacht. Damit verdrängen die Christen die schmerzliche Wirklichkeit, dass Jesus sich am Kreuz von Gott verlassen sah. Der Gott, an den er geglaubt hatte, zeigte sich nicht.

Eli Wiesel, der bedeutende jüdische Schriftsteller, berichtete, wie in einem Konzentrationslager ein Kind öffentlich erhängt wurde. Angesichts dieses Grauens fragte jemand: »Wo ist Gott?« Und Eli Wiesel hörte eine Stimme in sich antworten: »Wo er ist? Dort – dort hängt er am Galgen...«:

Als Jesus am Kreuz mit lauter Stimme schrie: »Mein Gott, mein Gott, warum hast du mich verlassen?«, hätte auch jemand fragen können: »Wo bleibt hier Gott?« Und die Antwort wäre die gleiche gewesen: »Da hängt er.« Die Jünger konnten die Wirklichkeit des von seinem Gott verlassenen Jesus nicht aushalten. Sie sind ihm entflohen durch den Glauben an seine Auferstehung. Und durch den Glauben, dass er jetzt zur Rechten Gottes sitzt und kommen wird zu richten die Lebenden und die Toten.

Doch der Mensch Jesus und sein menschliches Schicksal sind mit dem Glauben an die Auferstehung nicht aus der Welt geschaffen. Er begegnet uns wieder im Bild der Juden. Das Judentum in der Seele der Christen steht daher in erster Linie für den Menschen Jesus, den die Christen durch ihren Glauben an seine Auferstehung von den Toten und durch seine Erhöhung zur Rechten des Vaters nicht mehr anzuschauen wagten. Dem von Gott verlassenen Jesus zu begegnen, das macht den Christen Angst. Und es macht sie böse. Und so wenden sie sich in den Juden gegen den Jesus, der ihnen Angst macht. Und gegen den Gott Jesu und der Juden, der ihnen Angst macht. Dieses Bild sehe ich, wenn ich beobachte, was in den Seelen vieler Christen vor sich geht.

Ich bringe dazu ein Beispiel: In einem gruppendynamischen Kurs für sehr engagierte Christen, sie waren alle Theologen und standen hauptamtlich im Dienst ihrer Kirchen, schlug ich unvermittelt vor: »Wir könnten doch einen leeren Stuhl in unsere Mitte stellen und uns vorstellen, Jesus säße auf diesem Stuhl. Jeder könnte ihm etwas sagen.« Sofort stellte jemand einen Stuhl in die Mitte, und die Teilnehmer begannen zu Jesus zu reden. Es war unglaublich, welcher Hass auf Jesus aus ihnen plötzlich herausbrach. Einer der Teilnehmer lief sogar in die Küche, kam mit einem Messer in der Hand zurück und stach auf den Stuhl ein. Am Ende waren alle erschüttert, was plötzlich aus der Tiefe ihrer Seelen ans Licht gekommen war. Sie schämten sich sehr. Ich aber sagte: »Ich finde keine Schuld an ihm.«

Wenn ich die Bilder der Juden während ihrer Verfolgung im Dritten Reich auf mich wirken lasse, wie sie zusammengetrieben und in den Tod geschickt wurden, wie sie sich fügten ohne Gegenwehr, sanft und ergeben, sehe ich in ihnen Jesus, den Menschen Jesus und den Juden Jesus. So kamen die Opfer des Holocaust in auffallender Weise in eine Rolle gegenüber den Christen, in der die Christen Jesus gegenüber den Juden sahen. Sie verkörperten als Volk und in ihrem Verhalten und in ihrem Schicksal das Verhalten und das Schicksal, in dem die Christen Jesus vor dem Hohen Rat und vor Pilatus sahen. Nur waren jetzt die Christen die Schergen und die Juden jene, die die Züge Jesu trugen.

Ich komme zurück auf die Vorstellung der Auserwählung durch Gott und möchte im Gegensatz dazu etwas über die Anfänge der Religion in der Seele sagen. Was also in der Seele von Christen vor sich geht, wenn sie Christen werden, und in der Seele von Juden, wenn sie Juden werden.

Ein Kind wird hineingeboren in eine bestimmte Familie. Es hat bestimmte Eltern, und es hat diese Eltern in einer bestimmten Sippe, einer bestimmten Kultur, einem bestimmten Volk und einer bestimmten Religion. Das Kind kann hier nicht wählen. Wenn das Kind das Leben ohne jede Frage nimmt, wie es ihm zukommt, wenn es sein Leben nimmt mit allem, was es in dieser Familie mit sich bringt an Schicksal, an Möglichkeiten und Grenzen, an Freude und Leid, dann öffnet es sich nicht nur seinen Eltern, nicht nur diesem bestimmten Volk, nicht nur dieser bestimmten Kultur, nicht nur dieser bestimmten Religion, es öffnet sich für Gott und für das, was wir hinter diesem Namen erahnen. Daher ist das Nehmen des Lebens auf diese besondere Weise ein religiöser Vollzug. Ja, es ist der eigentliche religiöse Vollzug.

Wer also hineingeboren wurde in eine jüdische Familie, der kann nicht anders und der darf auch nicht anders, als seinen Weg zu Gott auf jüdische Weise zu beginnen. Es ist für ihn der einzig mögliche Weg und daher auch der einzig richtige. Für einen Christen gilt das Gleiche. So sehr sich auch Christen und Juden in ihren Glaubensvorstellungen unterscheiden, in Bezug auf den wesentlichen religiösen Vollzug sind sie einander gleich. Er ist unabhängig von den Inhalten ihrer Religion und kann und darf daher auch niemals aufgegeben werden, wenn sich später vielleicht jemand einer anderen Religion anschließt.

Ich erläutere das an einem Beispiel: In einem Kurs suchte ein junger Mann Hilfe, weil er sich vom Leben abgeschnitten fühlte. Es kam ans Licht, dass sein Großvater ein getaufter Jude war. Er selbst fühlte sich nicht als Jude, sondern als Christ. Als wir seine Familie aufstellten, habe ich neben seinen Großvater fünf Stellvertreter für die Opfer des Holocaust gestellt. Der Großvater legte spontan seinen Kopf auf die Schulter des Opfers neben sich und sagte nach einer Weile: »Hier ist mein Platz.« Als der junge Mann aufgefordert wurde, dem Großvater zu sagen: »Ich bin auch ein Jude, und ich bleibe ein Jude«, konnte er das nur unter großen Ängsten und mit Zittern tun. Doch als es ihm gelang, fühlte er sich zum ersten Mal mit seinem Gewicht auf dem Boden.

Was war hier wirklich religiös? War es sein Bekenntnis zum Christentum oder die Rückkehr zu seinen jüdischen Wurzeln? Der grundlegende religiöse Vollzug war hier sein Bekenntnis »Ich bin ein Jude, und ich bleibe ein Jude«. Ein Baum kann sich den Ort nicht aussuchen, auf dem er wächst. Doch der Ort, auf den sein Samen fiel, ist für ihn richtig. Das gilt auch für uns. Für jeden Menschen ist der Ort seiner Eltern der einzig mögliche und daher richtig. Für jeden Menschen sind das Volk, dem er angehört, und seine Sprache, Rasse, Religion und Kultur die einzig möglichen und daher für ihn richtig.

Wenn jeder einzelne Mensch im Wesentlichen zustimmt, dass er von etwas Größerem, das ihn und alle anderen Menschen übersteigt, demütig nimmt und sich an seinem Platz und seinen Möglichkeiten gemäß entfaltet, dann weiß er sich mit allen anderen Menschen gleich. Gleichzeitig erkennt er an, dass dieses Größere, wie immer wir es auch nennen, allen in gleicher Weise gebend zugewandt sein muss und daher alle, so unterschiedlich sie auch sein mögen, vor diesem Größeren gleich sind.

Vor diesem Hintergrund stellt sich die Frage: Wie können die Christen und vor allem die Deutschen mit ihrer Schuld gegenüber den Juden umgehen? Was können und müssen sie tun, um diese Schuld zu überwinden und den Juden den Platz in ihrer Mitte zu geben, der ihnen gebührt? Und wie können die Juden mit der Schuld der Christen und der Deutschen ihnen gegenüber umgehen? Was kann hier zur Versöhnung führen? Und kann es im Angesicht einer solchen Schuld überhaupt Versöhnung geben?

Ich habe in einigen Kursen Erfahrungen gesammelt, wie es vielleicht zur Versöhnung zwischen Tätern und Opfern kommen kann – und im weiteren Sinne zwischen Juden und Deutschen. Einschneidend für mich war ein Erlebnis bei einem Kurs in Bern, als ein Mann seine Gegenwartsfamilie aufstellte und anschließend sagte, er müsse noch etwas Wichtiges nachtragen: Er sei Jude. Daraufhin habe ich vor seine Familie sieben Stellvertreter für die toten Opfer des Holocaust gestellt und hinter diese sieben Vertreter für die toten Täter. Die sieben Stellvertreter der Opfer habe ich gebeten, sich umzudrehen und den Tätern in die Augen zu schauen. Danach habe ich nichts mehr gemacht, sondern sie ganz ihrer Bewegung überlassen, so wie sie sich von selbst ergab.

Einige der Täter brachen zusammen, krümmten sich auf dem Boden, schluchzten laut vor Schmerz und vor Scham. Die Opfer haben sich den Tätern zugewandt, haben ihnen in die Augen geschaut, haben jene, die am Boden lagen, aufgehoben, sie in ihre Arme geschlossen und getröstet. Am Ende entstand zwischen ihnen eine unbeschreibliche Liebe.

Einer der Täter jedoch war ganz starr. Er konnte sich überhaupt nicht rühren. Daher habe ich hinter ihn einen Stellvertreter für den »Täter hinter den Tätern« gestellt. An den hat er sich angelehnt und konnte sich etwas entspannen. Dieser Stellvertreter hat nachher gesagt, er fühlte sich wie der Finger an einer riesigen Hand, völlig ausgeliefert. Das war auch die Erfahrung der anderen in dieser Aufstellung. Alle, Opfer und Täter, fühlten sich von einer höheren Macht sowohl gesteuert als auch getragen. Einer Macht, deren Wirken wir nicht durchschauen.

Am Ende habe ich alle Beteiligten gebeten, mir einen Bericht darüber zu schicken, was sie in der Aufstellung erlebt hatten. Ein Stellvertreter der Täter schrieb mir: »Als du uns sieben Männer hinter die sieben Opfer gestellt hattest, überfiel mich ein sehr ungutes Gefühl. Ich ahnte und spürte Schlimmes, obwohl mir noch nicht klar war, wen wir zu repräsentieren hatten. Als du dann sagtest, dies seien die Täter, lief mir ein kalter Schauer über den Rücken. Als sich dann die Opfer umdrehten und ich meinem Gegenüber in die Augen schaute, schoss alle Energie aus meinem Körper. Ich habe mich in meinem Leben noch nie dermaßen geschämt. Ich schaute ihn nur an, wurde immer kleiner, und er wurde immer größer. Am liebsten wäre ich tief im Erdboden verschwunden. Am besten in ein Mauseloch, ganz tief in die Erde.

In mir schrie es ständig: ›Nein, nein, nein, das darf nicht wahr sein.‹ Ich spürte das Bedürfnis, mich zu entschuldigen. Gleichzeitig sagte eine Stimme in mir: ›Da gibt es nichts zu entschuldigen, nichts zu beschönigen. Du musst es selbst tragen.‹ Das einzige Wort, das ich über die Lippen brachte, war ein ›bitte‹. Worauf mein Opfer mich in die Arme nahm. Ohne seine Unterstützung wäre ich zu Boden gefallen vor Scham. In seinen Armen sagte es ständig in mir: ›Das habe ich nicht verdient. Ich habe gar nicht verdient, von ihm gehalten zu werden.‹ Glücklicherweise flossen die Tränen aus mir, sonst wäre das Ganze nicht mehr auszuhalten gewesen.

Nachdem mich mein Opfer wieder losgelassen hatte, ging es mir etwas besser. Ich fühlte den Boden wieder schwach unter meinen Füßen und konnte ein bisschen freier atmen. Gleichzeitig wusste ich auch: Er war nur das erste Opfer. Da sind noch ganz viele andere Opfer, die ich auch auf dem Gewissen habe. Nicht nur zwei, drei, nein Dutzende oder gar Hunderte. Ich hatte dann auch das starke Bedürfnis, jedem einzelnen von diesen Opfern in die Augen zu schauen, um so zu meinem inneren Frieden zu gelangen. Als du dann den Obertäter hinter uns gestellt hast, war mir sofort ganz klar: Ich habe die Verantwortung für das, was ich getan habe, ganz allein zu tragen. Es gab für mich keine Entlastung durch diesen Täter hinter den Tätern. Ich hatte auch das starke Gefühl, dass es viel besser gewesen wäre, auf der anderen Seite zu stehen und mir diese Wahnsinnsschuld nicht aufzuladen.

Mein Bedürfnis, dem nächsten Opfer in die Augen zu schauen, wurde immer größer. Doch der nächste Blickkontakt ließ mich dann doch tatsächlich zu Boden sinken. Ich konnte mich nicht mehr auf den Beinen halten und weinte am Boden bitterlich. Ich war völlig weg. Deine ferne Stimme ›Jetzt kommt wieder langsam zurück‹ vernahm ich nur schwach, ganz schwach von weit weg. Und das anschließende Zurückkommen ging nur sehr langsam vor sich. Zu viel war für mich noch unerledigt, zu viele Opfer noch nicht angeschaut. Es war in mir weiterhin der starke Impuls, noch mehr Unerledigtes in Ordnung zu bringen.

Nach dieser Aufstellung brauchte ich mindestens eine Stunde, um wieder ganz bei mir zu sein und wieder meine vollen Kräfte zu spüren. Für mich war es tatsächlich eine der schwersten Rollen, die ich beim Familienstellen erlebt habe. Seltsam auch, wie zum Teil glasklare Gedanken in mein Bewusstsein traten. Beispielsweise, dass es nie möglich ist, die Verantwortung für das eigene Handeln auf andere abzuschieben, auch wenn ich nur ein kleines Rädchen in der Maschinerie war. Nach so einer Erfahrung weiß man es einfach: Es gibt nichts mehr zu diskutieren, zu argumentieren oder zu erklären. Es ist einfach so.«

In so einer Aufstellung wird auch deutlich: Es gibt keine Gruppe in dem Sinne, dass hier die Opfer und dort die Täter sind. Es gibt nur die einzelnen Opfer und die einzelnen Täter. Jeder einzelne Täter hat sich jedem einzelnen Opfer zu stellen. Und jedes einzelne Opfer hat sich jedem einzelnen Täter zu stellen. Und es wird auch deutlich: Es gibt keinen Frieden für die toten Opfer, wenn nicht auch die toten Täter neben ihnen Platz genommen haben, wenn nicht die toten Täter von den toten Opfern aufgenommen sind. Und es gibt keinen Frieden für die Täter, solange sie sich nicht auch neben die toten Opfer gelegt haben. Wo das nicht geschieht und wo wir das nicht zulassen, werden die Täter später von Nachkommen vertreten.

Solange zum Beispiel die Täter des letzten Krieges in der Seele der Deutschen keinen Platz haben, werden sie unter anderem von Rechtsradikalen vertreten. Auch habe ich bei Aufstellungen von Nachkommen jüdischer Opfer gesehen, dass in vielen jüdischen Familien ein Kind einen Täter vertritt. Wir kommen also nicht um die Versöhnung mit den Tätern herum.

Bei dieser Aufstellung wurde außerdem deutlich: Gelöst wird eine Verstrickung nur zwischen denen, die es betrifft. Also zwischen diesem Täter und diesem Opfer. Keiner kann und darf es an ihrer Stelle übernehmen, als hätte er ein Recht oder den Auftrag oder die Kraft dazu. Deswegen wollten in dieser Aufstellung die Vertreter der toten Opfer und der toten Täter auch nicht, dass sich die Lebenden einmischten. Sie sollten sich fernhalten. Die Toten wollten auch, dass das Leben weitergeht, dass es nicht durch die Erinnerung an sie eingeschränkt oder verkürzt werde. Aus der Sicht dieser Toten waren die Lebenden für das Leben frei.

In diesem Zusammenhang machte ich eine Übung mit einer Jüdin, in deren Familie viele umgekommen waren. Sie fühlte sich berufen, Lebende und Tote zu versöhnen. Ich habe sie die Augen schließen lassen, dann ging sie in ihrer Vorstellung ins Reich der Toten, stand mitten unter den sechs Millionen Opfern des Holocaust, schaute nach vorn, nach hinten, nach rechts, nach links. Und am Rande von all diesen sechs Millionen Toten lagen die toten Täter. Dann haben sie sich alle aufgerichtet. Die toten Opfer und die toten Täter haben sich dem Horizont nach Osten hin zugewandt, sahen dort ein weißes Licht und haben sich vor diesem Licht tief verneigt. Dann, als auch sie sich mit all den Toten vor diesem Licht verneigt hatte, zog sie sich langsam wieder zurück, ließ die Toten in Andacht vor dem, was am Horizont nur aufschien und doch verborgen blieb, wendete sich von den Toten weg und dem Leben wieder zu.

Doch manchmal müssen auch die Lebenden noch den Toten begegnen, ihnen ins Angesicht sehen und sich von ihnen anblicken lassen. In erster Linie jene, die selbst an den Toten schuldig wurden, aber auch jene, die aus dem schlimmen Schicksal ihrer jüdischen Mitbürger einen Vorteil zogen. In vielen Aufstellungen kam ans Licht, dass die Einzelnen, denen unrecht getan wurde, die Seelen derer besetzen, die ihnen unrecht getan oder aus ihrem Unglück Nutzen gezogen hatten. Und sie besetzten nicht nur deren Seelen, sondern auch die ihrer Nachkommen, und zwar so lange, bis das Unrecht anerkannt wurde, man ihnen in die Augen schaute, sie als Menschen anerkannte, ihnen die Ehre gab und mit ihnen über ihr Schicksal trauerte. Dann wurde das Getrennte wieder verbunden, und die schlimmen Wirkungen des Unrechts hörten auf.

Solange dieser Vollzug nicht gelungen ist, finden die Toten nicht ihre verdiente Ruhe, sondern sind in gewisser Weise noch unter uns und uns auch nah. Ich erzähle dazu eine kleine Begebenheit. Vor einigen Jahren war ich für Abendvorträge auf einer Rundreise in Polen unterwegs. Dabei begleitete und führte mich der Traumatherapeut Zenon Mazurczak. Wir fuhren mit dem Zug von Breslau nach Krakau durch Schlesien, und ich bat ihn, mir etwas über Krakau und die Juden in Polen vor dem Krieg zu erzählen. Er berichtete mir von dem besonders großen jüdischen Viertel in Krakau, denn ein Drittel seiner Einwohner waren damals Juden. Weiter teilte er mir mit, dass Galizien früher weitgehend von Juden besiedelt gewesen war. Heute ist von ihnen fast keiner mehr da.

Ich stellte mir dabei Krakau in einem inneren Bild vor und sah um die Stadt einen Kreis von vielen Menschen, die hineinwollten, es aber nicht konnten. Es waren die Juden, die damals dort gewohnt hatten und die es nicht mehr gibt. An meinem letzten Tag in Krakau ging ich mit Zenon Mazurczak und anderen Freunden in das ehemalige jüdische Viertel. Die

Häuser standen noch samt der Inschriften von damals, als wäre alles noch da. Nur die Menschen waren nicht mehr da. Ich schaute in die Fenster und sah in ihnen die Bewohner von damals. Die Augen waren ihnen ausgelaufen, so hatten sie geweint. Das bewegte mich tief.

Von dort aus fuhren wir nach Kattowitz, denn ich hielt dort am Abend einen Vortrag vor über tausend Zuhörern. Ich erzählte ihnen von meinem Erlebnis in Krakau, denn ich hatte ein ganz klares Bild: Diese toten Juden – sie waren ja alle Polen, nicht nur Juden, sondern auch Volksgenossen, Mitbürger, also Teil des Landes – wollten in die Seelen der Polen zurückkehren. In dem riesigen geistigen Feld Polen sind noch alle Juden da. Aus diesem Feld kann niemand verschwinden.

Dann habe ich mit den Zuhörern eine Meditation gemacht. Wir schauten die vielen Millionen Toten an. Wir nahmen sie in unsere Seele und gaben ihnen Heimatrecht in unserer Seele. Wir nahmen auch die vertriebenen Schlesier in unsere Seele, denn auch sie gehörten noch dazu. So bekamen auch sie – ohne das etwas rückgängig gemacht werden sollte – einen Platz in der Seele und konnten in ihr wieder gegenwärtig werden. Alle die Toten und die Vertriebenen durften wie verlorene Söhne und Töchter wieder heimkommen und bleiben. Die polnischen Zuhörer nahmen das alles ganz offen und wie selbstverständlich in ihre Seele.

Als ich wieder zu Hause war, berichtete ich Professor Haim Dasberg von meinem Erleben. Er schrieb mir, dass ihm einmal in Krakau etwas Ähnliches widerfahren sei. Auch er hatte die vielen toten Juden noch in den Straßen gesehen, wie sie sich auf den Sabbat vorbereiteten. Aber niemand von ihnen war da.

Dann fragte ich mich: »Wie ist es in Deutschland? Kommen die Juden dorthin zurück? Haben sie eine Heimat in den Seelen?«

Ich stelle dazu eine Meditation vor.

Ihr und ich

Wir machen die Augen zu. Wir gehen an die Orte, aus denen wir stammen und in denen wir leben, und kommen in Resonanz mit denen, die nicht mehr da sind, die selbst in der Seele nicht mehr da sein dürfen. Wir schauen sie an. Die meisten von ihnen wurden ermordet, viele sind geflüchtet und wurden vertrieben. Wir sagen ihnen: »Ich sehe dich. – In meiner Seele gebe ich dir Raum. – Und ich weine. – Du und ich, ihr und ich.«

Dann lassen wir sie ziehen, dorthin, wo etwas Größeres sie aufnimmt. Wir schauen auf dieses Größere, wie es sie aufnimmt, und werden still.

Während eines Kurses zum Familienstellen in den USA schenkte mir ein Teilnehmer folgendes Gedicht, das er 1989 geschrieben hatte. Sein Großvater hatte das Konzentrationslager Dachau überlebt.

Die Wiederauferstehung der Juden in Deutschland

»Wir kehren zurück.
Nicht aus Rache.
Nicht euretwegen.
Nicht einmal, um vor Gott etwas zu beweisen.
Sondern weil das Leben es verlangt.
Wir machen es widerwillig.
Aber wir wissen, dass unser Widerstand dagegen
nachgeben muss.
Unsere Kinder wollen schon wissen,
Warum wir unserer Heimat entflohen
und jetzt versuchen, Gerechtigkeit
von Arabern zu erzwingen,
Die nicht einmal dabei waren.
Sie wollen wissen,
Wo wir diesen Gott,
Von dem wir sprechen,

Verloren haben.
Wir wollen wahrhaftige Kinder haben
Und müssen gestehen,
Wir haben ein Loch im Herzen.
Wir mussten damals fliehen oder sterben.
Aber jetzt?
Bitte, wir wollen hier beten,
Auf deutschem Boden,
Wo die Seelen unserer Geliebten
Immer noch keine Ruhe im Boden finden.
Wir wissen, dass euer Schlaf
Ebenso gestört ist wie unserer,
Dass ihr die eigene Heimat flieht
Zu Kurorten in aller Welt,
Und nicht wisst, ob bei euch zu Hause
Fremde willkommen sind,
Etwa wegen des Verdachts,
Dass ihr es auch nicht mehr seid.
Dass ihr die Fragen eurer Kinder
Auch nicht beantworten könnt.
Sagt mal, war es aus Neid,
Dass unsere Geliebten ermordet wurden?
Waren das Tausendjährige Reich
Und das Eine Volk
Neidische Deutungen auf uns,
Da Deutschland ringen musste,
Bloß jahrzehntelang zusammenzuhängen,
Während wir es über Jahrtausende
Nur mit Büchern geschafft haben?
Habt ihr uns vergast,
Weil ihr in Schützengräben vergast wurdet
Und nachher nicht zurückschlagen konntet?
Eure Denker streiten sich,
Ob nur europäische Kultur mündig ist.
Unsere, ob wir noch Gottes Erwählte sind.

Doch reden wir hier miteinander?
Unsere Rabbiner haben eine Generation lang versucht,
Nie zu vergessen,
Doch was in der Erinnerung stecken blieb,
War der Tod,
Den wir jetzt noch ohne Atem anstarren.
Die richtige Aufatmung
Wird lebendigen Schmerz erlangen.
Sie verlangt, dass wir nicht mehr
Beobachtend sterben,
Sondern voll und lange leben.
So steht es in unserem Buch: Wählt das Leben.
In eurem Buch heißt es:
Den Nachbarn lieben wie sich selbst.
Nun, wir sind eure Nachbarn.
Stellt euch vor:
Nach langer Abwesenheit
Kehren wir, eure Nachbarn, zurück.
Bald ziehen wir in die Nachbarzimmer ein,
Und stehen laut miteinander auf der Straße herum.
Bald scherzen wir mit deutschen Beamten,
Setzen uns an Stammtische
Und heiraten eure Kinder.
Bald kommen deutsche Häuser und Land
Wieder in unsere Hände.
Wir werden wieder Bürger!
Die leeren Denkmalssynagogen füllen wir wieder auf.
Ist das ein Albtraum? Nein.
Alle Welt fürchtet eine Wiederholung,
Aber die Furcht ist es, die sich wiederholt.
Die Zeiten sind neu.
Wir Juden kehren zurück nach Deutschland.
Nein, nicht plötzlich morgen alle am Zoll.
Auch nicht nächstes Jahr.
Es wird allmählich passieren.

Zuerst hier und da, und dann zunehmend,
Wie alles, das wächst.
Ihr werdet sehen.«

Die Anfeindungen

Im Jahr 1997 passierte das, was der Albtraum eines jeden Therapeuten ist. Nach einem Seminar in Leipzig brachte sich eine Frau, die ihre Familie aufgestellt hatte, um. Was war der Hintergrund? Die Frau war mit ihrem Ehemann gekommen, von dem sie getrennt lebte. Mithilfe einer Familienaufstellung wollte das Paar entscheiden, bei wem die Kinder leben sollten. In der Aufstellung zeigte sich, dass der sichere Platz für die Kinder bei ihrem Vater war. Die Frau verließ nach der Aufstellung wortlos den Saal und brachte sich später um.

Das hat mich sehr erschüttert. Doch gibt es wohl keinen Therapeuten, der nicht im Laufe der Zeit irgendwann mit Selbstmorden von Klienten konfrontiert wird. Allerdings wird das im Allgemeinen nicht in die Öffentlichkeit getragen, sondern – man kann es durchaus so bezeichnen – geheim gehalten.

Der Selbstmord der Frau zog eine Klage gegen mich nach sich. Doch das Gericht sprach mich frei. Es hatte sich herausgestellt, dass die Frau bereits zuvor einmal versucht hatte, sich umzubringen. Das Mittel, mit dem sie ihrem Leben ein Ende gesetzt hatte, stammte aus dem Medikamentenschrank ihrer Mutter.

Ich stellte mir die Frage, ob ich ihr tragisches Ende hätte verhindern können. Meine Antwort lautete: Nein, das hätte nicht in meiner Macht gelegen. Darauf hätte auch eine Intervention von mir keinen Einfluss haben können. Und umgekehrt konnte auch mein Aussprechen der Wirklichkeit nicht der Grund für ihren Selbstmord gewesen sein. Denn eine seelisch stabile Person würde sich nach Äußerungen eines Fremden, der ich ja für die Frau war, nicht plötzlich dazu entscheiden, ihrem Leben ein Ende zu setzen. Dennoch blieb der Tod der Frau ein tragisches Ereignis, das mich tief bewegte.

In der Folgezeit erschienen verschiedene Zeitungs- und Zeitschriftenartikel, in denen meine Arbeit angegriffen wurden. Ich erspare mir an dieser Stelle weitgehend, auf die Veröffentlichungen im Einzelnen und auf die namentliche Nennung ihrer Autoren einzugehen. Auffallend war, dass Aussagen von mir oft aus dem Zusammenhang herausgerissen wurden und meine Person in einer sich ereifernden Bösartigkeit dargestellt wurde.

Die Hauptkritikpunkte bezogen sich damals auf meine Arbeit mit großen Gruppen und mein klares Benennen dessen, was sich in einer Familienaufstellung als Wirklichkeit zeigt sowie der sich daraus ergebenden Konsequenzen. Dabei wurde allerdings übersehen, dass jeder, der einen meiner Workshops besuchte, wusste, was auf ihn zukam. Jedem war bewusst, dass die Familienaufstellungen nicht in einem für Außenstehende verschlossenen Raum wie bei einer Gesprächstherapie stattfinden würden. Wer zu mir kam, tat dies aus freien Stücken und erklärte sich auch mit den Bedingungen einverstanden. Außerdem stand es jedem frei, eine Aufstellung jederzeit abzubrechen. Das geschah zwar selten, doch wurde es von mir immer respektiert und akzeptiert. Mehr noch: Wenn ich merkte, dass sich ein Klient der guten Lösung verweigerte, war ich derjenige, der die Aufstellung abbrach.

Damals ahnte ich nicht, dass dies alles noch zu den harmlosen Angriffen auf meine Person gehören würde. Denn bei dem, was in den Jahren 2003 und 2004 auf mich zukommen sollte, ging es – so kann man es durchaus ausdrücken – um Rufmord und den gezielten Versuch, meine Existenz zu zerstören.

Doch eins nach dem anderen.

Was ich bei den Aufstellungen mit Überlebenden des Holocaust und deren Nachkommen erfahren durfte, hatte einen nachhaltigen und tiefen Eindruck bei mir hinterlassen. Die Erkenntnis, dass Opfer und Täter miteinander versöhnt werden wollen und dass beide in einer uns geheimen, nicht erfassbaren und begreifbaren Macht ihren Ursprung haben und dass vor dieser Macht alle gleich sind, öffnete mir einen anderen Blick auf die Menschheit, ja auf jeden einzelnen Menschen.

Vor einiger Zeit habe ich in Israel einen Ausflug an den See Genezareth gemacht, wo ein Mann aus Nazareth vor 2000 Jahren umhergewandert ist und auf einem Hügel nah am See von den acht Seligkeiten gesprochen hat. Es war eine wunderbare Ruhe an diesem Ort. Man konnte spüren, es war ein besonderer Platz.

Dort habe ich mich daran erinnert, was Jesus über das gesagt hat, was selig macht. Eines war: »Selig die Friedfertigen und die, die Frieden bringen. Sie heißen Kinder Gottes.« Und er hat gesagt: »Liebet eure Feinde. Tut Gutes denen, die euch hassen.«

Manchmal gibt es die größte Feindschaft und den größten Hass in der innigsten Beziehung. Wieso? Weil man in der innigsten Beziehung auch am tiefsten verletzt werden kann. Aber nicht so sehr, weil einem der andere etwas antut – die tiefste Verletzung ist, dass er eine erträumte Hoffnung nicht erfüllt. Selig sind die, die ihre Feinde lieben, die denen Gutes tun, die sie hassen.

Dadurch kommt man auf eine höhere Ebene. Jesus beschreibt sie so: »Mein himmlischer Vater lässt die Sonne scheinen über Gerechte und Ungerechte, und er lässt den Regen fallen über Gute und Böse gleichermaßen.« Wer diese Liebe erreicht, der scheint

wie die Sonne auf alle, wie sie sind, obwohl sie verschieden sind, wie Mann und Frau zum Beispiel. Und er lässt Regen fallen, der Segen bringt, auf jeden, wie er ist. Darüber habe ich nachgedacht am See Genezareth.
Dann habe ich zu verstehen versucht: Was läuft da in der Seele ab, was ist der Vorgang, der letztlich diese Liebe ermöglicht? Dazu ist mir ein Satz eingefallen: »Liebe heißt: Ich anerkenne, dass alle, wie sie sind, mir vor etwas Größerem gleichen. Ich anerkenne, dass alle, wie unterschiedlich sie auch sein mögen, mir vor etwas Größerem gleich sind.« Das ist Liebe. Auf dieser Grundlage kann sich alles entfalten.
Und was ist Demut? Das Gleiche: »Ich anerkenne, dass alle, so unterschiedlich sie auch sein mögen, mir vor etwas Größerem gleichen.« Demut heißt anerkennen, dass man nur ein kleiner Teil ist unter einer Vielfalt und dass die Fülle erst erreicht wird, wenn all das Verschiedene gleichwertig nebeneinanderstehen darf und als Gleich-Gültiges anerkannt wird.
Und wenn es Verletzungen gab? »Vergeben und Vergessen sind das Gleiche: Ich anerkenne, dass alle, so unterschiedlich sie auch sind, mir vor etwas Größerem gleichen.«
Wir können hier eine kleine Übung machen, um uns in diese Liebe einzufühlen. Stellen Sie sich vor, Sie gehen zu jedem, der Sie verletzt hat, der Ihnen einmal wehgetan hat im Leben. Sie sagen ihm: »Ich bin wie du.« Jedem Einzelnen: »Ich bin wie du.«
Dann stellen Sie sich die vor, denen Sie etwas angetan haben, die Sie verletzt haben auf irgendeine Weise, und Sie sagen jedem: »Ich bin wie du. Du bist wie ich.«
Was erfahren Sie am Ende einer solchen Übung? Es lässt sich in einem Wort sagen: Frieden.

Aus all diesen Überlegungen heraus veröffentlichte ich 2004 in meinem Buch »Gottesgedanken« einen Text über Hitler, den ich hier zum besseren Verständnis alles Folgenden wiedergebe:

Hitler

Manche betrachten dich als einen Unmenschen, als ob es je jemanden gegeben hätte, den man so nennen darf. Ich schaue auf dich als einen Menschen wie mich: mit Vater und Mutter und einem besonderen Schicksal.

Bist du deshalb größer? Oder bist du kleiner? Bist du besser oder schlechter? Wenn du größer bist, bin ich es auch. Wenn du besser oder schlechter bist, bin ich es auch. Denn ich bin ein Mensch wie du. Wenn ich dich achte, achte ich mich auch. Wenn ich dich verabscheue, verabscheue ich mich auch.

Darf ich dich dann lieben? Muss ich dich vielleicht sogar lieben, weil ich sonst mich nicht lieben darf?

Wenn ich bekenne, dass du ein Mensch warst, wie ich es bin, dann schaue ich auf etwas, das über uns beide in gleicher Weise verfügt, auf etwas, das sowohl deine wie auch meine Ursache ist – und unser Ende. Wie dürfte ich mich von dieser Ursache ausschließen, indem ich dich ausschließe? Wie dürfte ich diese Ursache anklagen und mich so über sie erheben, indem ich dich anklage?

Doch ich darf auch kein Mitleid mit dir haben. Du stehst und fällst der gleichen Ursache wie ich. Ich verehre sie in dir wie in mir und unterwerfe mich ihr in allem, was sie in dir bewirkt hat und was sie sowohl in mir und als auch in jedem anderen Menschen bewirkt.

Daher bin ich von dir frei, und du bist frei von mir. Von mir aus darfst du deinen Frieden haben, denn ich lasse alle meine Gedanken an dich los. Ich lasse auch alle Gedanken über das los, was du gewollt und getan hast, so wie ich auch alle Gedanken loslasse über die Ursache, die dich und mich verursacht. Denn wie könnten meine Gedanken diese Ursache je erreichen oder gar durchdringen?

Daher vergesse ich dich und entlasse dich aus meinen Gedanken und meinem Gefühl, auch aus meiner Liebe oder Achtung, und aus meinem Urteil, so wie auch ich von den Gedanken anderer und ihrem Gefühl, auch von ihrer Liebe und Achtung und von ihrem Urteil, unabhängig ganz der letzten Ursache hingegeben sein will, was immer sie über mich auch verfügt.

Meine Frau Sophie warnte mich damals vor der Veröffentlichung. Sie war sich sicher, dass meine Ausführungen missverstanden und als ein Bekenntnis zur Person Hitlers aufgefasst würden. Doch für mich war der Tenor dieses Textes ganz klar, ich konnte mir gar nicht vorstellen, dass man ihn anders als ich verstehen würde. Denn ich hatte meines Erachtens ganz klar dargelegt, dass ich auf Hitler unter Einbeziehung der alle Menschen bestimmenden geheimen Ursache schaute und dass ich ihn deshalb natürlich nicht von Schuld freisprach. Nur war ich nicht mehr für seine Verurteilung zuständig, sondern ließ die Schuld bei ihm und in seiner Verantwortung.

Gleichzeitig fasste ich den Text auch als Aufforderung an jeden Menschen auf, sich seiner eigenen Abgründe bewusst zu werden. Denn welchen Sinn sollten sonst all die Gedenkstätten und Denkmäler haben, die an den Holocaust erinnern, wenn sie nicht auch warnen, dass sich ein solches ungeheures Verbrechen wie das am jüdischen Volk niemals wiederholen darf? Und wenn vor einer Wiederholung des Holocaust gewarnt wird, dann bedeutet es ja wohl, dass man fürchtet, dass Menschen wieder solche Grausamkeiten begehen könnten. Aber wer sind diese Menschen? Doch nicht der längst tote Hitler mit seinen mittlerweile zum größten Teil verstorbenen Anhängern. Diejenigen, die den Holocaust wiederholen könnten, das sind wir, die Lebenden. Vor uns wird gewarnt und vor den Schattenseiten unserer Seelen, die es in Schach zu halten und die es sich bewusst zu machen gilt.

Mit diesem Text wollte ich auch daran erinnern, dass es eine uns unbegreifliche, geheime Ursache gibt, die in einer rätselhaften Gleichzeitigkeit Menschenmassen zu entfesseln vermag. Carl Gustav Jung sprach in diesem Zusammenhang von Archetypen. In diesem Sinn heißt es in seinem gleichnamigen Werk »Archetypus«: »Ja, es gibt nichts Böses, dem Menschen unter der Herrschaft eines Archetypus nicht anheimfallen können. Wenn vor dreißig Jahren jemand vorauszusagen gewagt hätte, dass die psychologische Entwicklung in Richtung eines Wiedererwachens mittelalterlicher Judenverfolgung gehen, dass Europa erneut vor den römischen Liktorenbündeln und unter dem Marschtritt der Legionen erzittern würde, dass man den römischen Gruß wiedereinführen könnte wie vor zweitausend Jahren, und dass statt des christlichen Kreuzes eine archaische Swastika Millionen von Kriegern zu Todesbereitschaft anködern würde – man hätte diesen Mann als einen mystischen Narren verschrien« (C.G. Jung: Archetypen. dtv 2006, Seite 50).

Schauen wir uns doch einmal unsere Welt an. Gab es etwa nach dem Ende des Dritten Reiches auch nur einen kurzen Moment, an dem nicht an irgendeiner Stelle auf der Welt Völker oder Stämme in einen Genozid oder sinnlosen Krieg verwickelt waren? Ja, gab es überhaupt jemals einen Moment in der Menschheitsgeschichte, an dem nicht Hunderte Unschuldige, einschließlich Frauen, Kinder und sogar Säuglinge, wie im Rausch von anderen abgeschlachtet wurden? Ich glaube nicht. Und erinnern wir uns doch bitte an den erst vor wenigen Jahrzehnten beendeten Wahnsinn der Roten Khmer, deren Schreckensherrschaft schätzungsweise zwei Millionen Kambodschaner zum Opfer fielen. Auch an diese unheimlichen Dynamiken, die Tausende von Menschen mit sich reißen und vor denen wir uns hüten müssen, wollte ich mit diesem Text erinnern.

Fast gleichzeitig mit dem Erscheinen des Buches bezog ich mit Sophie ein Übergangsquartier. Wir hatten in Bischofswiesen bei Berchtesgaden ein Haus gekauft, dessen Umbauarbeiten bis zum geplanten Einzug noch nicht fertiggestellt waren.

Vergeblich versuchten wir, für ein halbes Jahr eine Wohnung zu mieten. Schließlich fand der Installateur, der mit den Arbeiten an unserem Haus betraut war, eine Lösung: Er hatte bereits vor Jahren das Gebäude gekauft, in dem während des Dritten Reichs die »Kleine Reichskanzlei« untergebracht war. Sie kam zum Einsatz, wenn sich Hitler in seinem Ferienquartier auf dem Obersalzberg aufhielt, einem Haus, das seiner Lebensgefährtin Eva Braun gehörte. Auf dem Berghof befand sich zwar auch ein Hauptbüro, in dem Hitler mit seinen Gefolgsleuten arbeitete, doch im Tal gab es in dem Bischofswiesener Ortsteil Stanggaß noch diesen kleinen Ableger der Reichskanzlei. Hier hielten einige Beamte den Kontakt zwischen Berlin und der sogenannten Dienststelle Berchtesgaden aufrecht. Dass Hitler jemals diese Niederung des Büroalltags aufgesucht hat, dürfte mehr als unwahrscheinlich sein.

Nach dem Krieg ging das Gebäude in den Besitz der amerikanischen Armee und nach ihrem Abzug Ende der Neunzigerjahre in den des Bundes über, der es an unseren Installateur verkaufte. Er baute es für die Vermietung und den Verkauf von Wohnungen um. Das Grundstück hatte früher seinem Vater gehört, und er wollte es in den Familienbesitz zurückholen. Zum damaligen Zeitpunkt wohnten bereits vierzehn Parteien in dem Haus, ohne dass sich irgendwer daran störte. Es bestand auch kein Grund dazu. In dem Haus war noch eine Hundertneunzig-Quadratmeter-Wohnung frei, die sich wegen ihrer Größe in der Gegend nur schwer vermieten ließ. Unser Installateur bot sie uns als vorübergehende Bleibe an, bis wir in unser Haus könnten.

Unser Einzug in die ehemalige Kleine Reichskanzlei wurde für mich völlig unerwartet und ebenso ungerechtfertigt zu einem Skandal aufgebauscht. »Report München« filmte mich beim Verlassen des Hauses und konstruierte eine Verbindung von mir zu Hitler. Drei Mitarbeiter der »taz« klingelten bei uns und verlangten von mir Rede und Antwort. Als ich dies verweigerte, beschwerten sie sich außerdem, dass ich sie nicht in unsere Wohnung ließ. Ihrem Artikel gaben sie den boshaften Titel »Das Psycho-Hauptquartier«.

Anlass für diese Diffamierungen war mein Text über Hitler in meinem Buch »Gottesgedanken«. Bereits vor dem Einzug in diese Übergangswohnung hatte der Publizist Colin Goldner eine Kampagne gegen mich losgetreten, die mich in die Nähe der NS-Ideologie rückte.

Zuvor schon hatte sich Goldner mit seinem Buch »Dalai Lama. Fall eines Gottkönigs« am geistlichen Oberhaupt der Tibeter abgearbeitet. Nachdem die österreichische Zeitschrift »Ursache & Wirkung« in einer Rezension das Buch verrissen hatte, klagte Goldner in drei Punkten gegen das Magazin. Die Klagen wurden 2002 in letzter Instanz abgewiesen.

Nach dem Dalai Lama wurde nun ich sein nächstes Opfer. Damit befand ich mich eigentlich in guter Gesellschaft. In einem Artikel für die Zeitschrift »konkret« (Heft 6/2004) verstiegt sich Goldner sogar in die Sphären kruder Gedankengänge, um eine Verbindung zwischen Hitler und mir zu konstruieren. Die sah er in den gleichen Anfangsbuchstaben unserer Namen. Denn mein ursprünglicher Vorname lautete ja Anton. Also: Anton Hellinger und Adolf Hitler, beide A.H.

Auch bei anderen Angriffen auf meine Person durch die Printmedien wurden einzelne Sätze meines Textes zu Hitler aus dem Zusammenhang gerissen und zitiert, um mich als dem Nationalsozialismus und der Person Hitler nahestehend zu verunglimpfen.

Doch wieso gab es solche verleumderischen und gehässigen Angriffe auf mich, getrieben von einem Vernichtungswillen, dessen Wirkung bis in die heutige Zeit reicht? Nun, der Hauptvorwurf ist, dass ich die Täter auch als Menschen anerkenne wie mich.

Mir stellte sich allerdings noch eine andere Frage: Hatte eigentlich irgendeiner der Journalisten, die sich zu Wort meldeten – obwohl keiner von ihnen mich kannte oder eines meiner Seminare besucht hatte – auch nur ein einziges Mal zu meiner Person recherchiert? Hatte sich auch nur ein einziger von ihnen meine Aussagen in ihrem vollen Umfang durchgelesen, statt einzelne Sätze herauszubrechen und in einem ihm passenden Sinn zu interpretieren? Oder waren alle nur, wie es ironisch im Journalistenjargon heißt – als »Sonderkorrespondenten im Archiv« unterwegs? Denn wenn irgendeiner die Mühe einer Recherche auf sich genommen hätte, wäre er darauf gestoßen, dass ich ein Gegner des Nationalsozialismus war und dass bei einem anderen Ausgang des Krieges das KZ, wahrscheinlich sogar das Todesurteil auf mich gewartet hätte.

Um dem Ganzen die Krone aufzusetzen, meldete sich am 2. Mai 2004 auch noch Arist von Schlippe, damals Vorsitzender der Systemischen Gesellschaft, einem Zusammenschluss von Familientherapeuten, in einem offenen Brief an mich zu Wort:

Lieber Bert,
diesen Brief zu schreiben fällt mir sehr schwer, aber es muss sein. Ich schreibe ihn auch als »offenen Brief«, weil er nicht nur an Dich geht, sondern auch an Kolleginnen und Kollegen aus der systemischen Therapie.

Was ist der Kern des Briefes: Es ist eine deutliche Absage an Dich. Schon vor längerer Zeit habe ich mich innerlich von Dir verabschiedet, nachdem ich lange sehr beeindruckt war. Dennoch habe ich die vielen kritischen Berichte über Deine Äußerungen und Dein Vorgehen, von denen ich mitbekam, anfangs für verzerrte und aus dem Zusammenhang gerissene Formen der Berichterstattung gehalten. Später versuchte ich, sie als Zeichen einer im Alter starrer werdenden Haltung zu entschuldi-

gen. Lange habe ich versucht, sie durch Schweigen zu übergehen. Als das nicht mehr möglich wurde, weil mich immer wieder Menschen fragten, was ich denn dazu sage, habe ich in vielen Gesprächen immer wieder hervorgehoben, wie viel ich von Dir gelernt habe, was ich an Dir schätze, und dafür plädiert, dass die offensichtlich kritikwürdigen Geschehnisse aus vielen Berichten über Dich doch bitte nicht die Möglichkeit entwerten sollten, Aufstellungsarbeit systemisch anzusehen und sie in einem anderen Sinn und Geist zu vertreten.

Ich habe Dich verteidigt gegen Vorwürfe, die in Deinen Konzepten die Rhizome faschistischen Denkens sehen, und mehr als einmal mein Bedauern darüber geäußert, dass Konzepte, die im Kontext einer Ausbildung von hochqualifizierten Therapeuten interessante und wertvolle Anregungen bieten, durch den Showcharakter von Großveranstaltungen entwertet werden. Ich sehe es heute als Fehler an, dass ich Dich 1995 zu einer solchen nach Bremen eingeladen habe und so selbst mit dazu beigetragen habe, dass es durch diese Art der Präsentation zu einer Inflationierung Deiner Konzepte kam. Ich denke, dass Du durch den ungeheuren Zulauf den Sinn für Maßstäbe verloren hast – und so droht nun alles kaputtzugehen, was Du aufgebaut hast, ja vielleicht noch mehr, denn Hunderte, vielleicht sogar noch mehr der Therapeuten, die sich in ihrem Vorgehen auf Dich berufen, berufen sich auch auf die Systemische Therapie. Mit dem Buch »Zweierlei Glück« wurde Dein Ansatz als systemischer Ansatz markiert und ist mit diesem Modell seither verbunden.

Ich bin Vorsitzender der systemischen Gesellschaft, eines der beiden großen Dachverbände für systemische Therapie – und so ist mir das auch jenseits persönlicher Betroffenheit und Enttäuschung alles andere als einerlei. Wir haben uns von der SG aus bemüht, differenziert Stellung zu beziehen und nicht in die undifferenzierte Kritik oder ignorante Polemik einzustimmen, die bei vielen Kritikern zu beobachten ist. Es ging uns darum, deut-

lich die Grenze zu markieren zwischen einer Aufstellungsarbeit, die mit systemisch-konstruktivistischem Denken vereinbar ist, und einer, die diesem nicht entspricht und nicht passt. Und dennoch – es rumort und gärt weiter in der »systemischen Szene« und – ich erlebe es wie eine Spaltungsdynamik, die von Dir ausgeht – die immer stärker werdende Polarisierung macht mir ernstlich Sorgen.

Nun kommt noch etwas Aktuelles dazu. Ein Kollege mailt mir einige Internetadressen, in denen ich Aussagen von Dir lese wie:

»(Das) jüdische Volk (findet) erst dann seinen Frieden mit sich selbst, mit seinen arabischen Nachbarn und mit der Welt, wenn auch der letzte Jude für Hitler das Totengebet gesprochen hat.« (aus: »Mit der Seele gehen« 2001, S. 50)

Und eine »Rede an Hitler«: »Wenn ich dich achte, achte ich auch mich. Wenn ich dich verabscheue, verabscheue ich auch mich. Darf ich dich dann lieben? Muss ich dich vielleicht lieben, weil ich sonst auch mich nicht lieben darf?« (aus: »Gottesgedanken«, Seite 247)

Gleichzeitig sehe ich Fotos, wie Du in die ehemalige Reichskanzlei in Berchtesgaden, Dein aktuelles Wohnhaus, einziehst.

Dazu fällt mir nun wirklich nichts mehr ein. Oder vielmehr: Es fällt mir doch eine Menge ein! Ich erinnere mich etwa daran, wie enttäuscht ich war, als mein israelischer Freund, dem ich Dein Aufstellungsvideo über die Arbeit mit Holocaustopfern und ihren Nachkommen gegeben hatte, mir sagte, er habe aus Empörung über Dich und Deine Arroganz das Band nicht zu Ende sehen können.

Heute denke ich, ich habe mich in Dir getäuscht (und dafür muss ich natürlich selbst die Verantwortung übernehmen). Ich habe etwas nicht sehen können, was er sehr scharf wahrgenommen hat – ob Du nun sagen wirst, er als Jude müsse sich erst noch vor seinen Eltern – beide polnische KZ-Opfer – verneigen oder gemäß der »Gottesgedanken« vor Hitler? Bert, das geht zu weit! Deine Aussagen in der Rede sehe ich als schwammige Wertaussagen, die in ihrer Allgemeinheit für alle Menschen gelten – jeder Mensch hat ein Recht auf die Anerkennung seines Menschseins und auf Respektierung dieser, auch wenn er gerade dieses Recht Millionen anderen Menschen verweigerte. Hitler bleibt Symbol für die tiefsten und finstersten Verirrungen, in die ein Mensch in einer besonderen historischen Situation hineingeraten – und auch aktiv hineingehen kann. Und es ist und bleibt verfehlt, dies zu relativieren, durch welche Art von Begriffen und Beschreibungen auch immer.

Und so möchte ich heute Dir gegenüber klar Position beziehen – nicht versteckt hinter allgemeinen Aussagen oder einer Verbandsstellungnahme. Ich muss und will es sehr deutlich sagen: Das, was ich in den letzten Jahren von Dir gehört und mitbekommen habe, kann ich nicht mittragen – weder die krassen Kausalzuschreibungen, noch die unglaublich verkürzten Ideen über psychosomatische Zusammenhänge, noch die Vorstellungen, einer »Wahrheit« teilhaftig zu sein, noch die mehr und mehr allgemein werdenden Aussagen über Männer und Frauen. Und nun Deine letzten Aussagen – verbunden mit dem Einzug in Hitlers Wohnhaus – stellen in meinen Augen eine unglaubliche Instinktlosigkeit dar. Das kann doch nicht sein! Ich fasse es nicht! Meine Absage gilt jeder Form von absoluten und totalitären Beschreibungen, und in diese sehe ich Dich immer mehr hineingeraten.

Das Ganze wäre Deine Privatsache oder eine Angelegenheit einer Gruppierung wie vielleicht einer Sekte. Doch die Konzepte, die Du verwendest und propagierst, sind zum Teil aus der systemischen Familientherapie gekommen, zum Teil werden sie in der Öffentlichkeit mit ihr gleichgesetzt. Weißt Du, was Du der systemischen Therapie damit angetan hast? Wahrscheinlich wirst Du nun irgendetwas Kluges sagen wie, dass Du nicht für das verantwortlich bist, was Deine Schüler – ach ich vergaß, Du hast ja keine – aus dem machen, was Du vertrittst. Nein, ich sehe Dich als verantwortlich! Du hast Konzepte aufgegriffen und weiterentwickelt, die im Kontext systemischer Therapie genutzt werden und die auch weiter nutzbar sind – sofern sie professionell sorgfältig und vorsichtig eingesetzt werden. »Aufstellungsarbeit nach Hellinger« hat mit systemischer Therapie, so wie ich sie verstehe, nichts zu tun! Die Chance bestand – und als ich Dich Ende der Achtzigerjahre kennenlernte, dachte ich, dass es so werden würde –, dass diese Konzepte die systemische Therapie um interessante Facetten erweitern würden, dass Du einen Satz von Heuristiken im Sinne von Möglichkeiten anbieten würdest, die helfen können, das Geschehen in Systemen besser zu verstehen, und darauf aufbauende Instrumente, die therapeutisch hilfreich sind. Ich habe deshalb auch gegen manche Widerstände dafür gesorgt, dass ein Abschnitt über diese Konzepte in das »Lehrbuch der systemischen Therapie und Beratung« hineinkommt.

Und viele der Gedanken, die ich bei Dir kennengelernt habe, finde ich ja auch noch heute anregend und oft auch als hilfreiche Möglichkeiten. Doch erlebe ich, dass Du alles, was Du an Gutem aufgebaut hast, selbst entwertest, indem Du durch unsägliche Kommentare, verbunden mit einer Attitüde von Allwissenheit nicht nur Dich, sondern auch die systemische Therapie der Lächerlichkeit und der Zwielichtigkeit anheimgibst. Das ist eigentlich das, was ich am meisten bedaure: Du hättest die Psychotherapie als Ganzes ein Stück weiterbringen können. Doch Deine Entwicklung ist anders weitergegangen.

Si tacuisses, Bert! Leb wohl

»Jetzt ist es endlich gesagt«, sagen wir manchmal, wenn ein Geheimnis schon lange ans Licht kommen wollte, wir uns aber vor der Wirkung gefürchtet haben, wenn es endlich ausgesprochen und gesagt wird. Zum Beispiel, wenn es in einer Familie noch andere Geschwister aus einer anderen Beziehung gibt, die vor den anderen verschwiegen wurden, oder wenn ein Kind erfährt, wer wirklich sein Vater ist. Alle atmen auf, und allen geht es besser. Vor allem ist dann neues Handeln möglich mit einer anderen Orientierung und eine neue größere Liebe.

Oft ist es jedoch besser, wenn etwas ungesagt bleibt. Zum Beispiel eine Schuld. Statt sie zu beichten, bewahren wir sie für uns. Wir belasten lieber uns als andere, statt sie auf andere abzuladen und uns dadurch besser zu fühlen. Auch hier sagen wir manchmal: »Endlich habe ich es gesagt.« Doch wozu? Hilft es den anderen, oder hilft es vor allem mir, weil ich mein schlechtes Gewissen erleichtert habe? Ist damit für mich ein anderes, liebevolleres Handeln möglich? Wachse ich daran, dass ich es gesagt habe? Werde ich dadurch mehr oder werde ich weniger? Bleibe ich damit groß oder mache ich mich klein?

Was bleibt noch am besten ungesagt? Wenn ich jemandem meine Meinung sagen will. Besser ist es in der Regel, wenn sie ungesagt bleibt. Macht sie den anderen besser, wenn ich sie ihm sage? Macht sie mich besser?

Wenn ich sie für mich behalte, geht die Bewegung statt nach außen nach innen. Denn warum will ich einem anderen wirklich die Meinung sagen? Wenn ich sie loswerde, fühle ich mich besser. Wieso fühle ich mich besser? Ich lade einem anderen etwas von mir auf, was mich angeht. Denn diese Meinung gehört mir, nur mir. Sie ist der Schatten meines Lichts.

Oft sagen wir etwas über andere Menschen, ohne dass wir sie kennen, wir sagen sowohl Gutes als auch Böses. Auch hier bliebe beides in der Regel besser ungesagt. Denn mit beidem greife ich in etwas ein, was dem anderen gehört. Ungesagt bleibt sowohl das Gute als auch das Böse bei mir, nur bei mir. Die anderen bleiben von mir frei und ich von ihnen.

Ungesagt blieben besser auch viele Deutungen eines Ereignisses und die Deutungen eines Verhaltens von anderen Menschen. Werden wir durch unsere Deutungen einem Ereignis oder einem Verhalten gerecht? Werden wir uns damit gerecht?

Verschiedenes verwunderte mich an dem offenen Brief von Arist von Schlippe: Erstens verband Arist von Schlippe und mich nie ein besonders enges Verhältnis, wie man beim Lesen des Briefes vermuten könnte. Zweitens war ich nie Mitglied der Systemischen Gesellschaft und wollte es auch nie sein, da ich sonst meine geistige Freiheit hätte aufgeben müssen. Ich bot außerdem keine systemische Familientherapie, sondern die von mir entwickelten Familienaufstellungen an. Drittens bestand aus diesem Grund auch von meiner Seite keine Nähe der Familienaufstellung zur systemischen Familientherapie, weshalb ein explizites Abwenden von vornherein obsolet ist. Denn wem ich nicht nahestehe, der kann und braucht sich logischerweise auch nicht von mir abwenden.

Die Aussagen von Arist von Schlippe wurden von der Presse begierig aufgesaugt, boten sie doch auf billigste Weise zusätzliche Munition gegen mich. Ich selbst musste mich zu dem offenen Brief erst gar nicht äußern. Das übernahmen dankenswerterweise andere in offenen Briefen für mich. Ich stelle sie im Folgenden in voller Länge vor, da sie glaubwürdiger, als es mir möglich ist, meine Verteidigung übernehmen. Sie stammen von den Psychologen und Psychotherapeuten Dr. Bertold Ulsamer und Thies Stahl.

Offener Brief von Dr. Bertold Ulsamer an Arist von Schlippe

Sehr geehrter Herr Dr. von Schlippe,
vor Kurzem habe ich Ihren offenen Brief an Bert Hellinger gelesen. Ihr Brief schlägt unter meinen Kollegen große Wellen. Sicher erhalten Sie auf diesen Brief eine Menge verschiedener Reaktionen.

Ich spüre, dass dieser Brief Ihnen nicht leichtgefallen ist. Ich respektiere Ihre Entscheidung, sich von Bert Hellinger zu distanzieren. Auch ich teile einige Ihrer Ansichten zu kritischen Punkten der Arbeit von Hellinger (die Gefahren von Großveranstaltungen, der angemessene Umgang mit Klienten und die Tücke absoluter Aussagen).

Aber darüber hinaus zitieren Sie in Ihrem offenen Brief zwei Aussagen, die falsch oder entstellt sind. Dadurch machen Sie diese falschen Behauptungen weiter »zitierfähig«, erhärten Sie sozusagen für die Öffentlichkeit.

Ich antworte darauf, ebenfalls offen, als jemand, der Familienaufstellungen »nach Bert« macht. Denn ich fühle mich durch Ihren Brief implizit in die Nähe dieser Aussagen gerückt. Ein gewisser Teil der Öffentlichkeit verbindet mit Hellinger allmählich faschistisches oder antisemitisches Gedankengut. Ihr Brief ist da Wasser auf die Mühlen.

Sie zitieren als Aussage von Hellinger:
1. »(Das) jüdische Volk (findet) erst dann seinen Frieden mit sich selbst, mit seinen arabischen Nachbarn und mit der Welt, wenn auch der letzte Jude für Hitler das Totengebet gesprochen hat« (aus: »Mit der Seele gehen«, 2001, Seite 50). Ich habe das Buch »Mit der Seele gehen« zusammen mit Harald Hohnen herausgegeben. Es enthält ein mehrtägiges Gespräch mit Bert Hellinger. Im Original lautet die von Ihnen zitierte Passage so:

»Ich habe vor Kurzem einen Brief bekommen, dem ein Artikel aus einer homöopathischen Zeitschrift namens ›Einblicke‹ beigelegt war. Darin beschreibt der Autor einen Workshop mit einem chassidischen Lehrer. Dieser Lehrer sagte eines Abends, dass das jüdische Volk erst dann seinen Frieden mit sich selbst, mit seinen arabischen Nachbarn und mit der Welt findet, wenn auch der letzte Jude für Hitler das Totengebet gesprochen hat. Das ist groß. Hier hören unsere gängigen Unter-

scheidungen von Gut und Böse auf. Der Autor schildert weiter, wie die Teilnehmer – die meisten von ihnen waren Juden – diese Belehrung sprachlos und erschüttert verließen. Am nächsten Morgen, immer noch durch diesen Satz zutiefst verunsichert, trafen sie sich wieder, als einer der Teilnehmer, ein Psychoanalytiker aus New York, dessen Familie von den Nationalsozialisten ermordet worden war, in den Raum kam. Mit seinem Eintreten veränderte sich die Atmosphäre der Gruppe, sein Gesicht gezeichnet von Tränen und Kämpfen einer schlaflosen Nacht, strahlte einen Frieden und ein Heil aus, und alle wussten, was er später bestätigte, dass er an diesem Morgen, sich selbst besiegend, dieses Totengebet für Adolf Hitler gesprochen hatte.

Ähnliches gilt auch für die Therapie, insbesondere für das Familienstellen. Nur wenn man jenseits von Gut und Böse jeden in seinem Schicksal und in seiner Verstrickung achten kann, ist diese Arbeit möglich. Die Guten sind nicht weniger verstrickt als die Bösen. Und die Bösen sind nicht mehr verstrickt als die Guten. Auf dieser Ebene sind sie gleich.«

Finden Sie diese Verkürzung von Hellingers Ausführungen auf Ihr Zitat oben angemessen und legitim?

2. Sie sprechen vom aktuellen Wohnhaus Hellingers, der ehemaligen Reichskanzlei. Hellinger wird in den nächsten Monaten in sein neues Wohnhaus in Berchtesgaden einziehen, das zurzeit renoviert wird. Dieses Haus, das er gekauft hat, ist nicht die Reichskanzlei. Als er seine alte, schon gekündigte Mietwohnung verlassen musste und noch nicht in sein neues Eigentum einziehen konnte, hat ihm, nach meinen Informationen, sein Bauunternehmer die Reichskanzlei als Domizil als Zwischenlösung für diese Übergangszeit angeboten. Er hat diese Zwischenlösung angenommen.

Wenn Sie das derartig heftig ablehnen, sagt das, meiner Ansicht nach, viel über das deutsche Tabu-Thema »Hitler« aus, dem sich Hellinger immer wieder von allen Seiten aus nähert und genähert hat. Darüber hinaus bin ich nicht mit Ihrer Sichtweise des Themas »Hitler« einverstanden. Sie zitieren Hellinger in einer »Rede« an Hitler: »Wenn ich dich achte, achte ich auch mich. Wenn ich dich verabscheue, verabscheue ich auch mich. Darf ich dich dann lieben? Muss ich dich vielleicht lieben, weil ich sonst auch mich nicht lieben darf?« (aus: »Gottesgedanken«, Seite. 247). Ich habe auch hier nicht den Eindruck, dass Sie dieses Buch in der Hand gehabt haben und das ganze Kapitel gelesen haben. Dann würden Sie sehen, in welchem Rahmen dieser Versuch, das Phänomen Hitler auf einer menschlichen Seite anzugehen, insgesamt steht. Dabei stimme ich Ihnen zu: Man kann diesen Versuch (der in Ihrem Zitat nur das Jesuwort »Liebe deinen Nächsten wie dich selbst« beinhaltet) durchaus mehr oder weniger geglückt empfinden.

Sie schreiben: »Hitler bleibt Symbol für die tiefsten und finstersten Verirrungen, in die ein Mensch in einer besonderen historischen Situation hineingeraten – und auch aktiv hineingehen kann. Und es ist und bleibt verfehlt, dies zu relativieren, durch welche Art von Begriffen und Beschreibungen auch immer.« Ich weiß nicht, ob ich Sie vielleicht missverstehe. Aber so wie ich Ihre Aussage auffasse, rücken Sie schon derartiges Bemühen in die Nähe unmoralischen (vielleicht haben Sie auch ein besseres Wort) Handelns. Ich weiß nicht, wie Ihre Haltung gegenüber Hitler und dem Dritten Reich ist, als Deutscher und als Therapeut. Kann man mit der Prämisse »Keine Relativierung Hitlers!« die Behandlung des Themas Hitler abschließen?

Ich sehe darin vor allem die Ablenkung und Entlastung, die darin für alle anderen Deutschen liegt. Meiner Ansicht nach kann Hitler durchaus als Symbol benutzt werden, aber er ist auch ein Mensch. In meiner Arbeit als Therapeut gehe ich davon aus, dass jeder diesen Hitler-Anteil, den SS-Mann und die KZ-Wächterin in sich als Samen und Schatten trägt – und natürlich möglichst nicht sehen will.

Das, was Sie als Relativierung bezeichnen, lässt diese Einsicht näher rücken. Leichter ist es, Hitler als Dämon und Symbol für das Böse zu sehen, als nach innen zu schauen. Leichter ist es, Hitler als dämonischen Verführer zu bezeichnen, anstatt diejenigen – Menschen wie du und ich – anzuschauen, die sich gern haben verführen lassen.

Kein Wunder, dass Hellinger mit seiner Auseinandersetzung mit Hitler in das deutsche Wespennest stochert. Was er im Moment erntet, sind überwiegend blinde Reflexe und keine inhaltliche Beschäftigung. Um sich der Auseinandersetzung zu entziehen, ist es das Einfachste, Hellinger in eine rechte Ecke zu rücken. Das wird nach Möglichkeit in der Öffentlichkeit versucht. Ihr Brief trägt weiter dazu bei!

Noch einmal im Originaltext aus »Mit der Seele gehen« die Fortsetzung der obigen Passage. Hohnen: »Einmal ganz konkret! Dann müssten wir Deutschen ja auch ein Totengebet für Hitler sprechen. Was heißt das, was ist das?«

Hellinger: »Dass man ihn aufnimmt in die Gemeinschaft, als einen von uns. Das heißt es. Und zwar mit Mitleid. Das nimmt nichts weg von der Schuld und von der Verantwortung. Aber man sieht, dass einer, der eine solche Schuld auf sich geladen hat, einen unendlich langen Weg hat, bis er Frieden findet. Viel länger als die Opfer. Doch man kann ihn nicht ausklammern. Wo soll er denn hin?«

Hohnen: »Also, ähnlich wie wenn ein Mörder in der Familie ist, der jemanden in der Familie umgebracht hat. Auch die gehören zusammen, und auch die gehören zu uns.«

*Hellinger: »Genau. Man kann auch ihn nicht ausklammern.«
Hohnen: »Und wie ist es, wenn wir uns dann zurückziehen?«
Hellinger: »Das geht bei Hitler nicht. Wir müssen ihn aufnehmen.«*

Sie schreiben weiter von Ihrer Enttäuschung, dass Ihren israelischen Freund das Aufstellungsvideo über die Arbeit mit Ho-

locaustopfern empört hat. Auch das scheint mir als eine Art abschließendes Urteil über diese Arbeit von Hellinger unangemessen. Ich war als einer der wenigen nichtjüdischen Teilnehmer in Tel Aviv dabei, als Hellinger dort sein erstes Aufstellungsseminar durchführte. Die Spannung war gewaltig, als ein Deutscher, der noch dazu als Soldat im Dritten Reich mitgekämpft hat, nach Israel kam und sich dort der deutschen Schuld durch Aufstellung der Täter und Opfer des Holocaust stellte. Ich finde diesen Mut und diesen Einsatz enorm, sich Hitler auch auf diese Weise zu stellen. Übrigens: Hellinger wurde auch ein zweites Mal wieder dorthin eingeladen. Irgendwann später wurde dann in Tel Aviv mit der ersten Ausbildungsgruppe zum Aufstellen dort angefangen.

Der Vorwurf an Bert Hellinger, der systemischen Therapie und der Psychotherapie zu schaden, fällt mit Ihrem Brief meiner Ansicht nach auch auf Sie zurück. Zum Schluss: Da es so aussieht, als ob Ihnen lateinische Zitate am Herzen liegen: »Audiatur et altera pars« (Die andere Seite soll ebenfalls gehört werden), ein Grundsatz aus der Rechtsprechung bei einer Anklage und Verurteilung. Als Therapeut und Systemiker wissen Sie um die Relativität der jeweiligen Aussagen und Behauptungen. Wenn Sie einen derartigen Bruch in die Öffentlichkeit bringen, wäre es meinem Verständnis nach angemessen, sich nicht nur auf irgendwelche Internetzitate zu stützen, sondern genau zu recherchieren oder sogar mit dem Betreffenden vorher ein klärendes Gespräch zu führen.

Mit freundlichen und kollegialen Grüßen

Dr. Bertold Ulsamer

Offener Brief von Thies Stahl an Arist von Schlippe

Quickborn, den 6. September 2004

Hallo, Arist,

wir haben über meine kritischen Anmerkungen zu Deinem Brief an Bert (offener Brief von Arist von Schlippe an Bert Hellinger vom 2. Mai 2004) telefoniert. Daraufhin habe ich meine Formulierungen noch einmal überarbeitet, da Du in ihrer ersten Version den Eindruck hattest, sie seien belehrend und auch etwas süffisant.

Während ich meine Kritik vor diesem Telefonat im Wesentlichen so zusammengefasst hatte, dass ich Deinen Brief als inkonsequent und anmaßend erlebe, denke ich nach unserem Gespräch, dass »belehrend« und vielleicht nicht »süffisant«, aber selbstgefällig oder selbstüberschätzend eventuell nicht nur für die Art meiner Kritik zutreffende Bezeichnungen sind, sondern auch für die Art, in der Du Bert Hellinger in Deinem Brief ansprichst. Wenn das so wäre, wäre ich wohl genau in dem Muster geblieben, das ich eigentlich an Deinem Brief kritisieren wollte.

Ich gehe aber trotzdem das Risiko ein, meine Kritik an Deinem Brief öffentlich zu machen, denn obwohl ich sowohl die Arbeit von Hellinger als auch die der Mitglieder Deiner Systemischen Gesellschaft zu wenig kenne, um auf der Ebene Eurer »Potsdamer Erklärung« mitreden oder mit unterschreiben zu können oder zu wollen, kann ich deutlich sagen, dass ich die Art, in der Du ihn in Deinem offenen Brief kritisierst, nicht in Ordnung finde.

Du sagst, Kern dieses Briefes sei eine »deutliche Absage« an Bert. Trotz des Zusatzes »deutlich« verwendest Du den Begriff Absage unscharf. Über den ganzen Brief hinweg wird nicht deutlich, was Deine Absage eigentlich konkret beinhaltet. Sagst Du ihm ab, ihn jemals (wieder) in Dein Haus einzuladen? Oder wieder mit ihm zu reden? Oder ihn zu einem Kongress einzuladen? Oder kündigst Du ihm seinen Platz in Deinem Lehrbuch? Oder ist es eine eher prophylaktische Absage, falls Hellinger als (Ehren-)Mitglied in die Systemische Gesellschaft aufgenommen werden möchte (als deren Vorsitzender Du ja explizit auch sprichst)? Oder eine Art Vorankündigung, dass neue Mitglieder sich schriftlich von Hellinger distanzieren müssen, wenn sie als Mitglieder dieser Gesellschaft aufgenommen werden wollen? Oder ist es die Kündigung eines speziellen persönlichen Schutzes, den Du ihm gegenüber Kollegen, Studenten und Gesellschaftsmitgliedern bisher vielleicht gewährt hast? Dieses Fehlen des Was macht die Absage für mein Verständnis inkonsequent.

Du sagst, Du hättest Hellinger »verteidigt gegen Vorwürfe, die in Deinen Konzepten die Rhizome faschistischen Denkens sehen«. Dann greifst Du das Thema Faschismus wieder auf und gibst ihm einen zentralen Platz in Deinem Brief. Zunächst vermittelt über Deinen israelischen Freund, den Du als Menschen einführst, der aufgrund seines persönlichen Schicksals eine Art natürlicher Autorität ist, etwas zum Thema (verdeckter) Faschismus zu sagen. Da Du Dich in Hellinger »getäuscht« hättest, hättest Du in seiner Arbeit mit Holocaustopfern etwas nicht sehen können, was dieser Freund »scharf wahrgenommen« hätte. Was genau das ist, lässt Du vielsagend offen. Arist, ich finde nicht, dass Du in Bezug auf den von Dir breit in den Raum gestellten Faschismus-Vorwurf eine »klare Position« beziehst, eher eine versteckte, irgendwo hinter Deinem jüdischen Freund.

Dann sprichst Du von der »Arroganz« Hellingers, wieder vermittelt über ein Zitat Deines Freundes. Die Anführungszeichen zu sichern gibst Du Dir keine Mühe, etwa mit »etwas, was er am Verhalten oder Auftreten Hellingers wahrgenommenen hat, empfindet mein Freund als Arroganz«. Wenn ich mit Bekannten und Kollegen über Deinen Brief spreche, dann höre ich immer wieder, wie mutig viele Deinen Brief finden. Auf mich wirkt es aber so, als würdest Du Dich hinter Deinem Freund verstecken. Insofern finde ich Deine »deutliche Absage« recht undeutlich – und auch ein bisschen feige.

Auch undeutlich bleibt Deine sachlich-begründete Meinung für mich hinter Deinen anmaßend, da auf mich nicht nur belehrend, sondern zurechtweisend wirkenden Äußerungen »Ich habe mich in Dir getäuscht« und »Bert, das geht zu weit«. Das scheint mir eher eine Pseudoabgrenzung zu sein als das Beziehen einer »klaren Position«, ein ostentativer, persönlich-emotionaler Befreiungsschlag, noch ganz im Stadium verstrickter Empörung. Dein Brief liest sich für mich noch nicht wie das gut durchdachte Resultat einer langen Auseinandersetzung mit einer außergewöhnlichen, für die Geschichte der Psychotherapie und für die Gemüter der Menschen wichtigen Figur, die als »Phänomen Hellinger« oder Person Bert wichtige Positionen der eigenen therapeutischen Orientierung ebenso tangiert, wie sie unbefriedigte gesellschaftliche Bedürfnisse nach ordnenden, Halt und Sinn stiftenden Ritualen, nach Eindeutigkeit und kraftvoller Führung anspricht.

Eine Integration, eine wirkliche dialektische Aufhebung theoretisch (oder eben auch menschlich) gegensätzlicher Prämissen und Vorgehensweisen ist jedenfalls beim Beziehen einer solchen Art von Position noch nicht in Sicht. Es fehlt etwas Konstruktives, Erhellend-Erfreuendes, Zukunftweisendes (wie ich es zum Beispiel in den Systemischen Strukturaufstellungen von Varga von Kibéd und Sparrer sehen kann, deren »syntaktisierende« Ansätze zeigen, wie man die semantischen Verengungen von Hellingers Stil vermeiden und gleichzeitig Wesentliches seiner Vorgehensweisen bewahren kann).

Und, Arist, ich kenne und schätze Dich lange und schon aus früheren Gestalt- und Satir-Zeiten. Daher interessiert mich Deine Meinung: Findest Du es faschistisch, was Bert da tut und sagt? Oder zu wenig reflektiert? Oder zu eitel und/oder egois-

tisch? Findest Du, Bert hat eine große, aber für viele Kollegen schwer verdaubare Lust am Provozieren, eine diebisch bis diabolische Freude an einem guruhaften Anti-Guru-Spiel, das seine ihm an den Lippen hängende Nicht-Schülerschaft immer wieder genauso anregt wie abgrundtief verunsichert? Oder ist er die personifizierte Versuchung für Systemiker, sich der Lust am Vereinfachen und an klaren Durchsagen hinzugeben – der man absagen oder sogar abschwören muss, bevor man ihr ganz erliegt? Oder meinst Du, er sei ein von der Wucht seiner eigenen Ideen fasziniertes, möchtegern-philosophisches und selbstverliebtes Plappermaul (was die »si tacuisses«- Schlussformel Deines Briefen nahelegen könnte)? Oder hattest Du, wie ich auch schon mal, den Gedanken, dass er vielleicht (ungefragt und daher wohl auch anmaßend) etwas für uns alle auf sich nimmt? Für uns alle, die wir vielleicht manchmal ganz froh sind, dass es kein Grab, Denk- oder Mahnmal, Mausoleum oder Ähnliches von Hitler gibt, weil wir diese Lücke, dieses Nichts, ganz gern als Leinwand benutzen, um den eigenen inneren Faschisten darauf zu projizieren? Wobei Hellingers Einzug in besagtes, real vorhandenes Haus uns jetzt vielleicht stört?

Mit solchen Fragestellungen habe ich mich auseinandergesetzt. Aber meine Bemühungen, dabei zu einer »klaren Position« zu kommen, sind wahrscheinlich noch genauso wenig druckreif wie Deine. Ich bin neugierig auf eine fundierte Abhandlung dazu aus (dann wirklich) systemischer Sicht – die Bert Hellinger, Dich/mich/uns und unsere (die systemische, die Aufstellungs-, die NLP- und anderen) »Szenen« mit einschließen. Und auch all unsere unerkannten großen und kleinen inneren Faschisten.

Du sagst, Deine »Absage gilt jeder Form von absoluten und totalitären Beschreibungen«, in die Du Hellinger »immer mehr hineingeraten« siehst. Ich sehe Dich *da (hoffentlich temporär)* in unsystemisches Denken und Urteilen hineingeraten. *»In etwas hineingeraten« ist für ein systemisch vernetztes Ganzes, an* *dem Du und ich und wir alle in unserer Gesellschaft beteiligt sind, eine recht unsystemische (Symptom-)Beschreibung. Wie co-erzeugen wir das, was wir dann so wahrnehmen, als sei es ein von uns isoliert betrachtbares Etwas (wie ein Ding oder Naturereignis), in das Menschen »hineingeraten?« Und (co-)konstruieren wir nicht zum Beispiel mit unausgegorenen Hellinger-Kritiken dieses Etwas, in das wir dann zusammen mit Bert »hineingeraten?!«*

Auch Deine Äußerung »Bert, das geht zu weit«, eingebettet in eine diffuse Kündigungsdrohung in Bezug auf eine über den ganzen Brief unklar bleibende Zugehörigkeit, kommt mir auch nicht gerade wie eine Wirklichkeitsbeschreibung zweiter Ordnung vor: Aufgrund ihrer vielen Tilgungen (Wem alles geht es in welcher Weise zu weit, was wer in welchem Kontext wie genau macht? Gemessen an welchen Kriterien und aufgrund welcher durch wen und wie – oder in welcher Weise sich selbst – erteilten Beurteilungsvollmacht?) ist sie selbst eine kleine »absolute und totalitäre Beschreibung«, die mir so vorkommt, als hätte sie das Zeug, sich zu einer totalitär-fundamentalistischen Entwicklung von Ausblendung, Abspaltung und Ausgrenzung zu entwickeln.

Ganz problematisch finde ich Deine Äußerung, »...eine Spaltungsdynamik, die von Dir (Bert) ausgeht«. Eine Systemdynamik, die einseitig von einem Element des Systems ausgeht?! Das könnte man, aus der Feder eines altgedienten, aber eben persönlich involvierten Systemikers einfach für eine echte Stilblüte halten. Aber je länger ich über diese kleine Nebenbemerkung in Deinem Brief nachdenke – sie wird ja nicht aus einer hitzigen Debatte eines Systemiker-Stammtisches, sondern aus einer offiziellen Verlautbarung des Vorsitzenden der Systemischen Gesellschaft zitiert werden –, desto mehr kommt sie mir als Beispiel für genau die Art von Unachtsamkeit im Kleinen vor, die Du Bert im Großen (sehr indirekt, aber deutlich) vorwirfst: Du wolltest damit doch nicht etwa sagen, Hellinger sei für die »systemische Szene« so etwas wie ein »zersetzendes Element?« Wie ein Spaltpilz, den man loswerden muss, bevor er die von Dir beschworene, aber unscharf definierte Einheit der systemischen Szene »polarisiert?« Den man ausgrenzen muss, bevor er der Gemeinschaft des auserwählt-systemischen Volkes Schaden zufügt?!

Ob Du Bert nun als zu der »systemischen Szene« (überhaupt oder noch) dazugehörig erlebst oder nicht (was in Deinem Brief unklar bleibt), problematisch ist diese Äußerung in jedem Fall: Aus meiner Sicht ist sie ein Beispiel für eine unerkannt-alltägliche, aber in der Anlage schon faschistische Spielart des Wahrnehmens, Denkens und Redens, für die wir alle *anfällig sind: Die (eben unsystemische) Wahrnehmung einer linear-kausalen Verursachung eines für die eigene Gemeinschaft bedrohlich erlebten Ungemachs wird als Zuschreibung einseitiger Schuld an einen »Verursacher« artikuliert, verbunden mit einer Aufkündigung von Gesprächsbereitschaft und Zugehörigkeit und – dann eben allzu oft – mit tatsächlicher Ausgrenzung (deren wohl schlimmste Form eben der deutsche Faschismus hervorgebracht hat, mit dem unangemessen umzugehen Du Bert vorhältst).*

Vielleicht findest Du diesen Punkt überinterpretiert. Aber wenn ich Deinen Brief als Mahnung verstehe, gegenüber faschistischem Denken und Handeln eindeutig und vor allem auch frühzeitig Position zu beziehen, dann gilt das auch für seine allerkleinsten Anfänge, derer wir uns alle immer wieder und täglich aufs Neue zu erwehren haben. Dieser alltägliche Faschismus in unserem Denken ist wohl deshalb so präsent, weil er seine Wurzeln eben im systemisch unsauberen Denken hat – bevorzugt natürlich dann, wenn wir in persönlicher Betroffenheit über Systeme nachdenken, denen wir selbst als Element angehören.

Wenn es, wie Du sagst, in der »systemischen Szene weiter rumort und gärt«, dann ist das aus meiner Sicht ein gutes Zei-

chen dafür, dass diese Szene lebt und gesund ist. Vielleicht ist es eine Gemeinschaft, in der sich viele Kulturen zum integrativen Wohl des Ganzen mischen. Und, was wäre schlimm daran, wenn neben den beiden etablierten Systemischen Gesellschaften weitere Gruppierungen entstünden – wenn sie untereinander im Dialog bleiben und keinen Vernichtungskrieg führen? So lange etwas gärt, ist auch noch etwas unausgegoren und kann reifen. Vielleicht ein ganz neuer systemischer Geist, einer, aus dem heraus keine Hellinger-Kritiken mehr verfasst werden, die mehr von dem erzeugen, was sie zu bekämpfen vorgeben.

Ich finde Deinen Brief auch etwas größenwahnsinnig. Was für ein erleuchteter Philosoph oder weiser alter Mann bist Du denn, um Hellinger zu sagen, er hätte besser schweigen sollen?! Selbst wenn dieses »Hättest Du doch geschwiegen« (… wärst Du Philosoph geblieben) von Dir versöhnlich-augenzwinkernd gemeint wäre, würde es auf mich immer noch vermessen wirken, denn Du sprichst mit einem Angehörigen der Generation unserer Väter. Sie wurden als Kinder mit der Begründung zum Töten geschickt, es auch aus Liebe zu Hitler zu tun! Wenn Du etwas nicht verstehst und nicht fassen kannst, solltest vielleicht Du *besser schweigen – so lange, bis Du sicher bist, wirklich genug gefragt zu haben. Ich habe es nicht. Aber ich weiß, dass sich für uns die Frage, ob, und wenn wie, die Worte »Liebe« und »Hitler« in einen Satz passen oder nicht, anders stellt als für unsere Väter.*

So liest sich denn Dein Brief für mich im Wesentlichen wie eine Absage Deiner Bereitschaft, ernsthaft zu fragen und neugierig zu sein – gegenüber Bert und auch gegenüber denjenigen, die bewegt nicken, wenn er spricht. Wie schade, wo Du doch gerade bekannt dafür bist, Dialoge zu wagen, die über den Tellerrand strenger Schulenzuordnung und falsch verstandener reiner Lehren hinausgehen.

Wirklich selbstüberschätzend finde ich es, wenn Du zu Bert Hellinger sagst, »Du hättest die Psychotherapie als Ganzes ein

Stück weiterbringen können. Doch Deine Entwicklung ist anders weitergegangen«. Wie willst Du, als (jüngerer) Zeitgenosse, eine Aussage über die »Psychotherapie als Ganzes« machen? Du bist mit Haut und Haaren in sie verstrickt und tust so, als hättest Du die Metaperspektive, eine Perspektive, wie sie, wenn auf Erden überhaupt, vielleicht in hundert Jahren einmal einem großen Geist zusteht – zumindest einem größeren, als wir beide heute zusammen einer sein können.

Als wir telefonierten, sagtest Du, Du fändest Hellinger in seinem Tun und Reden nicht faschistisch. Dein offener Brief kann aber sehr anders verstanden werden, wie ich gezeigt habe – vielleicht nicht mit einer aus Deiner Sicht angemessenen Begründung, aber doch immerhin mit der in diesen Zeilen wohl deutlich gewordenen Heftigkeit meiner Reaktion auf Deinen offenen Brief. Vielleicht ist ein zweiter offener Brief von Dir an Bert angebracht – oder vielleicht eine Einladung zu einer offenen Korrespondenz.

In der Hoffnung, dass unsere Beziehung diesen Disput aushält (wir haben uns schließlich 1977 schon einmal herzhaft gerauft und wieder vertragen)

Thies
Co-Zeitgenosse und auch verstrickt

Auch die jüdische Psychotherapeutin Yasmin Guy, die zusammen mit ihrem Mann mein Seminar in Tel Aviv organisiert hatte, erklärte in einem Brief an die ARD, der mir vorliegt: »Wir alle haben von Bert Hellinger immer nur Achtung und eine tiefe Verbundenheit mit dem jüdischen Schicksal gespürt und erfahren. Er hat klar die Täter als Mörder bezeichnet und Hitler als den Täter hinter den Tätern. Es gab nie auch nur den leisesten Zweifel an seiner Gesinnung, und das Vertrauen, das ihm Hunderte von Juden in und außerhalb Israels geschenkt haben, beweist das. Es ist die vielleicht schlimmste und zugleich zynischste Form von Antisemitismus, dieses Vertrauen zu verhöhnen, indem man aus Bert nun einen Hitler-Verehrer macht, so als ob die Juden, die mit Bert gearbeitet haben, nicht gemerkt hätten oder unfähig seien zu merken, dass sie sich in die Hände eines Judenverachters begeben hätten. Die Hetzkampagne gegen Bert Hellinger hat uns lange sprachlos gemacht, wir dachten, dass Schweigen und Nichtreagieren die gemäße Antwort auf die Besudelungen Berts Arbeit seien.«

Ich weiß, dass sich eine ganze Reihe von Familienaufstellern mit Leserbriefen an die Presseorgane wendete und sich über die Art der Berichterstattung in Bezug auf meine Person beschwerte. Doch alles, was mich in dem richtigen und auch in einem guten Licht zeigte, wurde nicht zur Kenntnis genommen. Man hätte ja sonst einen Fehler zugeben müssen. Stattdessen machte man weiter wie bisher.

Das war auch bei Arist von Schlippe der Fall. In einem nächsten Schritt brachte er folgendes Positionspapier heraus:

»Potsdamer Erklärung der Systemischen Gesellschaft zur systemischen Aufstellungsarbeit«

Die Arbeit mit szenischen Darstellungen und Aufstellungen hat in der Familientherapie und der systemischen Therapie eine lange Tradition. Sie wurzelt unter anderem in therapeutischen Techniken, wie sie in der Familienskulpturarbeit oder im Psychodrama entwickelt wurden. In der von Bert Hellinger praktizierten Form ist sie in breiteren Kreisen als jemals zuvor bekannt geworden. Bedauerlicherweise hat sich Hellinger dabei immer mehr von der originär systemischen Arbeit entfernt. Hellingers Verdienst bleibt es, dazu beigetragen zu haben, die Aufstellungsar-

beit zu verdichten. Vor allem was die mögliche Auflösung von Verstrickungsdynamiken anbetrifft, hat er neue und innovative Vorgehensweisen entwickelt. Heute sehen wir jedoch den Punkt gekommen, an dem nicht nur wesentliche Teile der Praxis von Bert Hellinger – und vieler seiner Anhänger –, sondern auch viele seiner Aussagen und Vorgehensweisen explizit als unvereinbar mit grundlegenden Prämissen systemischer Therapie anzusehen sind, etwa

- *die Vernachlässigung von Auftragsklärung und Anliegenorientierung*
- *die Verwendung mystifizierender und selbstimmunisierender Beschreibungen (»etwas Größeres«, »in den Dienst genommen« u. ä.)*
- *die Nutzung uneingeschränkt generalisierter Formulierungen und dogmatischer Deutungen (»immer, wenn«, »schlimme Wirkung«, »mit dem Tode bestraft«, »der einzige Weg«, »das Recht verwirkt« u.ä.).*
- *der Einsatz potenziell demütigender Interventionen und Unterwerfungsrituale*
- *die angeblich zwingende Verknüpfung der Interventionen mit bestimmten Formen des Menschen- und Weltbildes (etwa in Bezug auf Genderfragen, Elternschaft, Binationalität u.a.)*
- *die Vorstellung, über eine Wahrheit verfügen zu können, an der eine Person mehr teilhaftig ist als eine andere. Dies führt zu der Verwendung verabsolutierender Beschreibungsformen und impliziert, dass keine partnerschaftliche Kooperationsbeziehung angestrebt wird.*

Im Gegensatz dazu beziehen wir uns auf viele Beispiele und Ausdifferenzierungen von Aufstellungsarbeit, die im Rahmen eines systemisch-konstruktivistischen Therapieverständnisses und vor dem Hintergrund einer tragfähigen und verantwortlichen therapeutischen Beziehung durchgeführt wird. Wir ver-

stehen diese als konstruktive Versuche, dieses bereits bewährte therapeutische Werkzeug weiterzuentwickeln und auch, es zunehmend mehr wissenschaftlicher Überprüfung zu unterziehen. Insofern wehren wir uns auch gegen undifferenzierte Kritik an dieser Form von Praxis. Aufstellungsarbeit »jenseits von Hellinger« sollte sich als therapeutisches Instrument weiterentwickeln, doch die enge Verbindung mit seinem Namen ist heute nicht mehr aufrechtzuerhalten.

Im Juli 2004

Auch hier wurde wiederum auf eine angeblich von mir intendierte Zugehörigkeit meiner Arbeit zur systemischen Familientherapie abgezielt, die aber nicht gegeben war. Weit über hundert Psychotherapeuten unterschrieben die Potsdamer Erklärung, viele unter ihnen, die meine Familienaufstellung praktizierten. So zeigte sich hier auf besonders beeindruckende Weise die Wirkung des von mir beschriebenen persönlichen Gewissens, das die Zugehörigkeit zur eigenen Gruppe um jeden Preis bewahren will.

Ich selbst äußerte mich zu all den Anschuldigungen und Behauptungen nicht. Meine Frau Sophie drängte mich, gerichtlich dagegen vorzugehen. Doch ich wollte das damals nicht. Heute, nachdem ich über Jahre hinweg die Auswirkungen dieser Hetzkampagne beobachten durfte, halte ich es allerdings anders. Sobald sich jemand in dieser Art über mich äußert, übergebe ich die Angelegenheit meinen Anwälten und lasse sie entsprechende rechtliche Schritte einleiten – so geschehen 2018, als in einem Fachbuch für Psychotherapeuten nicht nur in der gewohnten Diktion über mich geschrieben, sondern ich auf einer Seite gleich zweimal für bereits verstorben erklärt wurde. Das zeigt die inhaltliche Qualität solcher Äußerungen.

Damals veröffentlichte ich nur eine Stellungnahme ganz anderer Art. Ich nannte sie:

Die Feinde

Wie geht man mit seinen Feinden um, sowohl mit den leichtfertigen als auch mit den ernsthaften?

Was immer auch ihre Absicht, das Erste ist, dass wir sie achten. Wir wissen ja nicht, in wessen Dienst sie letztlich stehen. Daher achte ich die Mühe, die sie sich geben im Reden, im Schreiben, im Tun, und ich achte ihre Sorge für mich, für andere und für das größere Ganze. Ich anerkenne, dass sie damit dem größeren Ganzen und in ihm auch mir und vielen anderen dienen. Denn ohne Widerstand von außen kann sich nichts Lebendiges entwickeln, auch nichts bedeutsames Menschliches. Nur durch den Widerstand von außen kann es sich differenzieren, sich einfügen in ein Größeres und an der ihm von außen gesetzten Grenze zu seiner Kraft und zur Einsicht in das wirklich Mögliche finden. Denn was sich nicht mehr ausbreiten kann, muss sich verdichten. Statt an Höhe und Breite, gewinnt es umso mehr an Tiefe.

Das Zweite ist, dass meine Feinde, indem sie sich mir entgegenstellen, oft leichter auch ihr Eigenes finden. Dadurch fördern sie das Ganze mehr, als wenn sie mir unter Verleugnung ihres Eigenen zustimmen oder gar folgen würden. Denn es ist das je Eigene, das den Einzelnen seinen einzigartigen Beitrag zum Ganzen leisten lässt. Wer dahin gefunden hat, für den hört die Feindschaft im Lauf der Zeit auf, denn dann kann ihn das Eigene der anderen weder gefährden, noch hat er den Drang, dieses nach seinem Bild zu biegen oder zu brechen.

Wer sein Eigenes gefunden hat, der ist mit allem anderen gelassen verbunden, und er ist gegenüber der Feindschaft anderer duldsam. Er wartet, bis auch deren Feindschaft sich in der Beziehung auf das je Eigene löst. Allerdings muss man auch sehen, dass einige durch ihre Feindschaft anderen gegenüber ihr Eigenes vernachlässigen oder verfehlen.

Drittens, die Feindschaft braucht in der Regel Gefährten. Sie gewinnt an Kraft durch die Anzahl und die Treue derer, die sich in ihr gegen etwas verbünden. Doch dadurch stärken sie auch die

Gefolgschaft jener, gegen die sie sich stemmen. Wenn die Gefolgschaft bröckelt, bröckelt auch die Kraft, sowohl auf der Seite derer, die man bekämpft, als auch auf der eigenen Seite. Ohne Gefolgschaft bleiben die Führer beider Seiten auf sich allein gestellt. Dann erst zeigt sich: Wo ist die größere Kraft.
An was kann man die größere Kraft erkennen? Sie zeigt sich an dem, was dauert. Denn nur das, was dauert, war und ist wesentlich.

Die Hetzkampagne, die auf verschiedenen inhaltlichen Ebenen gegen mich geführt wurde, hatte verheerende Auswirkungen auf meine Arbeit in Deutschland. Volkshochschulen und andere Institutionen, die Familienaufstellungen nach Hellinger anboten, nahmen diese aus ihrem Programm. Den Aufstellern wurde mitgeteilt, dass Aufstellungen nach Hellinger nicht mehr erwünscht seien. Was machten viele dieser Aufsteller daraufhin? Sie setzten die Arbeit fort, nannten sie nur anders. Auch die Deutsche Gesellschaft für Systemische Therapie, Beratung und Familientherapie (DGSF) distanzierte sich von mir und erklärte im Februar 2003 in einer Stellungnahme zum Thema Familienaufstellungen: »Der Vorstand der DGSF wünscht sich deshalb von systemischen TherapeutInnen und BeraterInnen einen kritischen, respektlosen Umgang mit Vorgehens- und Verhaltensweisen von Bert Hellinger und erhofft von den renommierten Praktikern der Familienaufstellungen die Fähigkeit, sich von Bert Hellinger zu emanzipieren.«

Auch von den Mitgliedern der 2004 gegründeten Deutschen Gesellschaft für Systemaufstellungen (DGfS), an der ich mich nicht beteiligte, sah und hörte ich in der Folgezeit nichts mehr. Dabei war die DGfS aus der 1996 von mir initiierten Internationalen Arbeitsgemeinschaft Systemische Lösungen nach Bert Hellinger (IAG) hervorgegangen. Nach meinem Namen sucht man in der Tätigkeitsbeschreibung der DGfS jedoch vergebens.

Dramatisch war der Verlust meines Ansehens in der breiten Bevölkerung Deutschlands. Es ging sogar so weit, dass der Bürgermeister von Bischofswiesen mich warnte: »Wenn das so weitergeht, dann verkauft Ihnen hier bald keiner mehr ein Brot.« Die negative Berichterstattung in den Medien hatte dafür gesorgt, dass Familienaufstellungen nach Hellinger und auch meine Person mit größter Skepsis und häufig auch mit Ablehnung betrachtet wurden. Meine Arbeit in Deutschland kam dadurch quasi zum Erliegen, wenngleich rund 2000 Therapeuten die von mir entwickelte Familienaufstellung anbieten – allerdings unter Vermeidung meines Namens.

Ich entschloss mich deshalb, meine Tätigkeit im Ausland weiter auszubauen. Wer allein kam mir dabei zu Hilfe und ermöglichte mir weitgehende Kontakte? Es waren ausschließlich meine jüdischen Freunde, wie beispielsweise der New Yorker Unternehmer Peter Scott und viele Gleichgesinnte. So viel abschließend zu der Behauptung, ich sei ein Nazisympathisant.

Das Neue Familienstellen

Ausgehend von meinen Erlebnissen und Erkenntnissen zur Versöhnung von Opfern und Tätern bei Familienaufstellungen entwickelte ich zusammen mit meiner Frau Sophie das sogenannte Neue Familienstellen. Es begann für mich damit, dass ich im Jahr 2008 mehr als sechs Mal an den Energieseminaren Cosmic Power meiner Frau teilgenommen hatte. Hier eröffnete sich mir eine neue Dimension.

Doch bevor ich ins Detail gehe, sage ich erst noch etwas über das, was ich »den Geist« nenne. Von ihm spreche ich im Sinne einer höheren Macht, die als Ursache von allem angesehen werden muss. Dieser Geist offenbart sich auch in den Bewegungen unseres Körpers und unserer Seele. Das zeigt sich in dem Phänomen, dass die Stellvertreter bei einer Familienaufstellung plötzlich fühlen wie die Personen, die sie vertreten, ohne etwas von ihnen zu wissen.

Was ist das Neue beim Neuen Familienstellen? Anders als bei der klassischen Familienaufstellung werden die Stellvertreter nur selten gefragt, wie sie sich fühlen. Statt der ganzen Familie wird oft nur ein Stellvertreter für den Klienten aufgestellt. Dabei ist es wichtig, dass sich dieser Stellvertreter – ohne dass er etwas über den Klienten weiß – allein der inneren Bewegung überlässt, wie sie ihn von innen und außen erfasst. Es gibt auch keine Fragen mehr nach Gefühlen, Erwartungen und Ängsten. Die Aufstellung wird nicht auf ein Ziel hin geleitet, das vom Klienten vorgegeben wird und in dessen Dienst sich der Aufstellungsleiter stellt. Alles wird den Bewegungen überlassen, wie sie den Stellvertreter erfassen, jenseits der Vorstellungen von Problem und Lösung und jenseits der Psychotherapie im bisher üblichen Sinn.

Auf einmal kommt ans Licht, was in den Stellvertretern wirklich vor sich geht, wenn sie sich von einer anderen Kraft bewegt erfahren. Sie erleben sich als ein Medium, das von einer anderen Macht in Besitz genommen und geführt wird. Auch der Aufstellungsleiter folgt diesen Bewegungen, lässt sich von ihnen erfassen und leiten.

Ich gebe dazu ein Beispiel: Wenn sich der Stellvertreter des Klienten den Bewegungen des Geistes überlässt, schaut er manchmal, ohne dass er sich dagegen wehren kann, auf den Boden. Von der Erfahrung aus vielen Aufstellungen wissen wir, was das bedeutet. Dieser Stellvertreter schaut auf einen Toten. Mehr noch: Es zieht ihn zu einem Toten. Das heißt, um es ganz klar zu sagen: Der Klient will sterben. Auf diese Weise kommt die eigentliche Bewegung ans Licht, um die es bei diesem Klienten geht.

Im Einklang mit dieser Bewegung greift der Aufstellungsleiter ein. Er wählt einen Stellvertreter für diesen Toten und bittet ihn, sich vor den ersten Stellvertreter mit dem Rücken auf den Boden zu legen. Auch dieser Stellvertreter überlässt sich der inneren Bewegung. Auf einmal kommt etwas anderes, etwas Unerwartetes ans Licht. Der Stellvertreter für den Toten wendet sich vom ersten Stellvertreter ab. Er schaut in die entgegengesetzte Richtung. Das heißt: Statt auf den Stellvertreter des Klienten schaut er auf eine andere Person. Wieder kommt etwas Unerwartetes ans Licht, ohne dass ein Wort gesagt wird. Nicht den Klienten zieht es zu diesem Toten, sondern eine andere Person. Also wählt der Aufstellungsleiter einen weiteren Stellvertreter und stellt ihn dem Toten in den Blick. Auf einmal wenden diese sich einander zu, und der Stellvertreter des Klienten atmet auf.

Was zeigt sich hier? Der Klient will anstelle einer anderen Person sterben. Wir können uns vorstellen, welche Erleichterung es für ihn sein muss, wenn er plötzlich erfasst, dass es sich hier um eine Verschiebung handelt. Auf diese Weise geht das geistige Familienstellen weit über die früheren Grenzen der Familienaufstellung hinaus.

Offensichtlich werden die Stellvertreter und der Aufstellungsleiter beim Neuen Familienstellen von einer anderen Macht in Besitz genommen und geführt. Dabei werden über alle Trennungen hinweg jene zusammengeführt, die vorher unverbunden und getrennt waren. Diese Macht ist eine Macht der Liebe, die alle Trennungen aufhebt. Was heißt das im Einzelnen? Die für uns oft im Vordergrund stehenden Unterscheidungen von Gut und Böse oder von Dazugehörig oder Ausgeschlossen gelten nicht mehr. Was wir uns in der bisherigen Psychotherapie erhofft haben, tritt in den Hintergrund und mit ihm alles, was wir mit unserem guten Gewissen und Willen erreichen wollten.

Dies alles geschieht unabhängig von unseren üblichen Vorstellungen und unserem gewohnten Denken. Beim Neuen Familienstellen läuft es vor unseren Augen ab, ohne äußere Eingriffe, wie eine für alle klare Offenbarung, eben der Eingriff einer anderen, einer geistigen Macht. Die Stellvertreter und der Aufstellungsleiter verhalten sich wie Medien, durch die andere Kräfte wirken. Diese führen zu Lösungen, die uns bisher verwehrt waren.

Hier kommt neben dem persönlichen und kollektiven Gewissen eine dritte Art des Gewissens ins Spiel. Ich habe sie das »geistige Gewissen« genannt. Der schöpferische Geist führt dabei auf einer höheren Ebene Getrenntes zusammen, weil es dort keine Ablehnung und keinen Ausschluss gibt. Der Einzelne wächst über sein persönliches Gewissen hinaus. Er erkennt das Gewissen einer anderen Gruppe als dem Gewissen seiner eigenen Gruppe ebenbürtig an. Die Bewegungen des Geistes sind allen gleichermaßen mit Liebe und Wohlwollen zugewandt. Die Unterscheidungen von Gut und Böse, Besser und Schlechter sind überwunden. Gleichzeitig schützt das geistige Gewissen davor, die Grenzen des kollektiven Gewissens zu missachten. Denn es ist allen gleichermaßen zugewandt.

Ein schlechtes geistiges Gewissen erfahren wir als Blockade, als innere Unruhe und Kraftlosigkeit. Dies ist der Fall, wenn wir jemanden von unserer Zuwendung und unserem Wohlwollen ausschließen. Dann sind wir nicht mehr im Einklang mit der Bewegung des Geistes und fühlen uns verlassen, innerlich leer und einer bedrohlichen Sinnlosigkeit ausgeliefert. Doch diese Wirkung des schlechten geistigen Gewissens führt wiederum zurück zum Einklang mit den Bewegungen des Geistes. Wir werden wieder ruhig in der Liebe und Zuwendung zu allem, wie es ist.

Die Wirkung des geistigen Gewissens habe ich in einer Geschichte beschrieben.

Der rote Faden

Das Bild vom roten Faden geht zurück auf Ariadne, die Theseus einen langen roten Faden in die Hand gab, damit er im Labyrinth, in dem er sich dem Minotaurus stellen und ihn umbringen musste, am Ende wieder ans Licht zurückfinden konnte.

Auf gleiche Weise ist auch uns in unserem Leben ein roter Faden in die Hand gegeben. Wo immer wir vom rechten Pfad abzuweichen drohen, finden wir mit seiner Hilfe aus dem Dunkeln ins Helle zurück.

Das ist ein einfaches Bild. In Wirklichkeit haben wir in jeder Hand einen roten Faden. In der rechten Hand haben wir einen starken roten Faden. In der linken Hand einen dünnen, sodass unsere Finger ihn nur mit Mühe fühlen können.

Der rechte starke Faden hört nach einer Weile auf. Obwohl unser Weg weitergeht, kommen wir mit ihm an ein Ende. An ihm han-

geln wir uns wieder zurück, dorthin, von wo wir aufgebrochen sind.
Vielleicht versuchen wir es ein zweites und später noch ein drittes oder viertes Mal. Immer mit dem gleichen Ergebnis. Für ein Weiterkommen reicht uns dieser rote Faden nicht. Wenn wir uns auf ihn verlassen, verbringen wir unser Leben mit einem laufenden Hin und Her, ohne den anderen Ausgang zu finden. Er liegt weiter vorn, auf der anderen Seite, und führt in eine andere Helle und Weite.
Wenn wir mit dem starken roten Faden an ein Ende gekommen sind, besinnen wir uns vielleicht auf den dünnen roten Faden, für uns bis jetzt kaum wahrnehmbar, ohne uns einen festen Halt zu geben.
Die Frage ist: Wagen wir es, uns ihm anzuvertrauen? Wagen wir es, den starken roten Faden aus der Hand zu geben und dem dünnen roten Faden ins Labyrinth unseres Lebens zu folgen?
Inzwischen fragen wir uns wohl: Wer oder was ist dieser starke rote Faden, kräftig, aber viel zu kurz. Und wer oder was ist dieser dünne, aber lange Faden, der uns den anderen Ausweg zeigt und in die andere Helle führt?
Der starke rote Faden, auf den wir uns mühelos verlassen zu können glauben, ist unser gutes Gewissen. Es führt im Labyrinth unseres Lebens nur eine Weile weiter. Am Ende bringt es uns, statt weiter, zum Ausgangspunkt zurück. Wieso? Weil wir mit seiner Hilfe laufend zwischen Gut und Böse unterscheiden und damit unsere Liebe bald an ihr Ende kommt. Die Helle, die uns das sogenannte Böse in einem anderen Licht erscheinen lässt, bleibt denen, die sich auf ihr gutes Gewissen verlassen, dunkel. Sie kehren laufend zum gleichen Ausgangspunkt zurück, orientieren sich dort kurz, finden alles in Ordnung und beginnen das gleiche Spiel ein weiteres Mal.
Jetzt möchten wir wohl wissen, wohin uns der dünne rote Faden führt. Wie fühlen wir ihn in unserer linken Hand?
Wir fühlen ihn in der Zuwendung und Liebe zu allem, wie es ist, in der Zuwendung zum Guten und zum Bösen gleichermaßen, jen-

seits von unserer Unschuld und Schuld. Mit diesem roten Faden in der linken Hand halten wir laufend inne. Wir versichern uns, ob wir ihm noch folgen, ob wir ihn in unserer linken Hand noch fühlen. Erst dann tasten wir uns an ihm weiter.
Wie erkennen wir, dass wir ihn noch in der Hand haben? Dass die Verbindung mit ihm hält?
Wir fühlen ihn in unserer tiefen Ruhe, jenseits der Eile. Statt selbst zu gehen, erfahren wir uns sanft gezogen, bis wir nach einer langen Weile in der Ferne den Ausweg aus dem Labyrinth wie ein Licht erblicken, mit seiner Hilfe fast am Ziel.
Am Ende unseres Labyrinthes angekommen, erscheint uns alles, so wie es ist, in einem sanften Licht. Die Gegensätze verschwimmen. Wir wissen uns mit allem, wie es ist, auf eine stille Weise eins. Wie? Mit einer alles umfassenden Liebe, von der Liebe unseres Ursprungs mitgenommen, mit allem bleibend eins.

Wenn wir die Grenzen unseres persönlichen Gewissens erkennen und sie im Einklang mit den Bewegungen des Geistes und mithilfe des geistigen Gewissens überwinden, wird das Neue Familienstellen sogar ein Weg, die Grenzen zwischen Völkern zu überschreiten. Wir führen zusammen, was sich vorher entgegenstand. Zum Beispiel wenn Völker, die vorher miteinander Krieg führten, gemeinsam die Toten von beiden Seiten beweinen. Wenn sie sich über deren Gräber hinweg die Hand reichen und in gegenseitiger Wertschätzung zum Wohle aller zusammenarbeiten. Auch hier kommt über das Neue Familienstellen ans Licht, was dieser gemeinsamen Zukunft im Wege steht und wie diese Hindernisse überwunden werden können. Auch hier beginnt der Friede in den Seelen, indem beide Seiten gemeinsam unten bleiben, ohne sich über die andere zu erheben und an Vorwürfen festzuhalten. In diesen Prozess werden alle Teilnehmer eines Seminars miteinbezogen und in diese Bewegung des Friedens und der Aussöhnung hineingezogen. Es ist eine Bewegung, die über die

Familie des Einzelnen hinausgeht und die Teilnehmer in eine nicht in Worte zu fassende Dynamik mitnimmt, die jenseits des Vorstellbaren liegt. Mehr noch: Viele brauchen danach keine eigene Aufstellung mehr.

Das Neue Familienstellen hat sich auch im öffentlichen Bereich von Beruf und Unternehmen als hilfreich und bahnbrechend erwiesen. Vor allem, weil es weit in die Vergangenheit hineinreicht. Es bringt verborgene Hintergründe für Erfolg und Misserfolg ans Licht und ermöglicht entscheidende Umstellungen. Vergangenheit heißt hier, dass auch jene Ahnen, von denen wir keine Kenntnis haben, weil sie lange vor uns gelebt haben, und dass Ereignisse, die ohne Lösung blieben, beim Neuen Familienstellen in Erscheinung treten. So wird uns auf einmal bewusst, dass unsere Ahnen in uns weiterleben und durch uns und mit uns etwas zu Ende bringen wollen, das ihnen und uns Frieden beschert. Dabei bleiben die Einzelheiten weiterhin verborgen. Die entscheidenden Bewegungen jedoch – zum Beispiel jene, die Opfer und Täter miteinander versöhnen – werden erfahrbar und kommen an ihr Ende.

Dabei zeigt sich manchmal, dass unsere Berufswahl im Dienst dieser Versöhnung stand. Nach einer Aufstellung, in der die Ahnen beachtet werden, erweitern sich unsere Möglichkeiten enorm. Auch kann es sein, dass unser Leben und unser Beruf eine neue Wende nehmen und unsere bisher zurückgehaltenen Fähigkeiten voll zum Zuge kommen.

Alles geht weiter

Ich habe immer gesagt: »Was wirkt, setzt sich durch.« So war es auch mit der Familienaufstellung – trotz aller Anfeindungen.

Im Jahr 2005 fasste ich alle Bereiche des Familienstellens unter dem Begriff Hellinger sciencia zusammen. Dabei handelt es sich um eine universelle Wissenschaft über Beziehungen in allen Lebensbereichen. Sie findet nicht nur in der Lebenshilfe, sondern auch in der Medizin, Pädagogik, Unternehmensberatung und Justiz praktische Umsetzung.

Führend im Bereich der Pädagogik ist die private Bildungs- und Ausbildungsstätte CUDEC bei Mexico City, die von Alfonso Malpica Cárdenas als Präsidenten und Direktor zusammen mit seiner Frau Angelica Malpica geleitet wird. Zu ihr gehören Kindergarten, sämtliche Schulformen sowie eine Universität, die zu den führenden des Landes zählt. In allen Bereichen wird die Hellinger-Pädagogik angewandt beziehungsweise gelehrt. Für Eltern, deren Kinder diese Bildungsstätte besuchen, gilt, dass sie verpflichtend monatliche Veranstaltungen besuchen, bei denen sie in die angewandte Pädagogik miteinbezogen werden.

Diese systemische Pädagogik zeigt, auf welche Probleme zum Beispiel Konzentrationsschwierigkeiten, Hyperaktivität, Legasthenie, aber auch Depressionen, Psychosen sowie Drogen- und Alkoholkonsum von Schülern zurückzuführen sind. Die Lösungen für solche Probleme finden sich in der Familiengeschichte der Schüler. Denn in Aufstellungen zeigt sich, mit welcher Liebe Kinder an ihr Familiensystem gebunden sind und wie die Loyalität zu einem Familienmitglied einen Schüler in seinem Lernverhalten beeinflussen kann.

Kein Kind ist schwierig. Das System ist schwierig, etwas in seiner Familie ist in Unordnung. Die Hauptunordnung in einer Familie ist die, dass jemand ausgeschlossen oder vergessen wurde. Was macht dann ein schwieriges Kind? Es schaut auf die, die ausgeschlossen sind. Sobald diese wieder in den Blick kommen, ist das Kind entlastet.

So habe ich beispielsweise beobachtet, dass die sogenannten Zappelphilippe, diese unruhigen Kinder, auf einen Toten schauen, den die Familie nicht ansieht. Deswegen sage ich immer wieder einen Satz, über den sich viele wundern: »Alle Kinder sind gut.« Dass sie gut sind, kann man bei einer Familienaufstellung zeigen. Ich habe diesem Satz noch etwas hinzugefügt: »Ihre Eltern auch – als Kinder.«

Die Eltern haben als Kinder auch sehr oft auf jemanden geschaut. Besonders jene Eltern, die wir für schwierig halten, sind Kinder, die auf eine ausgeschlossene Person schauen. Sie sind für ihre Kinder oft nicht verfügbar, eben weil sie auf diese Person schauen.

Worauf kommt es am Ende also an? Dass die, denen der Platz verweigert wurde, ihn wiederbekommen. Dann atmen alle auf.

Ich bringe dazu ein Beispiel: Mich besuchte einmal ein Lehrer, der sich um schwierige Kinder kümmerte, die von der Schule verwiesen werden sollten. Mit viel Liebe und Erfolg bemühte er sich um ihre Integration. Eines Tages rief er mich an und sagte: »Mein jüngster Sohn ist so aggressiv, dass man ihn aus der Schule werfen will. Was soll ich machen?«

Hier sieht man, dass selbst jemand, der große Erfahrung hat und viel Gutes bewirkt, dem Schicksal ausgeliefert sein kann. Aber nicht seinem Schicksal, sondern einem Schicksal von anderen in der Familie. Ich sagte dem Mann, er solle mit seiner ganzen Familie einen meiner Kurse besuchen. Er kam mit seiner Frau sowie seinen beiden Kindern. Der aggressive Sohn war der jüngste, etwa vierzehn Jahre alt. Aus meiner Zeit als Lehrer in Südafrika wusste ich, wie ich mit Jungen umzugehen hatte. Ich kannte ihre gute Seite.

Im Kurs nahm die Familie neben mir Platz. Als ich zu ihr hinüberschaute, sah ich sofort, dass die Mutter sterben wollte. Deswegen war der Sohn aggressiv. Ich sagte zu ihr: »Wenn ich dich anschaue, sehe ich, du willst sterben.« Sie antwortete: »Ja, das ist so.«

Aber wieso wollte sie sterben? Natürlich, weil sie ein gutes Kind war. Ich bin nicht direkt auf das Problem eingegangen, sondern habe zuerst ihre Mutter aufgestellt. Sie schaute sofort auf den Boden, also auf einen Toten. Ich fragte die Frau: »Auf wen schaut denn deine Mutter? Sie will ja zu einem Toten.« Sie antwortete: »Meine Mutter hatte einen Freund, den sie sehr geliebt hatte. Er kam bei einem Autounfall ums Leben.« Dann legte ich einen Stellvertreter für diesen Freund dorthin. Man sah, dass es eine große Liebe zwischen ihr und dem Toten gab. Es zog sie zu ihm. Sie ging zu ihm, und die beiden umarmten sich. Dann schloss der Tote die Augen und war zufrieden. Die Mutter der Frau ging zurück an ihren Platz und atmete tief auf.

Dann stellte ich die Frau vor ihre Mutter und ließ die Mutter zu ihr sagen: »Jetzt bleibe ich.« Die Frau war ganz glücklich, und beide haben sich umarmt. Es war klar, dass sie vorher anstelle ihrer Mutter sterben wollte. Danach lehnte sie sich mit dem Rücken an ihre Mutter und strahlte. Ich stellte den Sohn vor sie und ließ sie ihm sagen: »Jetzt bleibe ich, und ich freue mich, wenn du bleibst.« Der Sohn schmolz vor Liebe nur so dahin und kuschelte sich an seine Mutter. Damit war alles in Ordnung. Auf einmal war er ein liebes Kind.

Die schwierigen Kinder sind die mit der größten Liebe. Nur wissen wir oft nicht, wohin sie schauen.

In Aufstellungen wird deshalb auch deutlich, dass ein Lehrer an Kraft verliert, wenn er nur auf die Problematik des Schülers blickt. Wenn er aber den Schüler anschaut und hinter ihm dessen Eltern sieht, deren Familiengeschichte achtet und die Bedingungen, in denen dieses Kind aufwächst, dann ist er im Einklang mit dem Schicksal des Kindes und seiner Familie. Gleichzeitig kann er selbst seine eigenen Eltern hinter sich spüren und achten. Somit ist er auch mit seiner Kraft verbunden. Auf diese Weise kann der Lehrer bei seiner ihm eigenen Aufgabe bleiben und das nötige Vertrauen der Eltern gewinnen. Nur so wird es ihm möglich, die Kinder zu unterrichten. Er belässt das Kind und seine Eltern in ihrer Würde und nimmt seinen ihm angemessenen Platz als Lehrender ein.

Hellinger-Pädagogik beinhaltet aber auch, dass die Schule auf systemisch-phänomenologische Weise geführt wird. So sollte ein Direktor immer alle Kollegen zu Wort kommen lassen, um danach eine für alle gemäße Entscheidung zu treffen.

Es zeigt sich auch, dass der Zusammenhalt zwischen den Lehrern und der nächsten Hierarchieebene, den Direktoren, wichtig ist. Wenn ein Lehrer gegen den Direktor arbeitet, ist er für die Schule untragbar. Das Gleiche gilt, wenn Lehrer sich mit Schülern gegen einen anderen Lehrer verbünden.

Die Lehrerschaft ist ein System, das bestimmten Ordnungen unterliegt. Zuerst kommt der Direktor, dann kommen die Lehrer, die alle einander ebenbürtig sind. Hier gibt es allerdings eine Unterscheidung: Wer zuerst als Lehrer an die Schule kam, hat Priorität vor denen, die später dazukamen. Die neu eintretenden Lehrer möchten oft den alten zeigen, wie man die Dinge machen soll, und dann ist schon der Wurm drin. Es ist wichtig, die Fähigkeiten und die Kompetenz des anderen anzuerkennen, denn darin sind alle unterschiedlich. Wenn gesehen wird, dass jeder auf seine Weise gut ist, aber jeder auf seine spezielle Weise unterrichtet, kann es Harmonie zwischen allen geben.

Um das gefürchtete Burn-out-Syndrom zu vermeiden, muss der Lehrer den ihm angemessenen Platz einnehmen. Zuerst kommen immer die Eltern, dann die Schüler, und erst zuletzt kommt der Lehrer. Der unterste Platz ist für ihn der sicherste. Dort hat er die meiste Kraft. Nur dann ist die nötige Grundlage für das Unterrichten geschaffen. Auf diese Weise fühlt sich der Lehrer nicht mehr allein, er teilt die Last, kann einen Schritt zurücktreten und seine Arbeit mit Freude fortsetzen. Denn der gegenseitige Respekt ist die Grundlage einer guten Erziehung.

Eine besondere Anerkennung erfuhr das Familienstellen nach Hellinger im Jahr 2006. Seitdem ist die Hellingerschule assoziiertes Mitglied der Europäischen Universität Jean Monnet in Brüssel. Durch Kooperation mit der Hellingerschule wurde so die Möglichkeit geschaffen, sich zum diplomierten Aufsteller ausbilden zu lassen. Im selben Jahr wurde die Hellingerschule auch von der Regierung Oberbayerns als Schul- und Bildungsmaßnahme im Bereich der Erwachsenenweiterbildung anerkannt.

Ebenfalls im Gesundheitswesen erfuhr die Wirkung des Familienstellens bei Krankheiten große Beachtung. So wurde im März 2018 das Familienstellen nach Hellinger offiziell vom brasilianischen Gesundheitsministerium als integrative und komplementäre Gesundheitspraxis anerkannt und national in das Einheitliche Gesundheitswesen (SUS) integriert.

Auch ist Brasilien das Land, in dem das Familienstellen erstmals von der Justiz aufgegriffen wurde. Dabei konnte mit seiner Hilfe bei Seminaren am Gerichtshof eine Schlichtungsquote von nahezu 100 Prozent erreicht werden. Dem großen Interesse an dieser Thematik Rechnung tragend, fand im Juni 2018 in São Paulo der »Erste Internationale Hellinger-Kongress für Rechtswesen« mit rund 2000 Teilnehmern statt.

Bis heute wird das Familienstellen international gelehrt sowie in Seminaren von meiner Frau Sophie und mir vorgestellt und praktiziert. Vor allem in China hat es sich zu einer beeindruckenden Bewegung entwickelt, die Tausende Interessierte in unsere Veranstaltungen führt. Regelmäßig reist deshalb vor allem Sophie, manchmal auch von mir begleitet, zu Kursen in das Reich der Mitte.

Aber auch in Deutschland hat das Familienstellen weiterhin einen Platz, wenn auch durch die Anfeindungen in der Vergangenheit in geringerem Maße als im Ausland. So finden neben verschiedenen Kursen jährlich im Oktober in Bad Reichenhall die Internationalen Hellinger-Tage in sieben Sprachen mit rund eintausend Teilnehmern aus fünfundvierzig bis fünfundfünfzig Nationen statt.

Doch ich hatte in der jüngsten Vergangenheit auch Rückschläge zu erleiden. Im Jahr 2013 führte eine infektiöse Grippe zu einer starken Nierenentzündung, die mein Herz angriff und fast zur Niereninsuffizienz geführt hätte. Drei Wochen lag ich im Krankenhaus, von denen ich zwei mit dem Tod kämpfte. Unsere gute Freundin Christina Niederkofler, Leiterin der Hellingerschule in Italien, reiste sofort an, um zusammen mit meiner Frau in dieser schweren Zeit an meiner Seite zu sein. Zur Unterstützung der Ärzte im Krankenhaus ließ meine Frau einen Spezialisten auf dem Gebiet der Nephrologie aus Südamerika einfliegen. Als ich wieder nach Hause konnte, holte Sophie für die Nachsorge verschiedene Ärzte aus China, die mich nach Methoden der Traditionellen Chinesischen Medizin behandelten. So kam ich erstaunlich schnell wieder auf die Beine.

Ein besonderer Schicksalstag war der 26. September 2016. Nicht weit von unserem Haus entfernt kam ich bei der Fahrt mit meinem Wagen von der Straße ab und prallte mit voller Geschwindigkeit gegen eine Mauer. Mit einem gebrochenen Brustbein, mehreren Rippenbrüchen und dabei einer Rippe, die am Herzbeutel einen Bluterguss verursacht hatte, lag ich für mehrere Tage auf der Intensivstation. Wieder ließ Sophie zusätzlich Ärzte aus China kommen, und wieder kam auch Christina Niederkofler vorbei. Nach meinem Klinikaufenthalt wurde ich in eine Reha-Abteilung verlegt. Doch dort hielt ich es nur drei Tage aus. Alles war so eng und langweilig, außerdem schmeckte mir das Essen nicht. Mein Wunsch, vorzeitig entlassen zu werden, wurde jedoch abgelehnt. Ich bestellte mir deshalb einfach selbst ein Taxi und ließ mich nach Hause chauffieren. Schließlich konnte ich ja schon wieder gehen. Sophie staunte nicht schlecht, als ich plötzlich im Bademantel bei uns vor der Tür stand. Doch ich hatte wieder Glück: Den Unfall habe ich gut überstanden.

Anfang des Jahres 2018 habe ich sämtliche Aktivitäten meiner Frau Sophie übertragen. Dazu gehören die Hellingerschule sowie mein Verlag Hellinger Publications, den ich 2006 gründete und in dem seither die meisten meiner Bücher, aber auch die einiger anderer Autoren erschienen sind. Ich spürte, dass mit zunehmendem Alter meine Kraft langsam nachließ. Seit einiger Zeit ist es deshalb so, dass ich meiner Frau Sophie folge, nicht nur bei der Organisation unserer vielfältigen Aufgaben, sondern auch bei der Weiterentwicklung des Familienstellens. Dazu gehört beispielsweise ihre Erkenntnis des Zusammenhangs zwischen der Epigenetik, dem wohl derzeit spannendsten Forschungsgebiet der Biologie, und dem Familienstellen. Mittlerweile ist es auch so, dass nicht mehr ich derjenige bin, der mit Buchveröffentlichungen an die Öffentlichkeit tritt, sondern dass meine Frau Sophie sich dieser Aufgabe gestellt hat. So dürfte diese Autobiografie auch als mein letztes umfassendes Werk angesehen werden.

Was heißt »Bestelle dein Haus«? Es heißt, dass du es so bestellst, dass du gehen kannst, ohne dass jemand von dir noch etwas erwartet. Es heißt, dass du es so bestellst, dass etwas, das nach dir weitergehen soll und muss, weil es durch dich auch anderen geschenkt wurde, auch für sie fortbestehen kann. Also, bestelle dein Haus auf eine Weise, dass dieses Geschenk für andere als ein Geschenk erhalten bleibt, ohne dass du dich noch darum kümmern musst.
»Bestelle dein Haus!« heißt also auch, dass etwas ohne dich auf eine Weise weitergehen kann, die niemanden beschwert, und dass es Menschen den Freiraum gewährt, von dir etwas so zu übernehmen und weiterzuführen, dass sie es auch wie ein Eigenes annehmen und fortführen dürfen, im Einklang mit dem, was auch ihnen geschenkt und aufgetragen wurde.
Das bestellte Haus bleibt bewohnt, es wird auch neu bewohnt. Es besteht, weil es bestellt ist, weil es mit Liebe bestellt ist, weil es auf Zukunft gerichtet bestellt ist, dem Leben und der Liebe dienend bestellt. Es ist für das Neue, das kommen muss, bestellt und bereit.

Wenn ich auf mein Leben zurückblicke, erfüllt es mich mit einer tiefen Freude. Ich habe es in seiner ganzen Fülle ausschöpfen können. Millionen Menschen auf der ganzen Welt durfte ich mit meiner Familienaufstellung helfen. Vor dieser Gnade verbeuge ich mich in tiefer Demut. Und auch vor der Kraft, die mir geschenkt wurde, über hundert Bücher zu schreiben, die in siebenunddreißig Sprachen übersetzt wurden. Dabei fand meine Arbeit in zahlreichen Ehrungen Anerkennung, beispielsweise durch die Verleihung der Ehrenbürgerschaft von Mexiko City und der Ehrendoktortitel der Universität von Colombo in Sri Lanka sowie der Universität CUDEC in Mexiko. Auch dafür bin ich dankbar.

Als großes Glück empfinde ich es auch, dass mein Gesundheitszustand es mir trotz meines hohen Alters erlaubt, meiner

Frau Sophie bei der Weiterentwicklung des Familienstellens folgen zu können. Auch wenn ich mich mehr und mehr aus der Öffentlichkeit zurückziehe, um mir die nötige Ruhe zu gönnen, kann ich so – mit einem Schmunzeln ausgedrückt – als »der Alte« dem Neuen verbunden bleiben. So wird mir jeder Tag, der mir noch vergönnt ist, zum Geschenk.

Wer sein Ende im Blick hat, hat Zeit. Er will und plant nur, was ihm sein Ende erlaubt. Daher bleibt er beim Nahen, bei dem, was im Augenblick ansteht und dessen Ende abzusehen ist. Dann schaut er auf den nächsten Augenblick. Auf diese Weise behält er den Überblick über das für ihn im Augenblick Fällige und Mögliche.
Noch ist mein Ende nicht da. Es steht mir nur vor Augen. Vor meinen Augen steht ebenfalls die Zeit, die mir noch bleibt. Auf sie vor allem geht der Blick. Im Angesicht des Endes wird mir die verbleibende Zeit kostbar und wesentlich. Ich fülle sie aus, ich fülle sie in jeder Hinsicht aus. Sie wird für mich eine erfüllte Zeit. Vor allem schmiede ich während dieser Zeit keine Pläne über den Blick auf die ihr gesetzten Grenzen hinaus. Ich bleibe beim Naheliegenden und Nächsten, dafür aber mit voller Kraft, ohne sie an Nebensächliches zu vergeuden.
Sehne ich das Ende auch herbei? Darf ich es herbeisehnen? Was geschieht dann mit der mir noch geschenkten Zeit? Habe ich sie noch? Nehme ich sie noch?
Was geschieht, wenn das von mir herbeigesehnte und gefürchtete Ende weiter auf sich warten lässt? Wenn es endlich kommt, ist es ein erfülltes Ende, kommt es am Ende der vollen Zeit, der voll gelebten Zeit?
Also schaue ich auf das Ende, ohne auf es zuzugehen. Es kommt von selbst. Aber ich habe es nicht, es kommt erst.
Anders ist es mit der Zeit, die mir noch bleibt. Ich habe sie jetzt, und ich habe sie ganz.

Die Zukunft

Was kommt als Letztes, bevor das Ende kommt? Ist es ein Schmerz? Ist es ein Lichtblick? Ist es ein Aufbäumen? Ist es ein Tanz?

Kündigt das Letzte sich an? Oder steht es plötzlich da? Wartet es lange, oder packt es mich in Sekundenschnelle an der Hand und hält meinen Lauf auf? Ich füge mich ihm, wie immer es mich anrührt und wie lange es sich Zeit lässt.

Ich warte auf es, ohne zu warten. Mein Blick und mein Verlangen werden noch von anderem gefesselt, das mich unmittelbar anrührt, vorläufig, als hätte ich Zeit.

Dennoch, wer oder was dieses Letzte ist in dieser Zeit, bleibt mir verborgen, bis es da ist. Alles, was ihm vorausging, wird von ihm überholt.

Wenn dieses Letzte da ist, bin ich bereit? Oder überrascht es mich?

Dieses Letzte braucht nicht zu kommen. Es ist mir immer nah, ohne sich zu zeigen. Es ist ein Mitläufer. Es läuft mit mir, wohin ich gehe, eine Armeslänge von mir entfernt, ohne mich anzurühren. Wenn es mich anrührt, beginnt der Übergang, entweder ein langer oder nur kurz.

Wenn ich schon lange vorher um das Letzte weiß, wenn ich es als Freund und Helfer schon in vielerlei Situationen ahnend erfahren habe, ohne es zu Gesicht zu bekommen, entferne ich mich, in allem, was ich tue, nie sehr weit von ihm. Ich bin mit ihm vertraut.

Wie verläuft dann mein Leben? Es verläuft gelassen, mit einer gesammelten Ruhe, was immer mir begegnet.

Nehme ich weniger am vollen Leben teil? Oder nehme ich umfassender an ihm teil? Nehme ich gesammelter an ihm teil, wesentlicher, weiter, wacher, allem zugewandt, wie immer es kommt? Von Anfang an nehme ich in allem auch sein Ende wahr, ohne mich von dem, was vor mir liegt, ablenken zu lassen. Ich nehme es in seiner Fülle jetzt.

Doch ich nehme es vorläufig, wie etwas, das bald vorübergeht. Umso leichter fühle ich mich. Nichts hält mich fest oder zurück. Gerade so bin ich ganz da, für jedes Kommende offen, auch für das Letzte.

Noch etwas hilft mir, diesem Letzten gelassen entgegenzublicken. Der Blick über es hinaus auf eine Kraft, die alles lenkt, wie immer es kommt. Für sie gibt es immer den Anfang, etwas, das nach jedem Ende weiterführt.

Wohin, bleibt mir verborgen. Doch schon in diesem Leben erfahre ich mich in jedem Augenblick von anderen Kräften geführt. Ich vertraue, dass sie mich über mein Letztes hinaus zu einem anderen Anfang führen, zu einer anderen Fülle, weit über meine jetzige Fülle hinaus. Mit ihr im Einklang bin ich für mein Letztes in diesem Leben offen, wissend, dass es mich woandershin mitnimmt, ohne dass ich erahne, wohin.

Der Tod kommt immer gelegen, sei es, dass es keinen Platz für uns in der Welt gibt, sei es, dass unsere Zeit abgelaufen ist und wir vollendet haben, was uns aufgetragen war, sei es, dass die Zeit gekommen ist, für andere Platz zu machen. So werden wir durch den Tod zurückgeholt in den Urgrund, aus dem das Leben aufsteigt und in den es wieder absinkt.

Der Urgrund selbst bleibt uns für ein Leben lang erhalten. In ihm ist alles grundgelegt, was uns im Leben möglich wird und geschieht, und in ihm bleibt, was geschieht und dann vergeht, bewahrt. Wer also wieder in den Urgrund absinkt, kann nichts versäumen, und wer länger lebt, der hat am Ende gegenüber jenen, die früh gestorben sind, nicht mehr gewonnen als sie. Wer also, während er lebt, im Urgrund wurzelt, ist mit dem Anfang und dem Ende eins, und er ist gleichermaßen eins mit denen, die waren, mit denen, die kommen, und mit denen, die sind. Vergangenes und Kommendes verdichten sich in seinem Leben, so wie es auch im Urgrund verdichtet ruht und bleibt.

Der Urgrund als Anfang und Ende zwingt jene, die ihr Leben jetzt als Einziges und Höchstes sehen, sich an ihre Grenzen zu erinnern, indem er sie durch Schicksal oder Krankheit an diese Grenzen führt und dadurch zur Besinnung auf den Urgrund und das Bleibende bringt. Dann tritt auch der Tod in unseren Blick, ohne dass es uns erschreckt. Denn wir schauen nicht auf ihn, sondern auf den Urgrund, dem er dient. Leben und Sterben sind dann einerlei, denn in beiden sind wir gleichermaßen im Einklang mit dem, was bleibt.

Leben im Angesicht des Todes ist daher Leben im Angesicht von Abschied. Doch ist dieser Abschied kein Verlust, er ist Vorwegnahme der kommenden Fülle. Und er ermöglicht Zukunft. Wir könnten auch sagen, er führt uns zurück zum Anfang, so wie der Tod. Das ist hier alles das Gleiche.

Uns gelingt dieser Abschied, wenn wir das Ganze, Leben und Tod, Kommen und Gehen, Vergehen und Bleiben feiern wie einen Lobgesang.

Statt eines Nachworts

Ich habe im Laufe meines Lebens zahlreiche Geschichten geschrieben. Es sind gleichsam meditative Geschichten. Sie nehmen den Lesenden oder Hörenden mit auf einen Weg, und wenn er sich ein Stück des Weges ihrer Führung anvertraut, erfüllen sie, was sie erzählen, noch während er sie vernimmt. Zum Ende dieses Buches möchte ich mich von Ihnen mit dieser Geschichte verabschieden.

Das Fest

Jemand macht sich auf den Weg, und wie er so nach vorn schaut, sieht er in der Ferne das Haus, das ihm gehört. Er wandert darauf zu, und als er hinkommt, öffnet er die Tür und tritt in einen Raum, hergerichtet für ein Fest.

Zu diesem Fest kommen alle, die in seinem Leben wichtig waren. Und jeder, der kommt, bringt etwas, bleibt ein wenig – und geht. So wie Wünsche kommen oder Leid. Sie bringen etwas, bleiben ein wenig – und gehen. So wie auch das Leben kommt, uns etwas bringt, ein wenig bleibt – und geht.

So kommen also alle zu dem Fest, jeder mit einem besonderen Geschenk, für das er den vollen Preis bezahlt hat, wie auch immer: die Mutter – der Vater – die Geschwister – der eine Großvater – die eine Großmutter – der andere Großvater – die andere Großmutter – die Onkel und die Tanten – alle, die Platz gemacht haben für ihn – alle, die ihn gepflegt haben – Nachbarn vielleicht – Freunde – Lehrer – Partner – Kinder: alle, die wichtig waren in seinem Leben und die noch wichtig sind.

Nach dem Fest bleibt die Person zurück, reich beschenkt, und nur die sind noch bei ihr, für die es richtig ist, noch eine Zeit zu bleiben. Dann tritt sie ans Fenster und schaut hinaus, sieht die Häuser und weiß: Eines Tages ist auch dort ein Fest, und sie wird hingehen, etwas bringen, ein wenig bleiben – und gehen.
Auch wir waren bei einem Fest, haben etwas gebracht und etwas genommen. Wir sind etwas geblieben und gehen. Wie? Erfüllt und reich.

Danksagung von Bert Hellinger und Hanne-Lore Heilmann

Unser besonderer Dank geht an Bettina Traub, Programmleiterin von Ariston: Es ist nicht selbstverständlich, mit welcher Begeisterung und welchem Engagement Sie dieses Buch begleitet haben. Immer standen Sie als Ansprechpartnerin bereit, immer haben Sie uns Ihr persönliches Interesse am Leben und an den Erkenntnissen Bert Hellingers spüren lassen.

Ein besonders herzliches Dankeschön geht an unsere Agentin Lianne Kolf: Sie haben mit Ihrem Team auf professionellste Weise alle vertraglichen Angelegenheiten in unserem Sinn geregelt. Immer standen Sie uns für Rückfragen zur Verfügung – sogar spätabends, an Wochenenden und im Urlaub. Mit Recht gelten Sie als ein Komet am Sternenhimmel der deutschen Literaturagenten.

Ein großer Dank geht an unsere Lektorin Dr. Diane Zilliges. Mit höchstem Feingefühl haben Sie das Manuskript behandelt und ihm an so manchen Stellen zusätzlichen Glanz verliehen.

Besonders dankbar sind wir Sophie Hellinger: Unermüdlich hast Du aus dem Schatz Deiner Erinnerungen zum Gelingen dieses Buches beigetragen. Trotz Deiner vielen Aufgaben hast Du uns immer verwöhnt. Mit Deinen großartigen Kochkünsten hast Du für unsere Stärkung gesorgt, uns mit Deiner Geduld bei Nachfragen Sicherheit gegeben und uns mit Deiner Ruhe und Ausgeglichenheit Kraft geschenkt. Außerdem hast Du jede Seite des Manuskripts genauestens gelesen und dafür gesorgt, dass sich keine Fehler einschleichen konnten.

Ein besonderer Dank von Bert Hellinger geht an

Christina Niederkofler: Dank Deiner Vermittlung von Hanne-Lore Heilmann bist Du wesentlich am Entstehen meiner Autobiografie beteiligt. Aber auch sonst warst Du immer eine Freundin, die vor allem in schweren Stunden für mich da war. Du warst es, die bei meiner Krankheit und nach meinem Unfall gleich zur Stelle war und mit Sophie über mich gewacht hat – im Krankenhaus und anschließend zu Hause. Ich danke Dir für Deine Freundschaft und Fürsorge.

Dr. Rüdiger Rogoll: Du als mein ältester und engster Freund warst gleich zur Stelle, als ich für meine Autobiografie Deine Hilfe brauchte. Viele Tage hast Du dafür bei uns verbracht – und sie waren für mich eine ganz besondere Freude. Auch wenn dieses Buch jetzt fertiggestellt ist, hoffe ich Dich weiterhin so häufig bei uns begrüßen zu dürfen. Denn das Zusammensein mit einem Freund wie Dir gehört zu den schönsten und erfüllendsten Seiten des Lebens.

Ein besonderer Dank von Hanne-Lore Heilmann geht an

Christina Niederkofler: Dank Deines Einsatzes durfte ich an einem ganz besonderen Buch beteiligt sein, eine unerwartete Arbeit, die auf wunderbare Weise mein Leben bereichert hat. Ich fühle mich Dir sehr verbunden.

Dr. Rüdiger Rogoll: Mein Mentor, der große, mittlerweile verstorbene Journalist Claus Jacobi, hatte seiner Autobiografie den Titel »Fremde, Freunde, Feinde« gegeben. Denn er fragte sich immer, wenn er jemanden neu kennenlernte, was dieser Fremde einmal für ihn sein werde. Du nun, auf den ich im Hause Hellinger als einen Fremden traf, bist mir ein Freund geworden. Deine Intelligenz, dein Humor und Deine Menschlichkeit haben mich tief beeindruckt. Die Arbeit an diesem Buch hast Du nicht nur durch das Teilen Deiner Erinnerungen mit Bert Hellinger unterstützt, Du hast auch nicht die Mühe gescheut, das Manuskript gegenzulesen. Vor allem aber durfte ich von Dir, einer bekannten Kapazität auf dem Gebiet der Psychiatrie und Psychologie, viel lernen. Für all das danke ich Dir, oder um es mit einem Deiner Sätze auszudrücken: Es war mir eine Ehre!

Ralf Hornberger: Als Mitarbeiter im Büro Hellinger warst Du mein Ansprechpartner bei vielen organisatorischen Belangen. Egal ob es sich dabei um die Zusendung von Fotos an den Verlag, um die Weitergabe von Texten an Bert und Sophie Hellinger oder um das Buchen meiner Flüge handelte – immer hast Du alles prompt und gut gelaunt erledigt. Dein fröhliches bayrisches »Pfiati«, das Du mir am Ende unserer Telefonate immer in den hohen Norden nahe Hamburg geschickt hast, wird mir stets in Erinnerung bleiben.

Bidaya Heilmann: Danke für Dein Verständnis, dass ich während meiner Mitarbeit an der Autobiografie nur wenig Zeit für Dich hatte. Auch hast Du, wenn ich bei Bert und Sophie Hellinger war, alles perfekt allein gemeistert. Ich bin stolz auf Dich. Ein besonderer Dank geht in diesem Zusammenhang aber auch an unsere Freunde, die während meiner Abwesenheit quasi standby für Dich da waren, falls Du Hilfe brauchen solltest, und die in vielfältiger anderer Weise meine Mitarbeit an diesem Buch unterstützt haben: Danke Bärbel Drabant, Marion Horn und Dr. Angela Krogmann, danke Ute und Kai Lindenau, danke Sven Kreinath, Ginky Spelman und Prof. Jacques Schumacher.

Bibliografie

Bücher von Bert Hellinger

Finden, was wirkt. Kösel-Verlag, München 1993.

Vom Himmel, der krank macht, und der Erde, die heilt. Kreuz-Verlag, Stuttgart 1993.

Familienstellen mit Kranken. Carl-Auer-Verlag, Heidelberg 1995.

Die Mitte fühlt sich leicht an. Kösel-Verlag, München 1996.

Anerkennen, was ist. Kösel-Verlag, München 1996.

Verdichtetes. Carl-Auer-Verlag, Heidelberg 1996.

Anerkennen, was ist. Zusammen mit Gabriele ten Hövel. Kösel-Verlag, München 1996.

Schicksalsbindungen bei Krebs. Carl-Auer-Verlag, Heidelberg 1997.

In der Seele an die Liebe rühren. Carl-Auer-Verlag, Heidelberg 1998.

Haltet mich, dass ich am Leben bleibe. Carl-Auer-Verlag, Heidelberg 1998.

Wo Schicksal wirkt und Demut heilt. Carl-Auer-Verlag, Heidelberg 1998.

Wenn ihr wüsstet, wie ich euch liebe. Knaur-Verlag, München 1998.

Wie Liebe gelingt. Carl-Auer-Verlag, Heidelberg 1999.

Was in Familien krank macht und heilt. Carl-Auer-Verlag, Heidelberg 2000.

Wo Ohnmacht Frieden stiftet. Carl-Auer-Verlag, Heidelberg 2000.

Kindliche Not und kindliche Liebe. Carl-Auer-Verlag, Heidelberg 2000.

Wir gehen nach vorne. Carl-Auer-Verlag, Heidelberg 2000.

Religion, Psychotherapie, Seelsorge. Kösel-Verlag, München 2001.

Mitte und Maß. Carl-Auer-Verlag, Heidelberg 2001.

Heilt Demut – wo Schicksal wirkt? Profil-Verlag, München 2001.

Liebe am Abgrund. Carl-Auer-Verlag, Heidelberg 2001.
Der Abschied. Carl-Auer-Verlag, Heidelberg 2001.
Entlassen werden wir vollendet. Kösel-Verlag, München 2001.
Ordnungen der Liebe. Carl-Auer-Verlag, Heidelberg 2001.
Die größere Kraft. Carl-Auer-Verlag, Heidelberg 2001.
Die Quelle braucht nicht nach dem Weg zu fragen. Carl-Auer-Verlag, Heidelberg 2001.
Mit der Seele gehen. Herder-Verlag, Freiburg im Breisgau 2001.
Liebe auf den zweiten Blick. Herder-Verlag, Freiburg im Breisgau 2002.
Der Austausch. Carl-Auer-Verlag, Heidelberg 2002.
Der Friede beginnt in den Seelen. Carl-Auer-Verlag, Heidelberg 2003.
Liebe und Schicksal. Kösel-Verlag, München 2003.
Ordnungen des Helfens. Carl-Auer-Verlag, Heidelberg 2003.
Gedanken unterwegs. Kösel-Verlag, München 2003.
Gottesgedanken. Kösel-Verlag, München 2004.
Das andere Sagen. Carl-Auer-Verlag, Heidelberg 2004.
Rachel weint um ihre Kinder. Herder-Verlag, Freiburg im Breisgau 2004.
Der große Konflikt. Goldmann-Verlag, München 2005.
Ein langer Weg. Kösel-Verlag, München 2005.
Liebes-Geschichten. Hellinger-Publications, Bischofswiesen 2006.
Dankbar und gelassen. Herder-Verlag, Freiburg im Breisgau 2006.
Erfülltes Dasein. Herder-Verlag, Freiburg im Breisgau 2006.
Innenreisen. Kösel-Verlag, München 2007.
Natürliche Mystik. Kreuz Verlag, Stuttgart 2008.
Glück, das bleibt. Kreuz Verlag, Stuttgart 2008.
Die Liebe des Geistes. Hellinger Publications, Bischofswiesen 2008.
Alles ist weit. Hellinger Publications, Bischofswiesen 2008.
Gedanken, die gelingen. Hellinger Publications, Bischofswiesen 2008.
Meine Geschichten. Hellinger Publications, Bischofswiesen 2009.
Wahrheit in Bewegung. Hellinger Publications, Bischofswiesen 2009.
Das reine Bewusstsein. Hellinger Publications, Bischofswiesen 2009.
Worte, die wirken 1. Hellinger Publications, Bischofswiesen 2009.
Worte, die wirken 2. Hellinger Publications, Bischofswiesen 2009.
Erfolge im Leben, Erfolge im Beruf. Hellinger Publications, Bischofswiesen 2010.

Erfolgsgeschichten im Unternehmen und im Beruf. Hellinger Publications, Bischofswiesen 2010.
Themenbezogene Unternehmensberatung. Hellinger Publications, Bischofswiesen 2010.
Geführt. Hellinger Publications, Bischofswiesen 2010.
Erfüllt. Hellinger Publications, Bischofswiesen 2010.
Angekommen. Hellinger Publications, Bischofswiesen 2010.
Gelebte Mystik. Hellinger Publications, Bischofswiesen 2010.
Aufgewacht. Hellinger Publications, Bischofswiesen 2010.
Einblicke. Hellinger Publications, Bischofswiesen 2010.
Rilkes Deutung des Daseins in den Sonetten an Orpheus. Hellinger Publications, Bischofswiesen 2010.
Das geistige Familienstellen. Hellinger Publications, Bischofswiesen 2010.
Ordnungen der Liebe. Hellinger Publications, Bischofswiesen 2010.
Die Heilung. Hellinger Publications, Bischofswiesen 2011.
Sonntagspredigten. Hellinger Publications, Bischofswiesen 2011.
Meditationen. Hellinger Publications, Bischofswiesen 2011.
Lebenshilfen aktuell. Hellinger Publications, Bischofswiesen 2011.
Spurensuche. Hellinger Publications, Bischofswiesen 2011.
Wegbegleiter. Hellinger Publications, Bischofswiesen 2011.
Glück, das bleibt. Neuauflage, Herder spektrum Verlag, Freiburg im Breisgau 2012.
Mitgenommen. Hellinger Publications, Bischofswiesen 2012.
Offen. Hellinger Publications, Bischofswiesen 2012.
Das neue Bewusstsein. Hellinger Publications, Bischofswiesen 2012.
Lichtblicke. Hellinger Publications, Bischofswiesen 2012.
Nehmen. Hellinger Publications, Bischofswiesen 2012.
Die Kirchen und ihr Gott. Hellinger Publications, Bischofswiesen 2013.
Erweiterte Lebenshilfen. Hellinger Publications, Bischofswiesen 2013.
Wege in eine andere Weite. Hellinger Publications, Bischofswiesen 2013.
Kindern in die Seele schauen. Hellinger Publications, Bischofswiesen 2013.
Erziehung heute. Hellinger Publications, Bischofswiesen 2013.

Neue Geschichten 1. Hellinger Publications, Bischofswiesen 2014.
Neue Geschichten 2. Hellinger Publications, Bischofswiesen 2014.
Neue Geschichten 3. Hellinger Publications, Bischofswiesen 2014.
Neue Wege des Familienstellens. Hellinger Publications, Bischofswiesen 2015.
Das Familienstellen im Dienst des Friedens. Hellinger Publications, Bischofswiesen 2015.
Höre, mein Herz. Hellinger Publications, Bischofswiesen 2015.
Lauter Liebe. Hellinger Publications, Bischofswiesen 2015.

Bücher von Sophie Hellinger

Das eigene Glück Band I. Einführung in die Grundlagen des klassischen Familienstellens mit Ausblick und Anbindung an die Entwicklung des Neuen Familienstellens. Hellinger Publications, Bischofswiesen 2018.

Das eigene Glück Band II. Die Praxis der klassischen Familienaufstellung. Hellinger Publications, Bischofswiesen 2018.

Transgenerationale Trauma-Resolution: Original Hellinger Familienstellen trifft Wissenschaft. Hellinger Publications, Bischofswiesen 2018.

Die Paarbeziehung. Hellinger Publications, Bischofswiesen 2018.

Hellinger-Jahrbuch 2018 zur Entwicklung des Familienstellens. Hellinger Publications, Bischofswiesen 2019.

Abtreibung, Kaiserschnitt und Pille danach. Wie Kinderseelen leiden und heilen. Hellinger Publications, Bischofswiesen 2019.

Antworten auf Fragen zum Original Hellinger Familienstellen. Hellinger Publications, Bischofswiesen 2019.